Silvia Rößler

Physiotherapeutische Gruppenbehandlung
- mit Pfiff

Silvia Rößler

Physiotherapeutische Gruppenbehandlung – mit Pfiff

4. unveränderte Auflage
Mit 298 Abbildungen

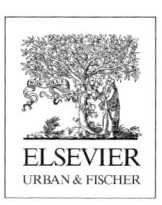

URBAN & FISCHER
München • Jena

Zuschriften und Kritik an:
Elsevier GmbH, Urban & Fischer Verlag, Lektorat Fachberufe, Karlstraße 45, 80333 München

Anschrift der Autorin:
Silvia Rößler, Bleichstr. 217, 33607 Bielefeld

Bibliografische Information Der Deutschen Bibliothek
Die Deutsche Bibliothek verzeichnet diese Publikation in der Deutschen Nationalbibliografie;
detaillierte bibliografische Daten sind im Internet unter http://dnb.ddb.de abrufbar.

Alle Rechte vorbehalten
4. Auflage 2004
1.-3. Auflage unter dem Titel „Krankengymnastische Gruppenbehandlung mit Pfiff"

© Elsevier GmbH, München
Der Urban & Fischer Verlag ist ein Imprint der Elsevier GmbH.

04   05   06   07   08   5   4   3   2   1

Um den Textfluss nicht zu stören, wurde bei Patienten und Berufsbezeichnungen die
grammatikalisch maskuline Form gewählt. Selbstverständlich sind in diesen Fällen immer Frauen
und Männer gemeint.

Lektorat: Ines Mergenhagen
Herstellung: Hildegard Graf
Fotografien: Andreas Licht
Zeichnungen: Doris Körle
Satz: Typobauer Filmsatz GmbH, Ostfildern
Druck und Bindung: Medien Druck Unterland, Flein
Umschlaggestaltung: SpieszDesign, Neu-Ulm

Printed in Germany
ISBN 3-437-45861-2

Aktuelle Informationen finden Sie im Internet unter www.elsevier.com und www.elsevier-
deutschland.de

Geleitwort zur 1. Auflage

Jeder Arzt, der sich mit der Behandlung von Bewegungsstörungen im weitesten Sinne oder mit der Wiedergewinnung verlorener Bewegungspotentiale nach schwerer immobilisierender Allgemeinerkrankung zu befassen hat – also Chirurg, Unfallchirurg, Orthopäde, Internist, Rheumatologe, Neurologe und Pädiater – weiß um den unersetzlichen Wert der krankengymnastischen Übungstherapie und er bedient sich ihrer mit deutlich zunehmender Frequenz. Hiermit wächst zugleich auch das Interesse beim Arzt und bei der Krankengymnastin, aber auch beim betroffenen Patienten selbst, mehr über die Möglichkeiten dieser Therapieform zu wissen. Silvia Rößler, eine dem Autor dieser Zeilen aus beruflicher Verbindung wohlbekannte begabte Krankengymnastin, hat diesem Bedürfnis Rechnung getragen mit ihrem Buch: «Krankengymnastische Gruppenbehandlung – mit Pfiff». Sie ist sich dabei wohl der Tatsache bewußt, daß sie sich selbst bei der Beschränkung auf das Gebiet der krankengymnastischen Gruppenbehandlung in die Gefahr begeben könnte, zu feste Grenzen für die Behandlungsprinzipien bei definierten Krankheiten zu ziehen. «Fast jeder Patient – auch wenn er die gleiche Krankheit hat – weist einen anderen Befund auf und benötigt eine individuelle Behandlung».

Unter dieser Erkenntnis hat Silvia Rößler ihr Buch aufgebaut und mit einer Fülle von aus großer Erfahrung geborenen Ratschlägen ausgestattet. Sie wird damit bei allen Interessierten – insbesondere auch bei Physiotherapeuten und Ärzten auf dankbares Interesse stoßen und es besteht kaum ein Zweifel daran, daß dieses der Praxis gewidmete Buch seinen Weg machen wird.

Wiesbaden, Dezember 1987

Prof. Dr. med. Klaus Miehlke

Vorwort

Schon während meiner Ausbildung, insbesondere aber während der letzten Jahre, in denen ich Gruppen leitete, konnte ich erfahren, daß es Patienten wie Therapeuten wesentlich mehr Freude bereitete, auch einmal von den gewohnten Übungen abzuweichen, ohne daß dadurch Effektivität verlorenging. Die Übungen wurden sogar eher effektiver. Ein körperlich kranker Mensch fühlt sich meist auch seelisch nicht auf der Höhe. Ich sehe für die Krankengymnasten nicht nur die Aufgabe, den Patienten körperlich «fit» zu bekommen, sondern sich auch um das seelische Wohlbefinden zu kümmern! Dies kann man innerhalb einer Gruppenbehandlung sehr gut, indem man z.B.:
— Ablenkung schafft
— Gruppengefüge herstellt
— Spaß hat: «Lachen ist gesund!»
In meinem Buch möchte ich Anregungen geben, die über die rein krankengymnastisch-technischen Behandlungen (Brunkow, PNF etc.) hinausgehen. Ich möchte Übungen anbieten, die eine Behandlung abwechslungsreicher und lockerer gestalten und somit eine *Ergänzung* zur üblichen Krankengymnastik darstellen.

Nachstehend will ich in einigen Stichworten das Grundkonzept meines Buches kurz skizzieren:

Anwendung

Die angebotenen Übungen dieses Buches sind nicht auf einen Fachbereich der Medizin oder bestimmte Krankheitsbilder fixiert. Sie können z.B. angewendet werden in der:
— Rheumatologie
— Chirurgie
— Orthopädie
— Neurologie
— Psychiatrie

Übungen

Um eine größere Vielfalt an Übungen aufzeigen zu können, verweise ich bei ähnlichen Übungen auf das zuerst aufgezeigte Übungsbeispiel und führe nur noch Variationsmöglichkeiten (z.B. mit Gerät, anderes Gerät, mit Musik) an.

Die Übungen, die bei den einzelnen Krankheitsbildern sinnvoll angewendet werden können, sollten im Blick auf die auftretenden Bewegungseinschränkungen und Ausfälle, als auch hinsichtlich des Ausmaßes von Behinderung, Kondition, Alter etc. ausgewählt werden. Jede Gruppe muß individuell begutachtet werden und dementsprechend sollte der Therapeut sein Behandlungsprogramm zusammenstellen. Die funktionelle Einheit ist dabei sehr wichtig: z.B. sollte nicht nur das gebrochene Handgelenk beübt werden, sondern auch das Ellenbogen- und Schultergelenk, eventuell sogar HWS- und Nackenbereich, da es durch Ruhigstellung und Fehlhaltung auch in diesen Bereichen zu Einschränkungen und Verspannungen kommen kann.
Da mein Buch ein reines Übungsbuch sein soll, beschreibe ich keine Krankheitsbilder.

Gruppe

Wichtig ist, die Gruppe als Gruppe zu behandeln. Man muß also versuchen, eine Gemeinschaft herzustellen, die miteinander arbeitet. Die Gruppenmitglieder sollten dazu gebracht werden, gemeinsam zu üben, z.B. mit Partnern oder alle zusammen (Kreisformation etc.). Selbst wenn «Jeder für sich» die Übungen ausführt, sollte zumindest ein Gruppengefühl, ein Bezug unter den einzelnen Gruppenmitgliedern, entstehen (« —doch nicht allein»).

Spaß

Hat der Therapeut erst einmal das Vertrauen der Gruppe gewonnen, so kann er auch spielerische Übungen einfließen lassen oder sogar Übungsstunden darauf aufbauen. Für Spaß ist fast jeder zu haben! Wird befürchtet, die Übungen seien teilweise nicht erwachsenengerecht, so rate ich: «Ausprobieren!» Es ist erstaunlich, wie positiv auflockernde Angebote wirken.

Musik

Musik kann ganz nach Belieben ausgewählt werden. Ob Klassik oder Modern ist nicht entscheidend; auf den Rhythmus kommt es an, um die Bewegung zu unterstützen bzw. zu erleichtern. Auf Musik nur als «Background-Music» sollte man besser verzichtet, da sie eher ablenkende als motivierende Wirkung hat. An der Reaktion der Gruppe wird der Therapeut erfahren, ob er sich für die richtigen Stücke entschieden hat. Besteht keinerlei Resonanz, muß andere Musik ausprobiert werden! Bei Gruppenmitgliedern mittleren und höheren Alters ist der Einsatz altbekannter Lieder, wie z.B. «Ich hab' das Fräulein Helen baden sehn'» oder «Was kann der Sigismund dafür, daß er so schön ist?» etc. durchaus empfehlenswert. Da kommt Stimmung auf, mancher singt sogar mit und die Schmerzen werden vergessen! Ab und zu sollte der Behandler einfach auch Musikwünsche der Gruppe erfüllen!

Lagerung

Wichtig ist, daß jeder Therapeut sich seine Gruppe genau anschaut, um entsprechende Lagerungen zu wählen, z.B. bei:
- überstreckter HWS: kleines Kissen unter den Kopf
- Hohlkreuz (nur bei Bedarf):
  in Rückenlage
  - Beine gebeugt aufstellen
  - eventuell Kissen unter den Kopf
  in Bauchlage
  - Kissen unter Becken-Bauch-Bereich
- starker BWS-Kyphose: den Kopf unterpolstern

Ausgangsstellung

Alter, Bewegungseinschränkung und Beschwerden müssen bei der Wahl der Ausgangstellung berücksichtigt werden.
Beispiele:
- bei Gruppenmitgliedern mit Herzbeschwerden ist die Bauchlage ungeeignet
- Gruppenmitglieder mit schmerzhaften Knien sollte man z.B. den Vierfüßler-, den Knie- und den Einbeinkniestand ersparen.

Motivation

Ich bin der festen Meinung, daß jede Übung in ihrem Wert steigt, wenn der Therapeut die Gruppe zusätzlich verbal motiviert! Anfeuern, loben, kleine Geschichten erzählen etc. und nicht nur eintönig an mechanischen Übungen klebenbleiben. Mittels der Phantasie kann der Therapeut mehr aus jeder Übung machen. In einer gelösten, fröhlichen, Optimismus und Selbstvertrauen stärkenden Atmosphäre wird die Gruppe wesentlich mehr Ausdauer aufbringen!
Aus diesem Grund stelle ich nicht nur den Verlauf der Übungen dar, sondern mache auch Vorschläge, wie die Übungen «am besten verkauft» werden können...

Ich hoffe, daß die Phantasie der Leser und Leserinnen dieses Buches Flügel bekommt und weitere Ideen folgen werden!

Mein Dank gilt all den kleinen und großen Helfern, die mir mit Rat und Tat bei der Erstellung meines Buches zur Seite gestanden haben!

Vorwort zur 2. Auflage

Da dieses Buch sich großer Resonanz erfreuen durfte, erscheint es nun in 2. Auflage. Im Aufbau ist das Buch unverändert. Es wurden nur kleine Korrekturen bei 2 Abbildungen vorgenommen.
Zu meiner großen Freude hat das Buch nicht nur bei Krankengymnasten und Krankengymnastinnen Anklang gefunden, sondern auch bei Sportlehrern, Gymnastiklehrern, Grundschullehrern, Beschäftigungstherapeuten, Motopädagogen, Übungsleitern, Altenpflegern, u.a. mehr.*

Ich hoffe, daß dieses Buch weiterhin dazu beiträgt, die Bewegungsarbeit abwechslungsreich zu gestalten und damit Patienten wie Therapeuten und allen anderen viel Spaß und Freude schenkt.
Bielefeld, Januar 1993   S. Rößler

* zur sprachlichen Vereinfachung habe ich die männliche Berufsbezeichnung gewählt

Inhalt

Einleitung

Einführung

Immer wieder stellt sich die Frage: Welche Übungen für welche Patienten bzw. Krankheitsbilder? Können die Übungen Krankheitsbildern zugeordnet werden? Je mehr ich mich damit befasste, desto weniger erschien mir eine quasi tabellarische Zusammenstellung sinnvoll. Warum?

Zuordnung nicht möglich

Fast jeder Patient, auch wenn er die gleiche Erkrankung hat, weist einen anderen Befund auf und benötigt somit eine individuelle Behandlung. Jede Gruppe muß deshalb zunächst begutachtet werden. Auch Alter und Kondition müssen berücksichtigt werden. Je nach den Bewegungseinschränkungen und Ausfällen, die der Therapeut bei seinen Gruppenmitgliedern feststellt, und anhand meiner angegebenen Aspekte kann er die entsprechenden Übungen aussuchen. Wenn ich auf Bewegungseinschränkungen etc. gezielter hinweisen würde, dann käme ich zu einzelnen Krankheitsbildern und würde gleichzeitig zu theoretisch. Das Buch soll jedoch praxisbezogen sein!

Beispiele

Radiusfraktur

- Einschränkung der Beweglichkeit des Handgelenks und aller Fingergelenke
- Einschränkung im Ellenbogengelenk
- eventuell Schultergelenkskontraktur

d.h.: Übungen aus der Handgruppe und eventuell auch aus der Hockergruppe

Würden jetzt alle besonders geeigneten und alle weiteren möglichen Übungen aufgezählt, entstünde eine lange, lange Liste, die keineswegs übersichtlicher wäre. Ein schnelleres Verfahren ist es sicherlich, die Übungen in der jeweiligen Gruppe direkt durchzusehen.

Außerdem: Jede Gruppe hat einen anderen Schwerpunkt. Das muß berücksichtigt werden und das kann nur der jeweilige Therapeut bestimmen!

LWS-Syndrom

- Schwäche der Rücken- und Bauchmuskulatur
- häufig Verkürzung des M. iliopsoas und der ischiocruralen Muskulatur
- eventuell Ischiasschmerzen
- eventuell Schwäche des M. peroneus

Auch hier führen verschiedene Gegebenheiten zu unterschiedlicher Übungsauswahl:

Wenn Ischiasschmerzen bestehen, muß viel vorsichtiger behandelt werden! Z.B. die Rotation wird nur bedingt ausgeführt. Bei einem LWS-Syndrom ohne Ischiasschmerzen wird Rotation (z.B. die Übung «Kippen», S. 215) bedenkenloser einbezogen. Sind Muskeln verkürzt, so müssen sie gedehnt werden. Ist der M. Peroneus geschwächt, muß er gekräftigt werden. So überschneiden sich LWS- und Fußgruppe.

Es käme zu endlosen Aufzählungen von Übungen, aus denen letztendlich auch wieder – der Gruppe angemessen – ausgewählt werden muß.

Verwirrung

Das Register würde ein zweites großes Inhaltsverzeichnis. Es gibt sehr viele Krankheitsbilder. Hat man ein Register begonnen, so muß es konsequent durchgeführt werden und man kann nicht nur ein paar typische Krankheitsbilder angeben. Dies hat jedoch zur Folge, daß die Übungen immer wieder aufgeführt werden! Mal bei dem einen Krankheitsbild, mal bei dem anderen. Ich glaube, daß der Leser im Endeffekt mehr irritiert wäre, als daß er sich daran orientieren könnte.

Krankengymnasten, die länger im Beruf sind, werden keine Schwierigkeiten haben, die Übungen, die sie gebrauchen können, herauszusuchen.

Krankengymnasten, die neu im Beruf sind, würden eventuell nur die empfohlenen Übungen annehmen und die restlichen automatisch ausschließen, da diese anscheinend nicht so geeignet sind.

Die Wahl der Übungen sollte jedoch jeder Therapeut für sich entscheiden, denn nur *er* kennt *seine* Gruppe, die *er* behandelt!

Patienten, die in der Klinik waren, kennen die Übungen mit der Zeit oder können sich von ihrem Therapeuten Übungen ankreuzen lassen, die sie zuhause weitermachen sollen.

Nach all diesen Überlegungen kann ich nur nochmals betonen: Es ist nicht möglich, die Übungen einem Krankheitsbild fest zuzuordnen. Jeder Therapeut muß selbst entscheiden und zwar von Gruppe zu Gruppe von neuem, welche Übungen er anwendet!

Gruppenbehandlung

Die Gruppenbehandlung ist eine wunderbare Ergänzung zur Einzelgymnastik! Sie weist eine geringere Möglichkeit der Spezialbehandlung auf, bietet dafür aber andere Vorteile:

- mehr Spaß durch Gemeinschaft
- Kontaktmöglichkeiten
- verbessertes Sozialverhalten
- Integration (durch Gleichstellung)
- Erfahrungsaustausch
- Anteilnahme an anderen Gruppenmitgliedern
- Zusammengehörigkeitsgefühl
- Interaktion

- Ansporn durch Vergleich
- Spiel/Wettkampf
- gegenseitige Motivation
- Selbstbestätigung/Selbstvertrauen wird gestärkt
- Ablenkung vom eigentlichen Übungsziel
- Ablenkung von der Krankheitssituation
- größere Ausdauer, durch ‹Zeit vergessen›
- «Zusammen ist es halb so schwer»

All diese Punkte sind sehr wichtig und deshalb sollte auf die Behandlung innerhalb einer Gruppe keinesfalls verzichtet werden!

Gruppenführung

Um den genannten Vorteilen gerecht zu werden, muß einiges bedacht werden:

1. Leistung

Die Gruppenmitglieder sollten sich auf annähernd gleichem Leistungsstand befinden.

2. Motivation

Verbal

Lob, Ansprache, Korrektur, Klang der Stimme, Formulierung, Geschichten erzählen

Non-Verbal

Gesichtsausdruck, Mimik, Gestik, Kleidung, manuelle und visuelle Hilfe, gesetzte Ziele, Schweigen

Aufbau

Verschiedene Übungen, gesteigerter Schwierigkeitsgrad, Lieblingsübungen, den Bedürfnissen und dem Können der Gruppenmitglieder angepaßte Übungen

Rollentausch

Führungswechsel (Führung an Gruppenmitglieder abgeben)

Weiteres

Umgebung (Raum/im Freien)
Musik (den Übungen und der Gruppe angepaßt)
Tänze
Lieblingsgeräte
Partner

3. Interaktion

Interaktionsmöglichkeiten bestehen zwischen:

Behandler	– Gruppe
Behandler	– Gruppenmitglied
Gruppenmitglied	– Gruppenmitglied
Gruppe	– Behandler
Gruppenmitglied	– Behandler
Gruppe	– Gruppenmitglied
Gruppenmitglieder	– Gruppe

Verschiedene Formen der Interaktion

Visuell
Blickkontakt (Mimik, Gestik)
Demonstration
gegenseitiges Beobachten

Verbal
Stimme (Strenge, Witz, Mitreißen/Lob, Korrektur, etc.)
Begrüßung (freudig, aufmunternd)

Manuell
Hautkontakt (Partnerübungen, Hilfestellung, Korrektur)

Weiteres
Umgebung
Musik
Tänze
Lieblingsgeräte
Partner

Die Behandlung einer Gruppe stellt erhöhte Anforderungen an *die Aufmerksamkeit des Therapeuten*. Er muß

– auf jedes einzelne Gruppenmitglied und auf die Gruppe als solche eingehen. Die Gruppe darf nicht überfordert und nicht unterfordert werden. Ist einem Gruppenmitglied eine Übung zu schmerzhaft oder gar unmöglich, so muß der Therapeut darauf hinweisen, daß er solange aussetzen soll oder ihm eine Abwandlung der Übung zeigen.
– ständig herumgehen und jeden Einzelnen kontrollieren bzw. korrigieren. Dabei die anderen Gruppenmitglieder im Auge behalten, damit diese die ‹unbeobachtete› Zeit nicht zum Ausruhen, sondern zum Üben benutzen.

Erfahrene Krankengymnasten sollten wegen der komplexen Anforderung einer Gruppenbehandlung ihren Praktikanten mit Rat und Tat zur Seite stehen. Hilfestellung und Beratung für die Gruppenbehandlung sollten selbstverständlich sein.
Gruppenbehandlung ist nicht ganz einfach – aber sie bereitet viel Freude!

Erläuterungen der Fachausdrücke

Abduction: Abspreizung

Adduction: Anspreizung

Aufgabenwechsel: Partner$_1$ macht nun das, was Partner$_2$ gemacht hat bzw. umgekehrt

Außenrotation: Drehung nach außen, vom Körper weg

Breite Hocke:
– Füße etwas mehr als hüftbreit auseinander
– Rücken gestreckt, etwas nach vorn abgesenkt
– so tief in die Hocke gehen, bis sich der Po ungefähr auf Höhe der Knie befindet

Daumenopposition: Gegenüberstellung des Daumens zu den anderen Fingern

Distal: körperfern

Dorsalextension: isoliertes Hochziehen von Hand, Fuß, Fingern, Zehen

Elevation: Arm nach vorn hochführen

En-bloc: Drehung des gesamten Rumpfes, ohne Gegenrotation

Extendieren: Strecken bzw. Hochziehen

Extension: Streckung

Extensoren: Strecker

Flexion: Beugung

Flexoren: Beuger

Große Faust: Faustschluß
o Mittel-, End- und Grundgelenke gebeugt
o Fingerkuppen in der Hohlhand

Hyperventilieren: übermäßiges Steigern der Atmung; dies führt zur Störung des Säure–Basen-Haushaltes im Blut

Innenrotation: Drehung nach innen, zum Körper hin

Insuffizienz: Schwäche, ungenügende Leistung eines Organes oder Organsystems

Kinderhocke: tiefe Hocke; Po zwischen den Fersen

Kleine Faust: Faustschluß
o Mittel- und Endgelenke in Beugung
o Grundgelenke in Streckung
o Fingerkuppen an den Fingergrundgelenken

Konkaver Bogen der Mittelhandknochen: Bogen der Mittelhandknochen, entgegengesetzt der Hohlhand

Kyphose: Rundrücken

Kyphosieren: rund machen

Lordose: Biegung der Wirbelsäule nach vorn

Lordosieren: ein physiologisches Hohlkreuz einnehmen

Lumbricaler Griff:
– Fingergrundgelenke sind in Beugung
– Mittel- und Endgelenke in Streckung

Oberkörper absenken:
– den gestrecken Oberkörper etwas nach vorn neigen und halten
– Arme in ABD/AR

Palmarflexion: Handrücken runterdrücken

Pinzettengriff:
– der Daumen und ein Finger drücken ihre Kuppen zusammen
– Fingergrundgelenke sind gebeugt
– Mittel- und Endgelenk in Streckung

Plantarflexion: Fuß runterdrücken

Plié: Kniebeuge mit etwas auswärtsgedrehten Füßen und Knien

Pronation:
Hand: Drehung des Unterarms, wobei der Daumen einwärts gedreht wird
Fuß: Senkung des inneren Fußrandes

Radial: Richtung Speiche (Richtung Daumen)

Rotation: Drehung

Rücken aufspannen:
– Rücken strecken/gut durchspannen
– Arme gestreckt und nach außen gedreht parallel zum Rumpf halten

- Kopf in Verlängerung der Wirbelsäule rausschieben
o Kinn etwas ranziehen

Schrittstellung: ein Bein ist vorgestellt

Schrittstellung mit Rumpfverlagerung:
- den gestreckten Oberkörper etwas absenken
- Arme gestreckt und nach außen gedreht neben dem Rumpf halten
- Kopf in Verlängerung der Wirbelsäule rausschieben
o Kinn etwas ranziehen

Sternum: Brustbein

Supination:
Hand: Drehung des Unterarms, wobei der Daumen auswärts gedreht wird
Fuß: Hebung des inneren Fußrandes

U-Halte: Oberarme im Verlauf der Schultern und die Unterarme im rechten Winkel zu den Oberarmen halten; so bilden Ober- und Unterarme ein großes U

Ulnar: Richtung Elle (Richtung kleinem Finger)

Zangengriff:
- Daumen und ein Finger drücken ihre Kuppen zusammen
- alle Fingergelenke sind gebeugt

Abkürzungen

ABD	= Abduction
ADD	= Adduction
AR	= Außenrotation
AS	= Ausgangsstellung
BWS	= Brustwirbelsäule
EXT	= Extension
FLEX	= Flexion
HWS	= Halswirbelsäule
IR	= Innenrotation

ISG	= Iliosacralgelenk
KG	= Krankengymnast/in
LBH-Bereich	= Lendenwirbelsäulen-Becken-Hüft-Bereich
LWS	= Lendenwirbelsäule
P_1, P_2 und P_3	= Partner$_1$, Partner$_2$ und Partner$_3$
SP_1, SP_2, SP_3, SP_4	= Spieler$_1$, Spieler$_2$, Spieler$_3$, Spieler$_4$
WS	= Wirbelsäule

Handgruppe

Anwendungsbereiche

Die Übungen, die in diesem Kapitel aufgeführt werden, können z.B. in folgenden Bereichen angewendet werden:

Orthopädie

Degenerative Veränderungen am Skelett- und Weichteilsystem der Hand
Rehabilitation nach Prellung, Zerrung, etc.

Rheumatologie

Entzündliche Veränderungen am Skelett- und Weichteilsystem der Hand

Chirurgie

nach Korrektureingriffen (z.B. Dupuytrensche Fingerkontraktur)
nach Synovektomien
nach AO-Versorgung

Neurologie

zur Unterstützung der Reinnervation der Hand- und Fingermuskulatur

Allgemeine Zielsetzung

Verbesserung der Feinmotorik
Kräftigung der insuffizienten Muskulatur
Sensibilitätsschulung durch Arbeiten mit Geräten
Verbesserung der Koordination
Gruppenaspekte

Beachte

Mit der kräftigeren Hand beginnen, um sich die Übungen leichter zu verdeutlichen.
Erst nur mit einer Hand arbeiten; als Steigerung beide Hände gleichzeitig bewegen.
Bewegungseinschränkenden Schmuck ablegen lassen.

Ausgangsstellung

Zu bevorzugen ist der Sitz am Tisch. Hände und Unterarme liegen auf dem Tisch.

Geräte

Außer den Geräten, die vorgestellt werden, sind auch gut geeignet:
Gummis (kleine Gummis, Weckringe)
Murmeln
Schaumstoffbälle
Erbsen, Reis, etc.

Zu Beginn der Gruppenbehandlung

Hände warmreiben
a) beide Hände reiben sich gegenseitig die Handteller und Handrücken warm
b) jeder reibt seinem linken/rechten Nachbarn die Hände warm
c) jeder reibt seinem Gegenüber die Hände warm.

Übungen ohne Geräte

Gesichtspunkte

Einsatz und Koordination der gesamten oberen Extremität, speziell der Hände und der Finger

Auf Händen in den Zoo

1. Mäuse
2. Adler
3. Bussard
4. Fledermaus
5. Schlange
6. Krokodil
7. Pelikan
8. Elephant
9. Hirsch
10. Elch

1. Mäuse

Aspekte

Koordinationsschulung
Mobilisation aller Fingergelenke

Übung

a die Finger laufen über den Tisch
die Fingergelenke dabei beugen/strecken
Handwurzeln bleiben auf dem Tisch
langsam beginnen, immer schneller werden
die Hände plötzlich unter dem Tisch verschwinden lassen

Motivation

«Vorsicht! Die Katze kommt! Schnell weg!»

b «Die Mäuse bekommen nach der Jagd Hunger!»
die Finger laufen am entgegengesetzten Arm hoch, Richtung Nacken
○ «Dort ist Käse versteckt! Also: Nichts wie hin!»

Motivation

«Noch weiter in den Nacken. Sonst müssen die armen Mäuse verhungern!»

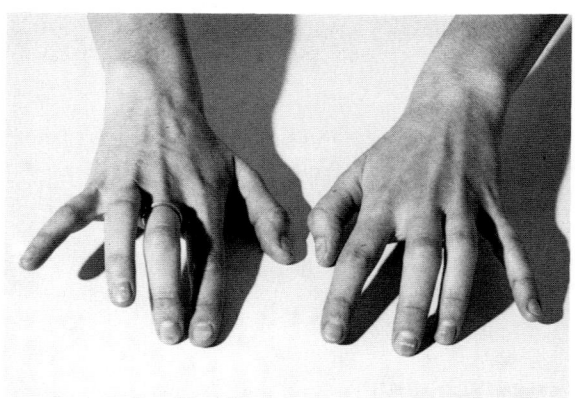

2. Adler

Aspekte

Schulung der Mm. lumbricales
Schulung der Mm. interossei
Stabilisierung der Daumen

Übung

Handinnenflächen zum Körper
Daumen kreuzen
die gestreckten Finger in den Grundgelenken
beugen/strecken
zusätzlich willkürlich die Arme bewegen
o hoch/runter/seitlich/etc.

Motivation

«Unsere Arme bekommen Flügel.»
«Der Adler fliegt über die Felder.»

Beachte

Daumen gut gegeneinanderdrücken

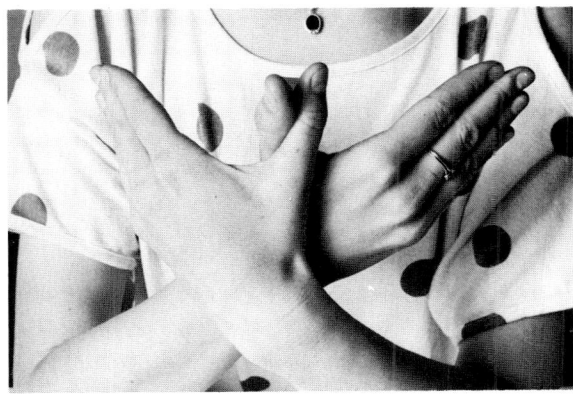

3. Bussard

Aspekte

Koordinationsschulung
Schulung der Dorsalextension und Palmarflexion
der Handgelenke
Schulung der Mm. interossei dorsales und palmares
Schulung der Mm. lumbricales

Übung

die Handgelenke kreuzen
o Daumen zeigen zum Körper
o Handgelenke beugen

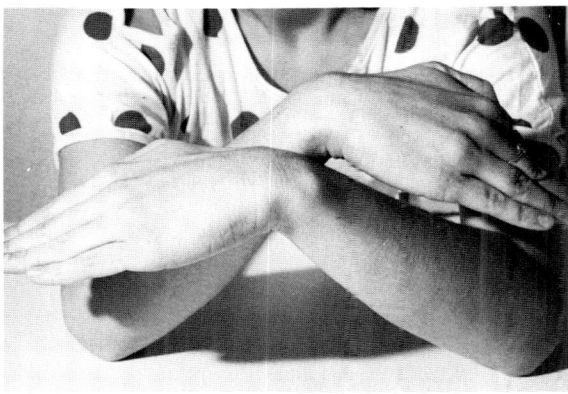

langsam Handgelenke strecken
o Fingergrundgelenke gebeugt lassen
o Fingermittel- und -endgelenke sind gestreckt

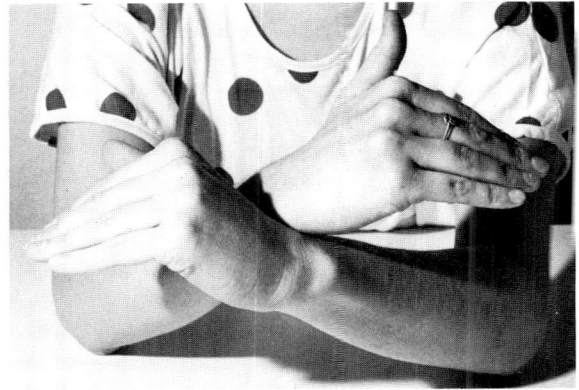

Grundgelenke strecken
o Fingermittel- und -endgelenke beugen

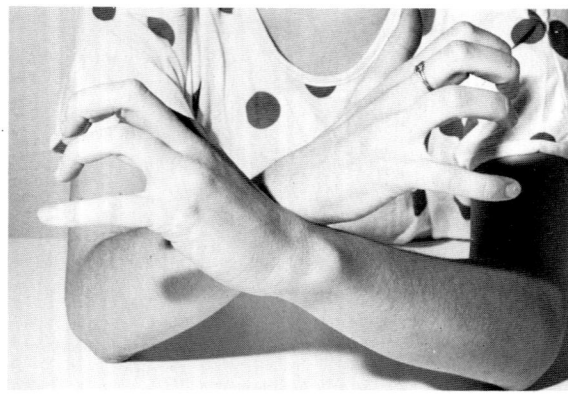

in der Endphase sind die Fingermittel- und -endge-
lenke gestreckt
Finger gestreckt in Anfangsposition zurückführen
o Fingergrundgelenke und Handgelenke beugen
fließend von vorn wiederholen

Beachte

insgesamt sollen die Finger und Hände sanfte
Bögen beschreiben = zwei Flügel

Variation

wenn die Handbewegungen geläufig sind, die Arme
mit einsetzen

Motivation

«Unsere Arme bekommen Flügel.»
«Bussard entdeckt eine Maus. Schnell runter!»
o heruntersausen der Arme auf den Tisch

4. Fledermaus

Aspekte

Schulung der Extension/Flexion in den
Fingergrundgelenken
Schulung der Extension/Flexion in den Fingermittel-
und -endgelenken
Stabilisierung der Daumen

Übung

Handrücken zum Körper
o Fingerspitzen zeigen nach oben
o Unterarme in Pronation
Daumen kreuzen (sonst ist die Fledermaus zwei-
geteilt)
o mal rechten, mal linken Daumen oben kreuzen
   lassen
gestreckte Finger im Grundgelenk beugen/strecken
die Arme willkürlich bewegen = die Fledermaus
fliegt weg

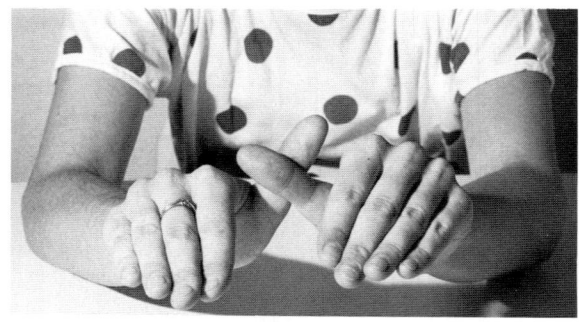

Fingermittel- und -endgelenke beugen, wie Krallen
o Fingergrundgelenke gestreckt

Motivation

«Die Fledermaus ist müde und hängt sich an einen
Ast und schläft. Gut die Spannung halten, damit sie
nicht runterfällt.»
«Die Fledermaus ist ausgeruht und fliegt weiter.»

Beachte

Daumen gut gegeneinanderdrücken

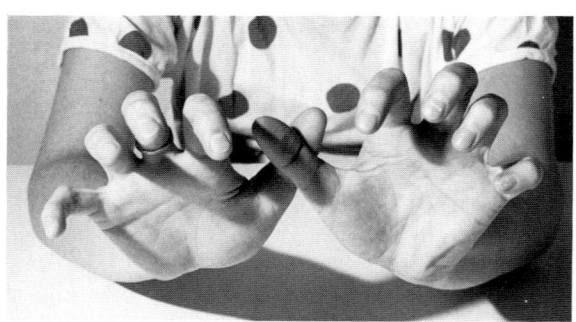

5. Schlange

Aspekte

Schulung der Dorsalextension und Palmarflexion
der Handgelenke
Schulung der Abduction und Adduction der
Daumen
Schulung der radialen Abduction der Handgelenke
Schulung der Flexion der Daumenendgelenke

Übung

die Hände liegen mit der Kleinfingerseite auf dem
Tisch
beide Hände aneinanderlegen und gegeneinander
drücken
die Hände schlängeln los, d.h.:
o eine Hand drückt die andere, in stetigem
Wechsel, in Dorsalextension
o dabei schieben die Arme die Hände willkürlich
nach vorn/links/rechts/etc.

Variation

die Daumen zusätzlich dabei beugen/strecken, so
daß die Schlange – komischerweise – Fühler hat

Motivation

«Die Schlange schlängelt sich über den Tisch»

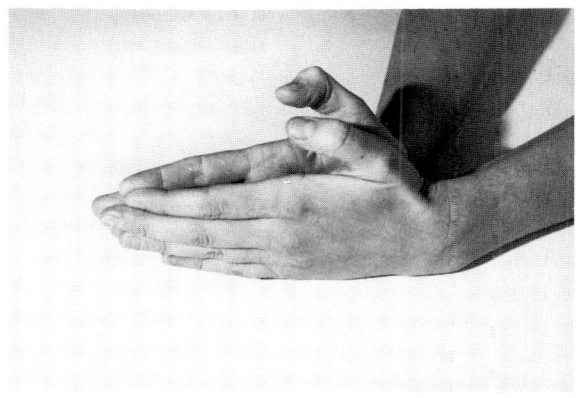

Variation

die Hände gemeinsam abheben
o Unterarme bleiben liegen

Motivation

«Die Schlange hebt neugierig ihren Kopf.»

6. Krododil

Aspekte

Schulung der Dorsalextension der Handgelenke
Kraftschulung der Extensoren der Grundgelenke
(M. extensor digitorum)
Kraftschulung der Flexoren der Endgelenke
(M. flexor digitorum profundus)
Koordinationsverbesserung
Schulung der Greiffunktion

Übung

a beide Hände übereinanderlegen
alle Fingergelenke beugen
o Handteller bleiben zusammen
die Fingerkuppen, Fingergrundgelenke und
Handwurzeln gegeneinanderdrücken

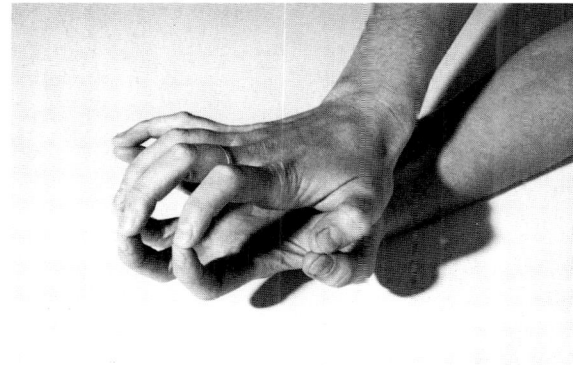

die obere Hand mehrmals etwas hochziehen und
wieder auf den Fingerkuppen der unteren Hand
landen lassen
o die Handwurzeln behalten Kontakt

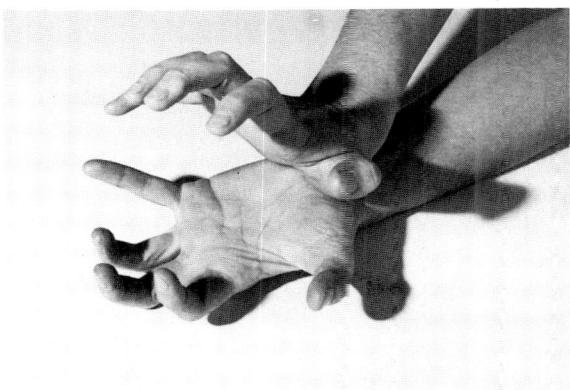

Motivation

«Die Hände sind ein klapperndes Gebiß»
«Das Krokodil ist müde oder hungrig und reißt sein
Maul weit auf.»

Beachte

die obere Hand wird dabei in immer stärkere
Dorsalextension geführt, ohne daß der Patient es
besonders wahrnimmt, denn er ist so mit dem
Krokodil beschäftigt. Durch beliebig erzählte
Geschichten kann man diese Bewegung öfters vom
Patient verlangen, ohne daß er sich langweilt.
Die Übung wird sicherlich eifriger ausgeführt, als
wenn man sagt: «Zehn mal die Hand hochziehen.»

b die Finger schlagen nebeneinander ein und
beide Hände drücken sich fest (gefaltete Hände)

Motivation

«Das hungrige Krokodil hat etwas zu fressen gefunden und beißt kräftig zu.»

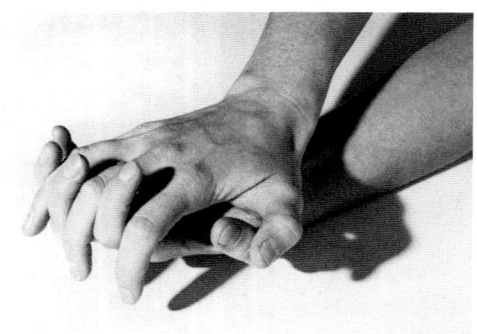

Beachte

Hände wechseln, so daß die untere Hand die obere
wird

Motivation

«Das Krokodil schwimmt auf dem Rücken.»

c Krokodil und Schlange:
die Partner sitzen sich gegenüber
die eine Seite spielt die Krokodile
die andere Seite spielt die Schlangen
die Krokodile versuchen, die Schlangen zu
fangen
Rollenwechsel

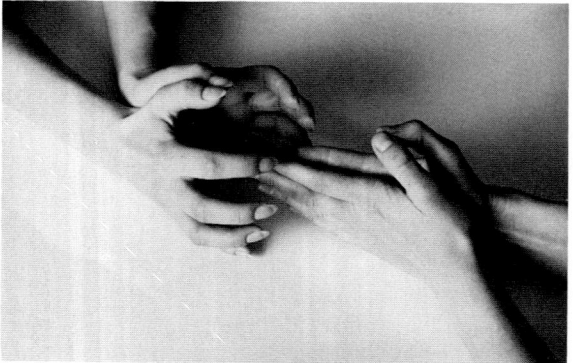

7. Pelikan

Aspekte

Schulung der Dorsalextension der Handgelenke
Kraftschulung der Mm. interossei palmares
Kraftschulung der Mm. lumbricales

Übung

zwei ausgeprägte Hohlhände übereinanderlegen
o Handwurzeln und Fingerkuppen haben Kontakt
o Finger gestreckt
durch die Beugung der Fingergrundgelenke bildet
die untere Hand den Pelikan-Beutel

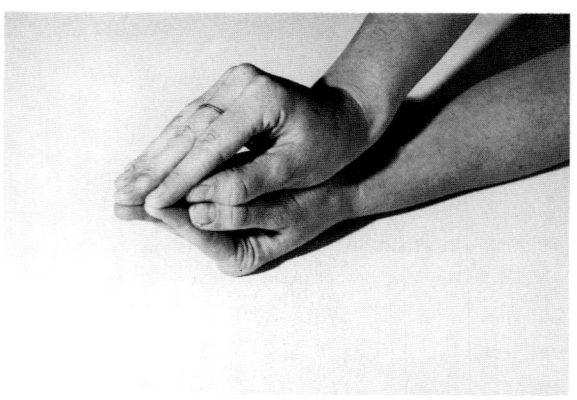

Fingerkuppen klopfen kräftig aufeinander, bis ein
dumpfer Ton entsteht
Handwechsel nicht vergessen

8. Elephant

Aspekte

Schulung des Lumbricalen Griffes
Schulung des Pincettengriffes

Übung

Pinzettengriff der linken Hand an der Nase
der rechte Arm hängt sich gestreckt über den
linken Ellenbogen
der rechte Arm schwingt als Rüssel hin und her,
indem er sich beugt und streckt
o auch den Rumpf etwas mitschwingen
die rechte Hand greift mit Lumbricalem Griff
die Gruppenmitglieder versuchen:
a andere Rüssel zu schnappen
b etwas wegzuschnappen, was auf dem Tisch liegt
Armwechsel

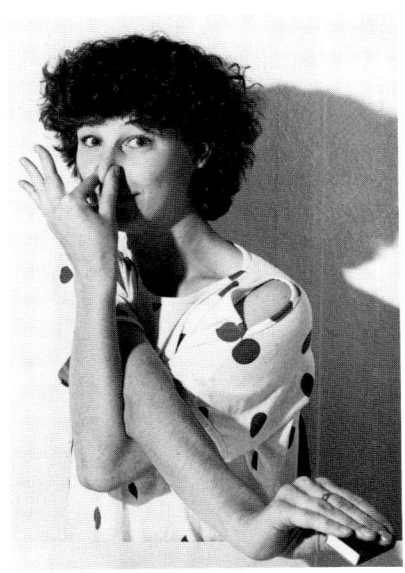

9. Hirsch

Aspekt

Vorbereitung zum Greifen

Übung

beide Daumenkuppen seitlich über den Schläfen
ansetzen
Arme nicht kreuzen
Handgelenke in leichte Dorsalextension
Fingergrundgelenke gestreckt
Fingermittel- und -endgelenke leicht gebeugt
Finger gespreizt
Handteller offen nach vorn gerichtet

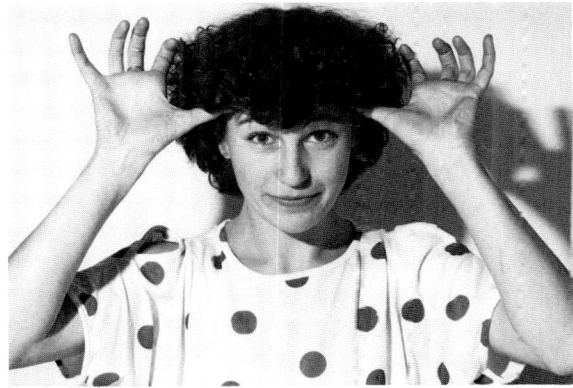

10. Elch

Aspekt

Vorbereitung zum Greifen

Übung

beide Daumen seitlich über der Schläfen ansetzen
Handgelenke in leichter Palmarflexion
alle Fingergelenke etwas gebeugt
Finger zusammendrücken, wie eine Schale
Handspitzen zeigen zur Mitte

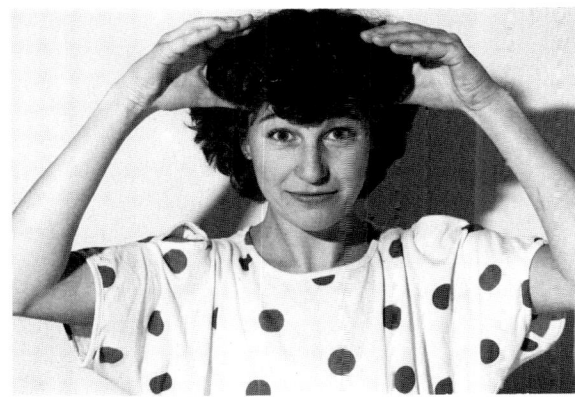

Wenn die Gruppe besonders humorvoll und
spaßempfänglich ist, kann auch noch der **Hirsch**
und der **Elch** vorgestellt werden:

Eiffelturm, Glocke und diverses anderes

1. Eiffelturm
2. Kuppel und Krönchen
3. Fensterrahmen
4. Fächer
5. Glocke
6. Nickelbrille
7. Amerikanische Brille
8. Fernglas
9. Verschlungene Ringe
10. Scheunentor
11. Schattenspiele
12. Trommeln
13. Klavierspielen
14. Dirigieren

2. Kuppel und Krönchen

Aspekte

Fingerstabilisierung in Flexion-Abduction-Stellung
Koordinationsschulung

a) Kuppel

Übung

Hände in Dorsalextension
Handinnenflächen aneinanderlegen
○ Fingerspitzen zeigen nach oben
○ Hände fest zusammengedrückt
○ Ellenbogen gebeugt
alle Fingergelenke gehen in Beugung
○ Fingerkuppen halten Kontakt
○ untere Handwurzelreihen zusammendrücken

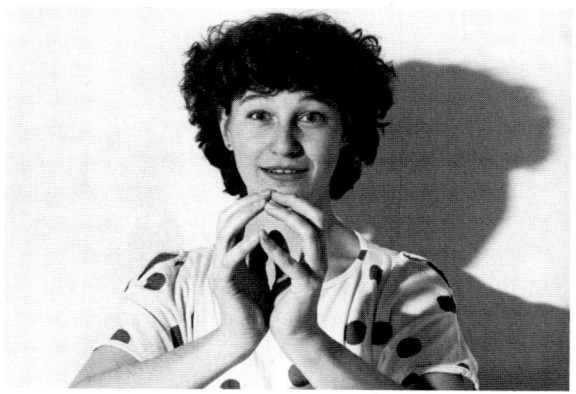

b) Krönchen

Übung

Fingerkuppen behalten Kontakt
Handwurzelreihen gehen auseinander
das Krönchen auf den Kopf setzen

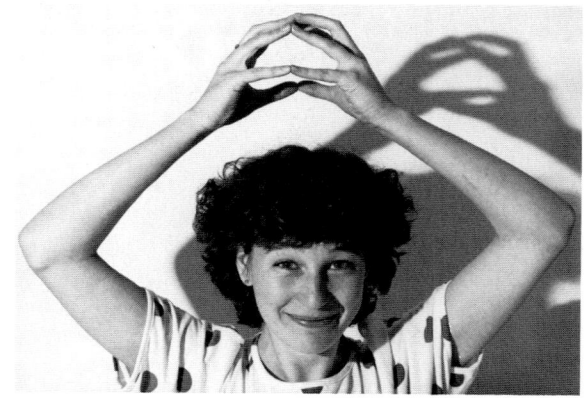

1. Eiffelturm

Aspekte

Verbesserung der Extension aller Fingergelenke
Verbesserung der Dorsalextension der Handgelenke

Übung

Hände in Dorsalextension
Handinnenflächen aneinanderlegen
○ Fingerspitzen zeigen nach oben
○ Hände fest zusammendrücken
○ Ellenbogen gebeugt
die Handteller gehen auseinander
○ die Finger bleiben gestreckt aneinandergedrückt
○ die Daumen behalten nur mit den Kuppen
  Kontakt
mit viel Phantasie haben die Hände nun die Form
des Eiffelturms

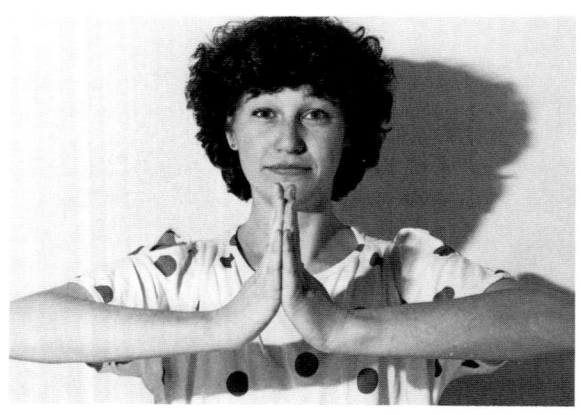

3. Fensterrahmen

Aspekt

Verbesserung der Elevation in den Schultergelenken

Übung

die Unterarme wie zum Kasatschok aufeinander-
legen
o unteren und oberen Arm mal tauschen
a die Arme zusammen über den Kopf heben bzw.
drücken

Motivation

«Wir schauen unser Gegenüber freundlich durch
unser Fenster an.»

Variation

dieselbe Bewegung mit etwas Rumpfrotation nach
links/rechts ausführen

Motivation

«Wir schauen unsere Nachbarn durch unsere
Seitenfenster an.»

b die übereinandergelegten Arme kreisförmig vor
dem Oberkörper und dem Kopf bewegen
o links herum
o rechts herum

Motivation

«Große Kreise beschreiben, damit wir durch das
runde Fenster durchschauen können.»

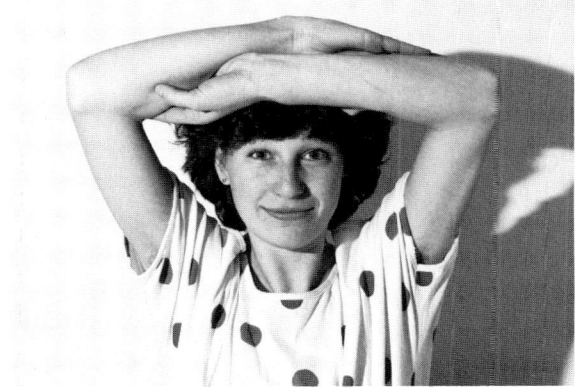

4. Fächer

Aspekte

Stabilisierung der Handgelenke
Kraftschulung der Mm. interossei dorsales
Verbesserung der Fingerstreckung

Übung

die Finger strecken, spreizen und fest durchspannen
o Handgelenke in Mittelstellung
Zufächeln: Schultergelenke schnell wechselnd
minimal innenrotieren/außenrotieren
o alles andere starr halten
a dem eigenen Gesicht zufächeln
b den Nachbarn Luft zufächeln

Motivation

«Welch eine Hitze nach all den anstrengenden
Übungen. Wir brauchen unbedingt einen Fächer.»

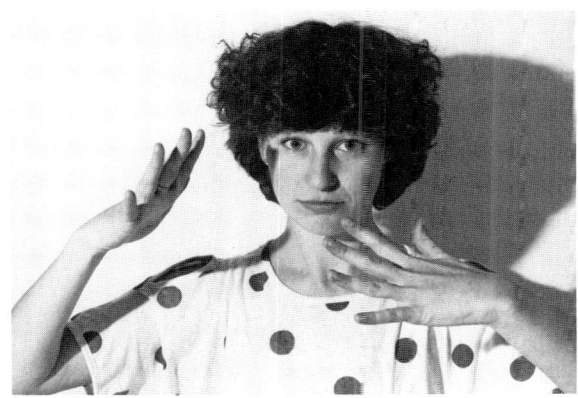

5. Glocke

Aspekte

Verbesserung der Geschicklichkeit
Mobilisation einzelner Finger, insbesondere der
Fingergrund- und -mittelgelenke

Übung

a Hände falten
   beide Mittelfinger nach unten durchschieben
   und zwischen den Handinnenflächen hin und
   her bewegen = Klöppel der Glocke
   o «Dong-Dong» – tiefer Ton / evtl. mitsprechen
b beide Zeigefinger nach unten durchschieben;
   etc.
   o «Ding-Ding» – hellerer Ton
c beide Ringfinger nach unten durchschieben; etc.
   o «Kling-Kling» – ganz heller Ton

Beachte

bei humorvoller Gruppe, die Glocken wie
beschrieben ertönen lassen

Motivation

«Wochenende einläuten.»
«Feiertag einläuten.»
«Das Ende der Behandlung einläuten.»

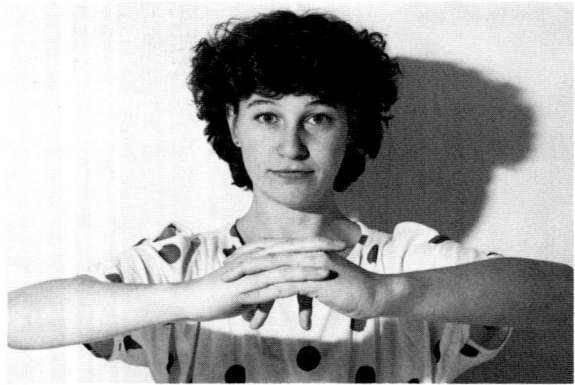

6. Nickelbrille

Aspekte

Schulung des Zangengriffes
Schulung der Opposition der Daumen

Übung

Zangengriff beider Hände
o nacheinander mit:
o Zeigefinger/Daumen
o Mittelfinger/Daumen
o etc.
die Fingerkuppen der vier Finger treffen sich auf der
Nasenwurzel
Rumpf und Kopf bewegen und durch die Brille die
Umgebung betrachten

Motivation

«Ausprobieren, welche Brillengröße man braucht.»

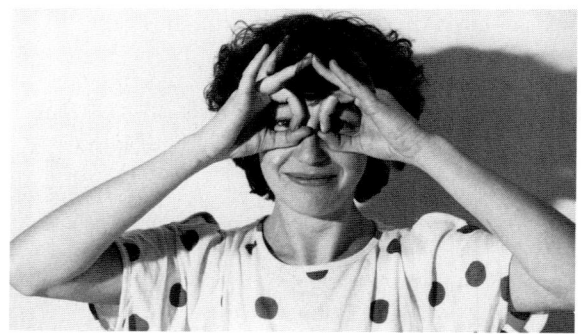

7. Amerikanische Brille

Aspekte

Schulung des Pinzettengriffes
Schulung der Opposition der Daumen

Übung

entspricht der «Nickelbrille», nur anstelle des Zangengriffes wird hier der Pinzettengriff angewandt.

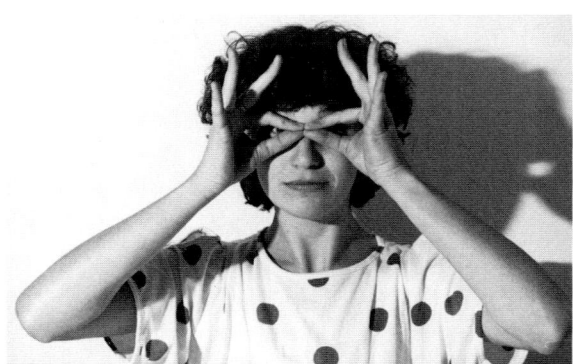

8. Fernglas

Aspekte

Schulung der Dorsalextension und Palmarflexion
der Handgelenke
Schulung der Opposition der Daumen

Übung

Handgelenke in leichter Beugestellung
o alle Fingergelenke gebeugt
o Zeigefingerkuppe auf Daumenkuppe
Hände zusammennehmen, indem die Fingernägel
sich berühren
vor die Augen halten und durchschauen/Gruppen-
mitglieder beobachten
mehrmals die Hände aus der Beugung in die
Streckung ziehen / leichte Drehbewegung

Motivation

«Wir stellen das Fernglas scharf ein.»

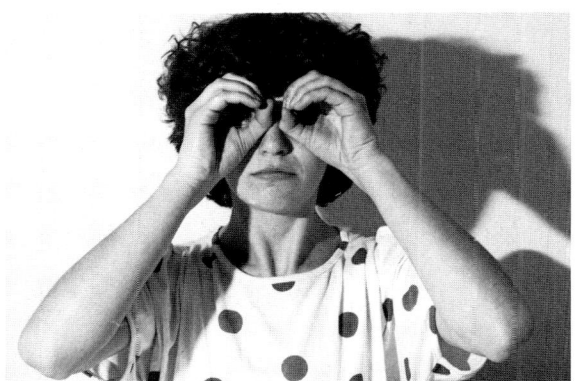

9. Verschlungene Ringe

Aspekte

Kraftschulung der Fingerflexoren und des
M. opponens
Schulung des Zangengriffes

Übung

Zangengriff beider Hände
o nacheinander mit:
o Zeigefinger/Daumen
o Mittelfinger/Daumen
o etc.
beide Fingerpaare greifen ineinander über und
bilden somit die verschlungenen Ringe
der eine Ring versucht, den anderen Ring zu
sprengen

Variation

mit Vorsicht auch als Partnerübung möglich

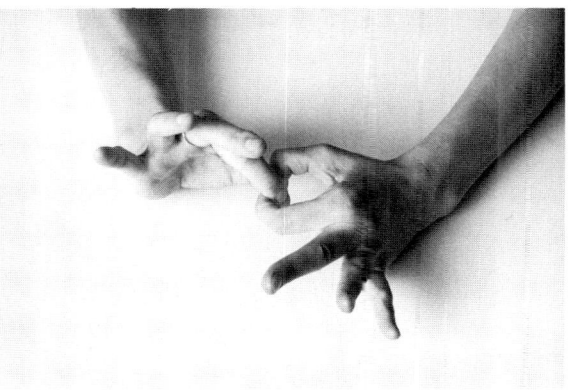

10. Scheunentor

Aspekte

Verbesserung der Dorsalextension und Palmarflexion der Handgelenke

AS

Unterarme liegen in Mittelstellung, zwei Handlängen voneinander entfernt, auf dem Tisch Hand- und Fingergelenke in Mittelstellung

Übung

beide Hände ziehen in Palmarflexion, bis die Kuppen der Mittelfinger sich berühren
beide Hände ziehen weit in Dorsalextension
o alle Fingergelenke bleiben dabei in Mittelstellung

Motivation

«Das Tor geht zu.» «Das Tor geht auf. Aber kein Gartentürchen, sondern ein großes Scheunentor!»

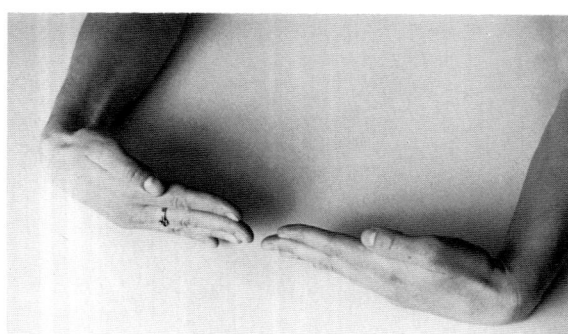

Variation

Unterarme rutschen etwas mehr zusammen in den Fingergrundgelenken abwechselnd Flexion/Extension ausführen
Handgelenke, Fingermittel- und -endgelenke sind dabei in Mittelstellung

Motivation

«Wir öffnen und schließen ein kleines Scheunentor.»

Zusätzlicher Aspekt

Schulung der Mm. lumbricales

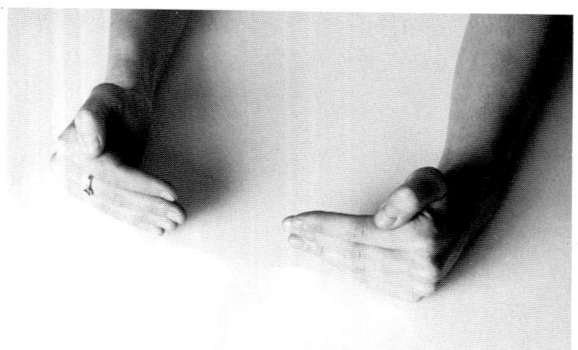

11. Schattenspiel

Aspekt

Koordinationsverbesserung

Tips zum Schattenspiel:
a) den Zoo verwenden
b) einfach ausprobieren/selbst entwickeln
c) in Kinder- und Spielbüchern findet man diesbezüglich weitere Anregungen
d) einzeln oder zu mehreren spielen

12. Trommeln

Aspekte

Konzentrationsverbesserung
Reaktionsschulung
Schulung rhythmischen Bewegens

Motivation

«Wir machen Musik.»

Möglichkeiten

a verschiedene Rhythmen schlagen bzw. klatschen
   o Akzente setzen
   o Schläge auslassen
   o Rhythmen umkehren
b verschiedene Handhaltungen
   o flache Hand
   o Faust
c Gruppenmitglieder denken sich selbst Rhythmen aus
   o einer klatscht vor, die anderen klatschen nach
   o dies ist meist sehr belebend, da die Gruppenmitglieder selbst entwickeln können und nicht nur «gehorchen» sollen

Beispiele

a 2 × mit beiden Händen flach auf den Tisch schlagen
   2 × in die Hände klatschen
   1 × mit beiden Händen flach auf den Tisch schlagen
   1 × in die Hände klatschen
   wiederholen

Variationen

willkürlich mal langsamer, mal schneller ausführen
immer nur eine Stufe schneller oder langsamer ausführen

b 1 × rechte Hand flach auf den Tisch schlagen
  1 × linke Hand flach auf den Tisch schlagen
  2 × in die Hände klatschen
  1 × linke Hand flach auf den Tisch schlagen
  1 × rechte Hand flach auf den Tisch schlagen
  2 × in die Hände klatschen
  wiederholen

c 1 × beide Daumen auf die Tischkante schlagen
  2 × in die Hände klatschen
  1 × beide Zeigefinger auf die Tischkante schlagen
  2 × in die Hände klatschen
  1 × beide Mittelfinger auf die Tischkante schlagen etc.

d 2 × mit beiden Fäusten auf den Tisch klopfen
  2 × mit geöffneten Händen an die Handinnenflächen seines *Gegenüber* klatschen
  2 × mit beiden Fäusten auf den Tisch klopfen
  2 × mit geöffneten Händen an die Handinnenflächen seines linken *Nachbarn* klatschen
  2 × mit beiden Fäusten auf den Tisch klopfen
  2 × mit geöffneten Händen an die Handinnenflächen seines rechten *Nachbarn* klatschen
  von vorn beginnen

13. Klavierspielen

a) Tonleiter

Aspekte

Koordinationsverbesserung
Schulung der Flexion in den Fingermittel- und -endgelenken
Schulung der Extension in den Fingergrundgelenken

Übung

die Handwurzeln und Fingerkuppen berühren den Tisch
o Fingermittel- und -endgelenke sind gebeugt
o Fingergrundgelenke in Mittelstellung
die Finger drücken nacheinander auf gedachte Klaviertasten
o gebeugte Finger kurz vom Tisch hochziehen
o Fingerkuppen auf den Tisch runterdrücken
o fließend, vom Daumen zum Kleinfinger und zurück, ausführen

Variation

ab und zu die Unterarme kreuzen und dabei wie beschrieben weiterspielen

Motivation

«Mal sehen, ob wir ein Naturtalent unter uns haben.»

b) «Wer gibt den Ton an?»

Aspekte

Konzentrationsschulung
Reaktionsschulung

Übung

die Handwurzeln liegen dem Tisch auf
o alle Finger gestreckt abheben
zwei Finger ansagen, die mit den Fingerkuppen auf den Tisch (Klaviertasten) drücken sollen
o alle anderen Finger bleiben hochgezogen

Tip

Kommando an die Gruppe abgeben
o Gruppenmitglieder sagen an, welche Finger ‹spielen› sollen

c) «Wer greift eine ganze Oktave?»

Aspekte

Stabilisierung der Handgelenke
Verbesserung der Abduction des Daumens und des kleinen Fingers

Übung

Hand und Unterarm liegen auf dem Tisch
Daumen und kleinen Finger weit abspreizen
o die anderen drei Finger fest zusammendrücken und in der Mitte halten, damit die Hand nicht nach ulnar abweicht

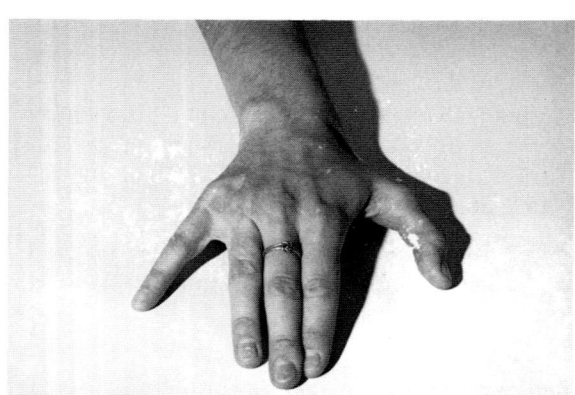

14. Dirigieren

Aspekt

Mobilisation der oberen Extremität

Übung

jeder bewegt seine Arme und Hände, seinen Kopf und Rumpf, wie er selber möchte
der Therapeut macht mit
o darauf achten, daß nicht nur die Bewegungen des Therapeuten übernommen werden

Beachte

a das Dirigieren nur bei ‹mutiger› Gruppe anwenden
b gut bekannte Musik verwenden, bei der fast jeder von selbst mitschwingt (z.B. Walzermusik)

Variation

Kombination von Klavierspielen und Dirigieren
o die eine Hälfte der Gruppe dirigiert
o die andere Hälfte spielt Klavier

Beachte

ob dies mit oder ohne Musik günstiger ist, muß bei jeder Gruppe ausprobiert werden – jede Gruppe ist anders

Übungen mit Geräten

Korken

1. Korken-Greifen
2. Korken-Rollen
3. Korken-Drehen
4. Korken-Abheben
5. Korken-Weitergeben
6. Korken-Tippen
7. Korken-Einklemmen

1. Korken-Greifen

Aspekte

Dehnung der Mm. interossei dorsales, mit
anschließender Kräftigung
Kraftschulung des M. extensor digitorum communis

Übung

die Hände liegen gestreckt auf dem Tisch
Handrücken nach oben
a je einen Korken senkrecht vor den Händen
   aufstellen
   die Hände rutschen vor
   o Zeige- und Mittelfinger spreizen
   o den Korken zwischen die Grundglieder
     nehmen
   o fest zusammendrücken und abheben
   o Korken wieder abstellen
   mit Mittel- und Ringfinger wiederholen
   usw.

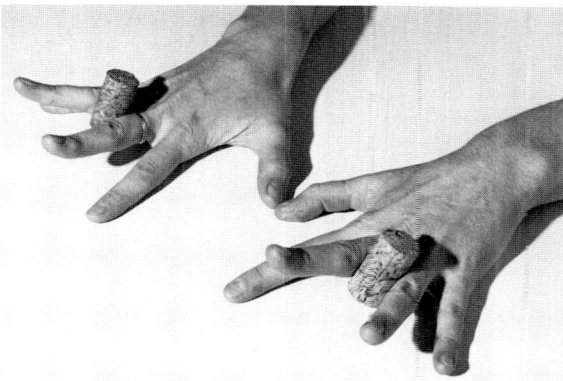

Variationen

a_1 Korken zwischen die Mittelglieder nehmen
a_2 Korken zwischen die Endglieder nehmen
a_3 dieselben Übungen ausführen, mit Handrücken
   nach unten
a_4 zwischen jedes Fingerpaar einen Korken nehmen
   und alle Finger abheben
   o Handteller liegenlassen

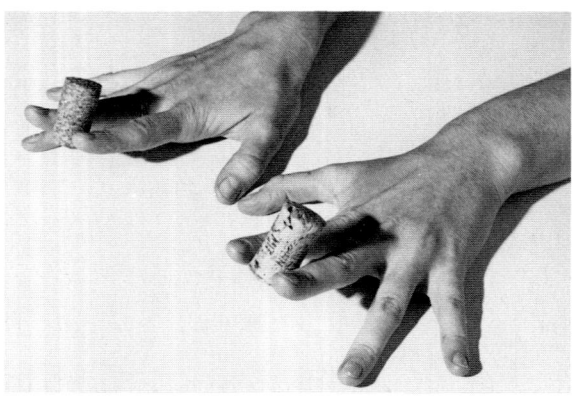

b dieselben Übungen wie bei a_1-a_3 beschrieben, jedoch mit waagerecht liegenden Korken

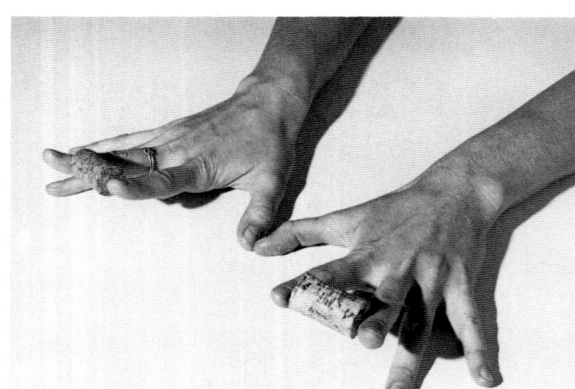

2. Korken-Rollen

Aspekte

Sensibilitätsschulung
Stabilisierung der Handgelenke

Übung

Korken liegen waagerecht auf dem Tisch
Hand flach auf den Korken legen
den Arm beugen und strecken
o dadurch den Korken von den Fingerspitzen zu den Handwurzeln rollen

Variationen

a von den Fingerspitzen zu den Handwurzeln rollen
neu ansetzen und genauso weiterrollen
o somit den Korken in einer Linie nach vorn rollen
b von den Handwurzeln zu den Fingerspitzen rollen
neu ansetzen und genauso weiterrollen
o somit den Korken wieder zu sich heranrollen
c den Korken zu seinem Gegenüber rollen
o die Korken austauschen
Korken zurückrollen

3. Korken-Drehen

Aspekte
Erweiterung der Fingerabduction
Schulung der Pronation/Supination
Koordinationsverbesserung

Übung

a Korken waagerecht zwischen ein Fingerpaar
nehmen
die Hand auf den Handrücken drehen
o Korken ablegen
Hand zurückdrehen
mit anderem Fingerpaar wiederholen

b Korken waagerecht zwischen ein Fingerpaar der
rechten Hand nehmen
die Hand drehen
o Korken beim rechten Nachbarn ablegen
den Korken vom linken Nachbarn annehmen
wie beschrieben nach rechts weitergeben
nach einiger Zeit Richtungs- bzw. Handwechsel

c je einen Korken zwischen zwei Fingerpaare
nehmen
während des Drehens, zusätzlich die Unterarme
kreuzen
die Korken ablegen
Unterarme entkreuzen
neu greifen
wiederholen

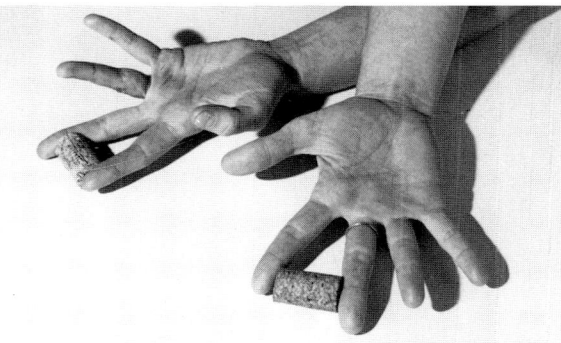

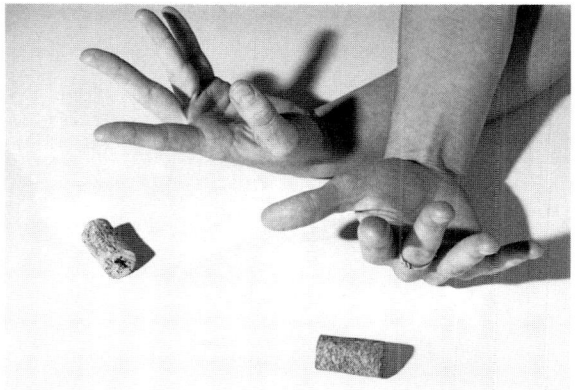

4. Korken-Abheben

Aspekt
Stabilisierung einzelner Finger

Übung

zwei Korken mit den Böden aneinanderlegen
die Fingerkuppen beider Zeigefinger pressen die
Korken zusammen
abheben, ohne daß die Korken verrutschen oder
runterfallen

Variation

die Mittelfinger heben mit den Kuppen die Korken
hoch
mit anderem Fingerpaar wiederholen

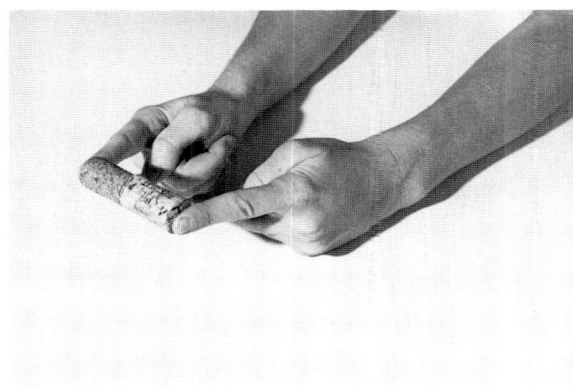

5. Korken-Weitergeben

Aspekte

Verbesserung der Fingerabduction
Schulung der Mm. interossei dorsales

Übung

mit einem Fingerpaar einen waagerecht liegenden
Korken greifen (an den Enden)
den Korken an den rechten Nachbarn weitergeben
der Nachbar greift den Korken mit einem Fingerpaar (in der Mitte)
Weitergabe an dessen rechten Nachbarn
o der klemmt den Korken wieder an den Enden
ein
usw.

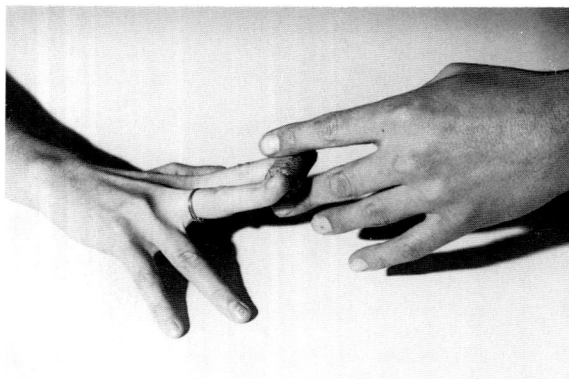

Variationen

a mit beiden Händen je einen Korken weitergeben, wie beschrieben
b die Korken wie bei Übung 4 greifen
zum rechten Nachbarn weitergeben
dieser greift mit zwei Fingerpaaren die Korken
(in der Mitte)
er dreht die Korken und legt die Böden aneinander
sein rechter Nachbar übernimmt mit zwei
Fingerkuppen
o er drückt die Korken in der Waagerechten
zusammen
usw.

6. Korken-Tippen

Aspekte

Schulung der Extension in den Fingergrundgelenken

Übung

einen Korken senkrecht auf den Tisch stellen
die Hand außen neben den Korken legen
mit der Fingerkuppe des gestreckten Zeigefingers:
o auf den Korken tippen
o auf der anderen Seite ablegen
mit der Fingerkuppe des Mittelfingers:
o auf den Korken tippen
o usw.

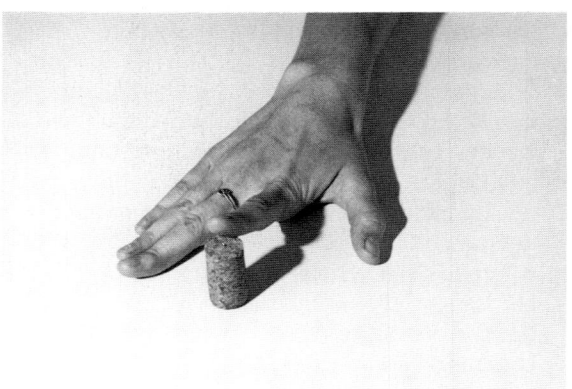

7. Korken-Einklemmen

Aspekte

Kraftschulung des Daumen- und Kleinfingerballens

Übung

einen Korken in die Hohlhand legen
den Korken zwischen Daumen- und Kleinfingerballen einklemmen
o «Na – wer schafft es?»

Variation

Unterarm in Pronation/Supination drehen, ohne
den Korken zu verlieren

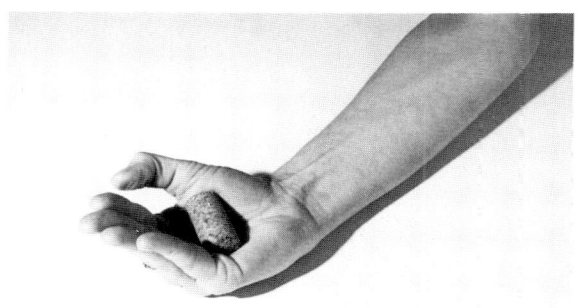

Streichhölzer

Mittels der Streichhölzer ist es möglich, einige
der Korkenübungen zu erschweren. Die Streich-
hölzer erfordern mehr feinmotorische Geschick-
lichkeit.
Folgende Übungen sind geeignet:
Übung 1b: Korken-Greifen (S. 25)
Übung 3 : Korken-Drehen (S. 27)
Übung 5 : Korken-Weitergeben (S. 28)
Übung 7 : Korken-Einklemmen (S. 29)

Beispiel

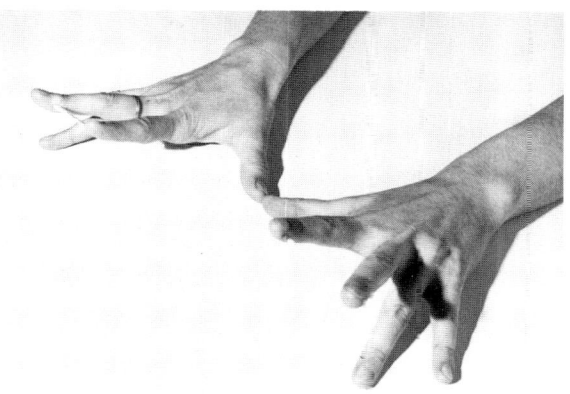

Wir bauen

Mit Streichhölzern Figuren legen, z.B. ein Haus oder
einen Stuhl. Dabei verschiedene Grifftechniken anwenden und beide Hände einsetzen.

Korken und Streichhölzer

1. Floß bauen
2. Brücke bauen
3. Geschicklichkeitsspiel

Übung

mit Zangengriff beider Hände die Böden der Korken
fassen
das Floß hochheben
o die Streichhölzer sollen nicht runterfallen

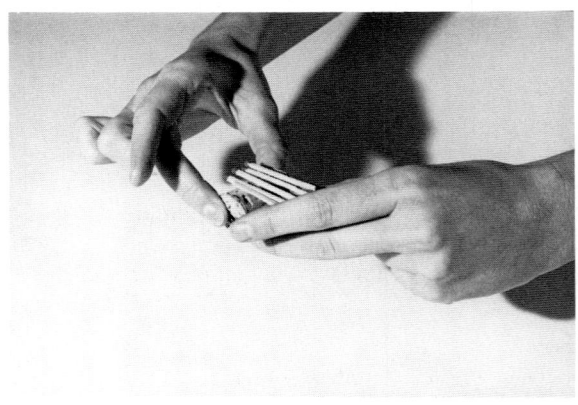

Aspekte

Schulung verschiedener Grifftechniken
Verbesserung der Sensibilität
Geschicklichkeitsschulung
Koordinationsverbesserung

1. Floß bauen

Floß auf- und abbauen

Übung

a zwei Korken liegen mit der Längsseite aneinander
der
mit beiden Zeigefingerkuppen ein Streichholz an
Anfang und Ende erfassen und quer über die
Korken legen
o Finger sind gestreckt
nächstes Fingerpaar greift ein Streichholz usw.,
bis das Floß fertig ist
mit demselben Griff die Streichhölzer wieder
runterholen

Variationen

a beim Zangengriff die Fingerpaare wechseln
o Daumen/Zeigefinger
o Daumen/Mittelfinger
o usw.
b Floß mit Zangengriff beider Hände hochheben
und sich zum rechten Nachbarn drehen
o ihm das Floß hinlegen
das Floß vom linken Nachbarn greifen
usw.

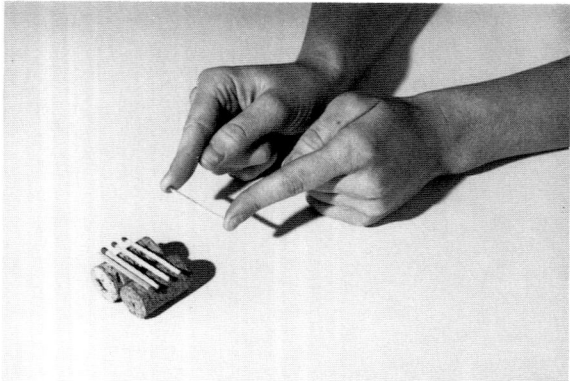

b die linke Hand legt mit Zangengriff nacheinander Streichhölzer auf die Korken
mit rechts genauso runterholen
umgekehrt wiederholen

2. Brücke bauen

Brücke auf- und abbauen

Übung

zwei Korken senkrecht, mit etwas Abstand,
nebeneinander aufstellen
Streichhölzer von Korken zu Korken legen
o mindestens drei bis vier Streichhölzer
o oder soviel wie jeder sich zutraut (es sollen keine
   Streichhölzer runterfallen)
Griffe zum drauflegen bzw. runterholen der
Streichhölzer:
o Zangengriff
o waagerecht zwischen einem Fingerpaar einer
   Hand
o mit beiden gestreckten Zeigefingern, zwischen
   den Kuppen

Beachte

die Fingerpaare immer wechseln

Testen, ob die Brücke stabil ist

Übung

mit Zangengriff beider Hände die Korken fassen
die Brücke hochheben
o die Streichhölzer sollen nicht runterfallen

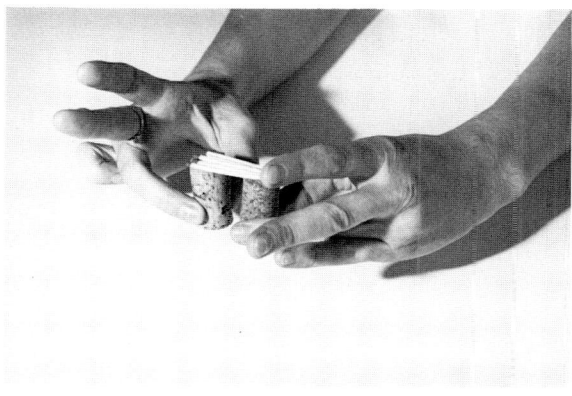

Variationen

a mit Pinzettengriff beider Hände die Brücke
   hochheben
b die Brücke in der Runde weitergeben, wie beim
   Floßbau

3. Geschicklichkeitsspiel

Übung

zwei Korken liegen mit den Längsseiten aneinander
fünf Streichhölzer liegen quer auf den Korken
o oder auf der Schmalseite einer Streichholz-
   schachtel
mit den Kuppen beider Daumen ein Streichholz
aufnehmen und halten
mit beiden Zeigefingerkuppen ein weiteres Streichholz aufnehmen und halten
mit beiden Mittelfingerkuppen ein weiteres Streichholz aufnehmen
usw., bis jedes Fingerpaar gleichzeitig ein Streichholz hält

Erschwernis

ohne daß ein Streichholz runterfällt, wieder nacheinander auf die Korken oder die Streichholz-
schachtel ablegen

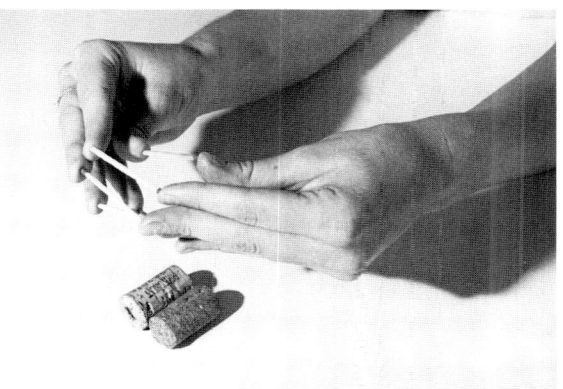

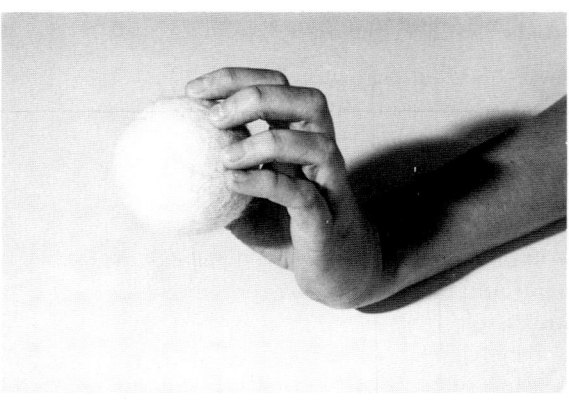

a₂ den Ball nur mit den Fingerspitzen greifen

Tennisbälle

1. Ball-Abheben
2. Ball-Rollen
3. Ball-Teilen
4. Jonglieren
5. Ball-Kreiseln
6. Knödel oder Schneeball
7. Ball-Stemmen
8. Kugelstoßen
9. Ball-Toppen
10. Ball-Werfen
11. Fließende Ballkette
12. Geschlossene Ballkette

1. Ball-Abheben

Aspekte

Verbesserung der Greiffunktion
Kraftschulung der Hand- und Fingerflexoren
Kraftschulung der Handextensoren
Schulung der radialen und ulnaren Abduction

AS

a Hand und Unterarm liegen auf dem Tisch
Handrücken nach oben

Übung

den Ball mit der ganzen Hand greifen und fest
zusammendrücken
Hand hochziehen:
o gerade hoch
o ulnare Dorsalextension
o radiale Dorsalextension

Variationen

a₁ Handrücken auf den Tisch

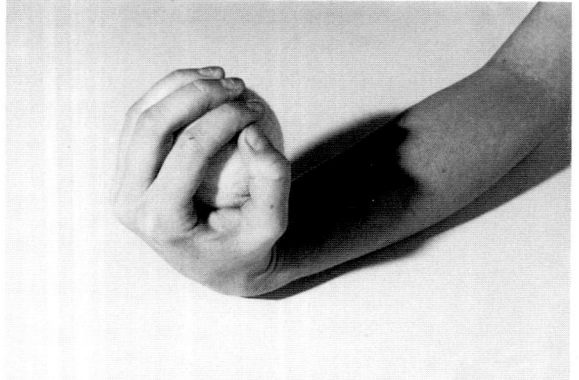

AS

b beide Hände liegen mit der Kleinfingerseite auf
dem Tisch
der Ball liegt zwischen den Händen

Übung

b₁ den Ball zwischen den flachen Handtellern
einklemmen
beide Hände mit dem Ball anheben (radiale
Abduction)
o Unterarme bleiben liegen

b₂ beide Hände drücken sich abwechselnd in
Dorsalextension
o ohne abheben (Mittelstellung)
o mit etwas abheben (radiale Abduction)

2. Ball-Rollen

Aspekt

Mobilisation der Finger

AS

der Ball liegt auf dem Tisch

Übung

den Ball vor- und zurückrollen

a die Finger gebeugt auf dem Ball laufen lassen
   o Arm beugen/strecken

Variationen

a₁ Kreise rollen
a₂ Achten rollen
a₃ Vorschläge der Gruppe aufgreifen

b die Finger gestreckt auf den Ball legen
   Arm beugen/strecken
   o dabei wandert der Ball von den Fingerspitzen
     zu den Handwurzeln und zurück

Zusätzliche Aspekte

Verbesserung des konkaven Bogens der Mittelhandknochen
Sensibilitätsschulung

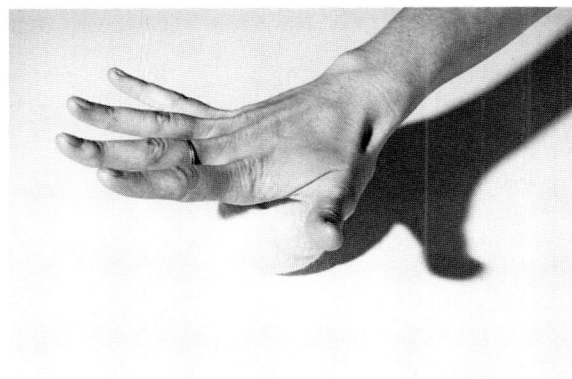

Variationen

b₁ den Arm nach links/rechts bewegen
   o dabei wandert der Ball zwischen Daumen und
     kleinem Finger hin und her
b₂ den Arm kreisförmig, parallel zum Tisch,
   bewegen
   o den Ball an den Umrissen der Hand entlang-
     rollen
c linke Hand liegt auf dem Tisch
   Handrücken nach unten
   den Ball mit der rechten Hand auf den linken
   Handteller rollen:
   o auf dem Arm hochrollen
   o hinter dem Hals entlangrollen
   o vor dem Hals entlang
   o auf dem linken Arm runterrollen
   linke Hand übernimmt den Ball
   den rechten Arm hochrollen

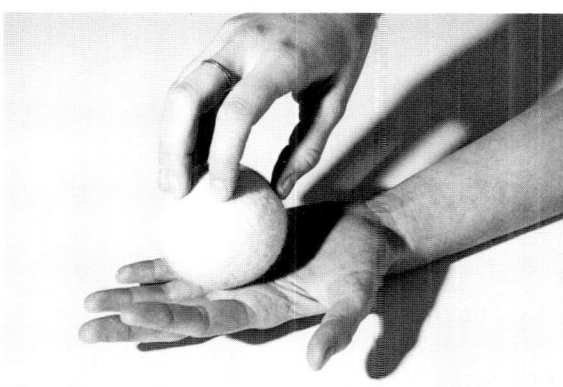

3. Ball-Teilen

Aspekt

Schulung der Schraubbewegung

Übung

den Ball mit beiden Händen umfassen
versuchen, den Ball in zwei Hälften:
o zu drehen
o zu ziehen

Erschwernis

nur mit den Fingerkuppen greifen

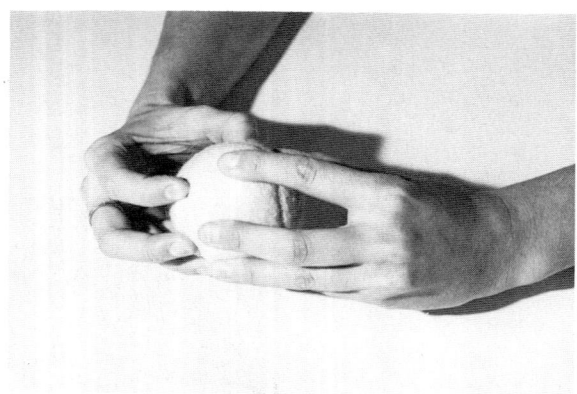

4. Jonglieren

Aspekte

Koordinationsverbesserung
Schulung von spontanem Greifen

Übung

in jeder Hand einen Ball
die Bälle nacheinander hochwerfen
jeweils mit der anderen Hand fangen

Tip

mit drei Bällen und mehr versuchen
o so mancher Gruppenteilnehmer erweist sich als
   guter Jongleur und schwelgt evtl. in angenehmen
   Kindheitserinnerungen

5. Ball-Kreiseln

Aspekt

Schulung der Schraubbewegung

Übung

vor jedem liegt ein Ball auf dem Tisch
den Ball mit Schwung zum Kreiseln bringen

Variationen

a zwei Bälle gleichzeitig kreiseln lassen
b entgegengesetzt kreiseln lassen

6. Knödel oder Schneeball

Aspekt

Schulung der Greiffunktion

Übung

den Ball mit beiden Händen kneten und formen,
wie einen Knödel oder Schneeball

7. Ball-Stemmen

Aspekte

Schulung der Greiffunktion
Aktivierung des gesamten Armes

Übung

den Ball mit einer Hand greifen
a Handgelenk in Dorsalextension
   den Ball senkrecht, Richtung Decke, langsam
   hochstemmen
   o den Arm strecken
   langsam wieder runterholen
b Handgelenk in Palmarflexion
   Arm zur Decke strecken
   langsam denselben Weg zurück

Erschwernis

nur mit den Fingerkuppen greifen

8. Kugel-Stoßen

Aspekte

Schulung der Greiffunktion
Mobilisation des gesamten Armes

Übung

Ball in die Hand nehmen
mit dem Arm Kugelstoß-Haltung einnehmen
den Arm kräftig nach vorn strecken
o den Ball nicht loslassen

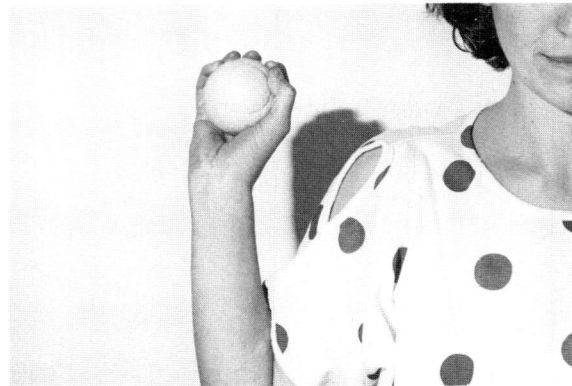

9. Ball-Toppen

Aspekte

Reaktionsschulung
Verbesserung der Greiffunktion

Übung

a den Ball 1 × kräftig auf den Tisch auftoppen
   o den Ball so hoch wie möglich springen lassen
   o mit der gleichen Hand fangen

Variationen

a_1 mit der anderen Hand fangen
a_2 versuchen, einen anderen Ball zu schnappen

Übung

b mit dem Handteller der flacher Hand den Ball
   ohne Unterbrechung, auf den Tisch auftoppen
   o Finger gestreckt

Variationen

nur mit der linken Hand
nur mit der rechten Hand
die Hände beim Toppen beliebig wechseln

Übung

c den Ball zum Gegenüber toppen
   der Gegenüber fängt den Ball und toppt ihn
   zurück

Zusätzlicher Aspekt

Mobilisation der Handgelenke

Variationen

beide Partner toppen gleichzeitig ihrem Gegenüber
einen Ball zu
o fangen und zurücktoppen
o ohne fangen zurücktoppen

10. Ball-Werfen

Aspekte

Schulung des spontanen Greifens
Reaktionsschulung

Übung

a eine Hand wirft der anderen Hand
einen Ball zu
zurückwerfen

Variationen

a₁ im großen Bogen werfen
a₂ ganz flach werfen
a₃ im steilen Bogen werfen

Übung

b seinem Gegenüber zuwerfen
    o mit der rechten Hand
    o mit der linken Hand
    der Gegenüber fängt
    o mit derselben Hand
    o mit entgegengesetzter Hand

Erschwernis

zwei Bälle werfen
o ungekreuzt fangen
o gekreuzt fangen

11. Fließende Ballkette

Aspekt

Reaktionsschulung

Übung

Ball von links annehmen
a nach rechts weiter*geben*
b Bälle schnell nach rechts weiter*rollen*

Beachte

möglichst ohne Unterbrechung

12. Geschlossene Ballkette

Aspekte

Schulung der Greiffunktion
Schulung der Dorsalextension der Handgelenke
Koordinationsverbesserung

AS

im Kreis oder in einer Reihe sitzen
zwischen zwei Partnern befindet sich je ein Ball

Übung

jedes Gruppenmitglied hält mit seinen beiden
Nachbarn jeweils einen Ball
o zwischen den flachen Handtellern
o mit den Fingerkuppen
langsam gemeinsam die Arme
o hoch- und runterführen
o vor- und zurückbewegen
o nach links/rechts bewegen = «Schunkeln»

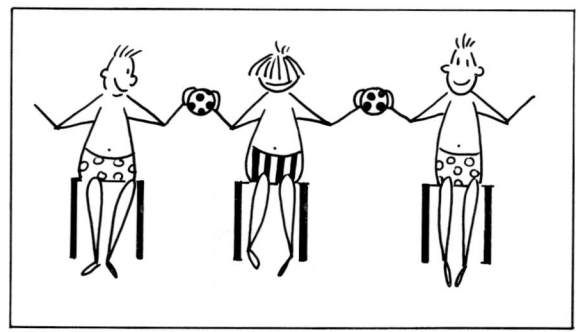

Luftballon

Folgende Übungen mit dem Tennisball sind auch für Übungen mit dem Luftballon gut geeignet:
Übung 1: Ball-Abheben (S. 32)
Übung 2: Ball-Rollen (S. 33)
Übung 5: Ball-Kreiseln (S. 34)
Übung 12: Fließende Ballkette (S. 36)
Übung 13: Geschlossene Ballkette (S. 36)

1. Luftballon-Dehnen
2. Luftballon-Knoten
3. Ballon-Verformen
4. «Platzt der Ballon?»
5. «Wir machen Geräusche!»
6. Vibrieren
7. Balancieren
8. Der Ballon hüpft
9. Ballon werfen
10. Kämpfchen
11. Magischer Ballon
12. Rhythmus mit Ballon

1. Luftballon-Dehnen

Aspekt

Schulung des Zangengriffes

Übung

der Luftballon ist ohne Luft
den Luftballon mit allen Fingern beider Hände fassen
ihn in Länge und Breite ziehen und dehnen

Variation

mit Zeigefinger und Daumen beider Hände fassen
mit anderen Fingerpaaren greifen

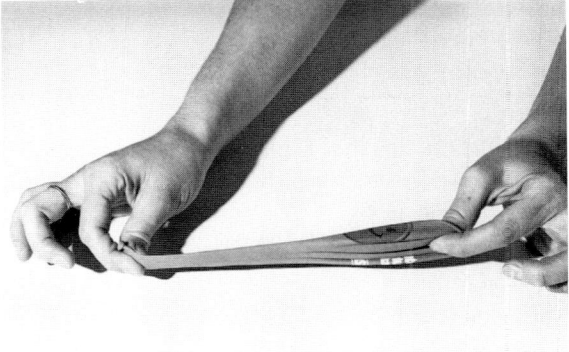

2. Luftballon-Knoten

Aspekte

Geschicklichkeits- bzw. Gebrauchsschulung

Übung

den Ballon $1/_2$ aufpusten
zuknoten

3. Ballon-Verformen

Aspekt

Schulung der Greiffunktion

Übung

den Ballon mit beiden Händen greifen
alle Fingerkuppen in den Ballon drücken
o Fingergelenke gebeugt
den Ballon willkürlich in alle Richtungen verformen
o mit Zug, Druck, etc. arbeiten

4. «Platzt der Ballon?»

Aspekt

Stabilisierung einzelner Finger

Übung

Ballon liegt auf dem Tisch
einen gestreckten Finger senkrecht auf den Ballon halten
jeder Finger probiert es allein
versuchen, den Ballon mit dem Finger kaputtzustechen

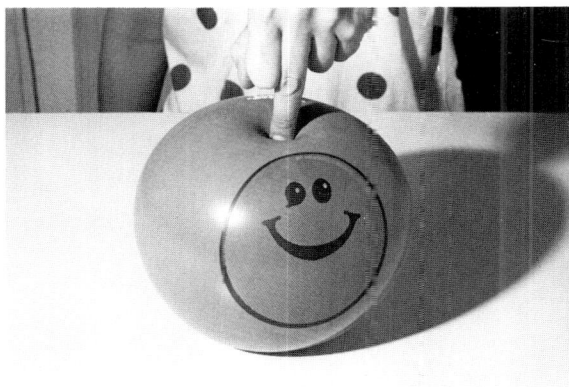

Variationen

mit zwei Fingern gleichzeitig Druck ausüben
als Gag: mit einem gestreckten Finger der anderen Hand ein Ohr zuhalten

5. «Wir machen Geräusche!»

Aspekt

Kraftschulung der Mm. interossei palmares

Übung

a den Ballonverschluß zwischen die Grundgelenke
   von zwei gestreckten Fingern klemmen
   der Ballon soll von unten abwechselnd an den
   Daumen- und Kleinfingerballen schlagen
   o die Schulter bleibt fixiert
   so bewegen, daß ein Geräusch entsteht

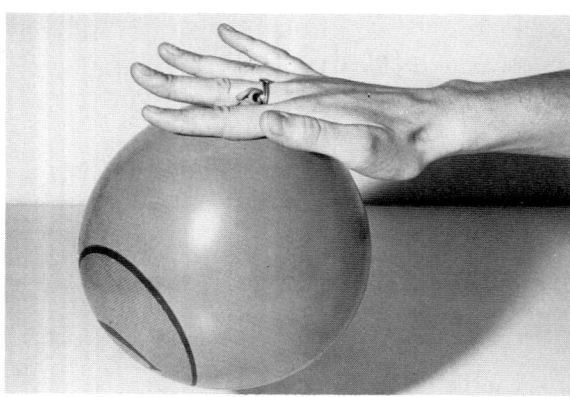

b den Ballon mit beiden Händen fassen, wie man
   will
   versuchen, die Finger so auf dem Ballon zu
   bewegen, daß es zu quietschenden Geräuschen
   kommt
   o wenn nötig, Finger etwas befeuchten

6. Vibrieren

Aspekte

Reaktionverbesserung
Stabilisierung der Handgelenke

Übung

den Ballon zwischen den flachen Handtellern halten
o alle Fingergelenke gestreckt
Arme in Schulterhöhe, leicht gebeugt
ganz schnell! im Wechsel den Ballon zusammendrücken und loslassen, ohne den Kontakt zum
Ballon zu verlieren
o nach einigen Malen entsteht ein starkes
   Vibrieren
o die Hände lösen sich langsam vom Ballon
   der Ballon schwebt frei zwischen den Händen
o einige Male wiederholen
Kontakt wieder aufnehmen
langsam anhalten

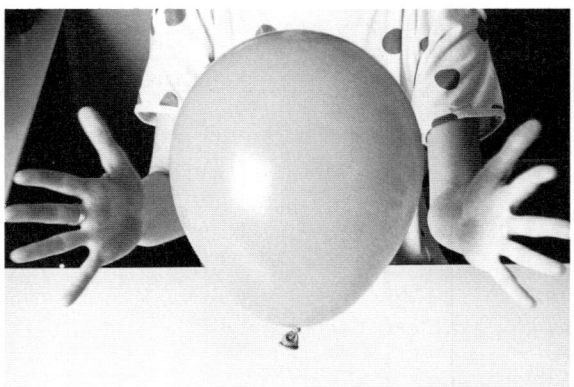

Variation

Hände und Ballon über dem Kopf halten

7. Balancieren

Aspekte

Stabilisierung einzelner Finger
Geschicklichkeitsschulung

Übung

a den Ballon auf einer Fingerspitze balancieren
   jeder Finger beider Hände sollte es mal probiert
   haben
b den Ballon auf einer Fingerspitze hüpfen lassen

Motivation

«Na – wer schafft es am längsten?»

8. Der Ballon hüpft

Aspekte

Kraftschulung der Fingerextensoren
Konzentrationsverbesserung

Übung

der Ballon liegt auf dem Tisch
solange mit allen gestreckten Fingern flach auf den
Ballon toppen, bis er zu hüpfen anfängt
versuchen, auf einer Stelle weiterzutoppen

Beachte

möglichst die Finger und nicht den Arm arbeiten
lassen

9. Ballon-Werfen

Aspekt

Schulung des spontanen Greifens

Übung

a Ballon hoch*werfen* und fangen bzw.
  zuschnappen
  o mit beiden Händen
  o mit ein- und derselben Hand
  o mit der anderen Hand
b Ballon hoch*pritschen* und fangen bzw.
  zuschnappen
  o mit beiden Händen
c den Ballon seinem Gegenüber
  o zuwerfen
  o zupritschen
  der Gegenüber wirft oder pritscht zurück
d alle werfen ihren Ballon so weit wie möglich
  hoch
  versuchen, sich einen anderen Ballon zu
  schnappen

Erschwernisse

a niedriger werfen
b versuchen, mehrere Ballons zu schnappen

10. Kämpfchen

Aspekte

Schulung der Greiffunktion
Reaktionsverbesserung

Übung

P_1 hält mit einer Hand den Ballon
P_2 versucht, ihm den Ballon mit einer Hand zu
entreißen

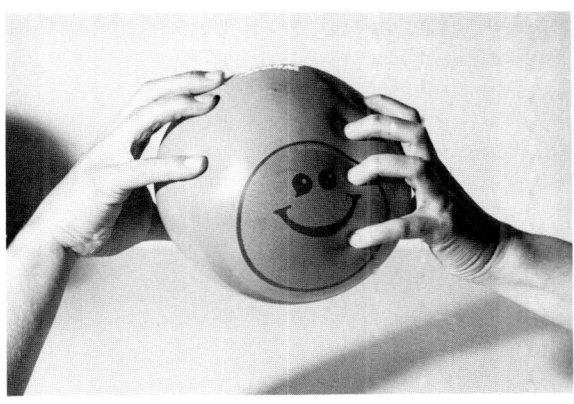

Variation

in jeder Hand einen Ballon halten
der Partner versucht, beide Ballons mit je einer
Hand zu entreißen

11. Magischer Ballon

Aspekte

Verbesserung der Dorsalextension der Handgelenke
Koordinationsschulung
Wahrnehmungsschulung

Übung

zusammen mit seinem Gegenüber zwei Ballons zwischen den flachen Handtellern halten

a langsam beide Armpaare nach oben strecken
b langsam ein Armpaar nach oben, das andere nach unten führen
c beide Armpaare nach links führen
beide Armpaare nach rechts führen
d beide Armpaare auseinanderbewegen
zusammenführen
e im großen Bogen kreisen (in eine Richtung)
f jedes Armpaar kreist entgegengesetzt

Variation

durch Druck gibt P$_1$ seinem Partner zu verstehen, in welche Richtung bewegt werden soll
P$_2$ folgt der Bewegungsaufforderung
Kommandowechsel

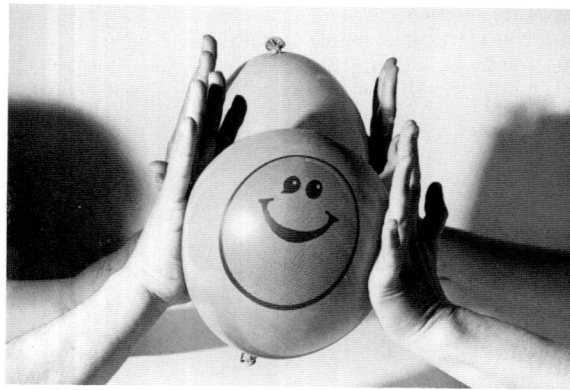

12. Rhythmus mit Ballon

Aspekte

Schulung der Greiffunktion
Koordinationsschulung
Schulung rhythmischen Bewegens
Mobilisation des gesamten Armes

Beachte

a der Rhythmus sollte z.B. mittels der Stimme des Therapeuten angegeben werden
b die Gruppe sollte angehalten werden, den Rhythmus einzuhalten
o synchron arbeiten

Übung

Ballon greifen
Tippen auf:

o Tisch	«Und
o gleichseitige Schulter	eins
o Tisch	und
o andere Schulter	zwei
o Tisch	und
o Ballon des Gegenüber	drei
o Tisch	und
o Ballon des rechten Nachbarn	vier
o Tisch	und
o Ballon des linken Nachbarn	tip
o Tisch	und»

o beliebige Fortsetzung
rhythmisch bewegen
fest auftippen, so daß ein Geräusch entsteht

Seil

1. Seil waagerecht spannen
2. Seil senkrecht spannen
3. Zopf-Flechten
4. Knoten – Entknoten
5. Formen-Legen
6. Seilzug
7. Geschlossener Seilkreis
8. Wanderndes Seil

1. Seil waagerecht spannen

Aspekte

Schulung der Greiffunktion
Kraftschulung der Extensoren und Flexoren der Handgelenke
Aktivierung der gesamten oberen Extremität und des Schultergürtels

Übung

a Hände in Dorsalextension
die Arme führen das stark gespannte Seil bis über den Kopf
halten
langsam, ohne an Spannung zu verlieren, zurück

b beide Arme mit dem gespannten Seil bis Schulterhöhe abheben
beide Ellenbogen beugen, beide Arme nach rechts strecken, beugen, nach links strecken, usw.
o beim Beugen/Strecken das Seil gespannt halten

c Handrücken liegen auf dem Tisch
die Hände spannen das Seil und ziehen in Palmarflexion
o Unterarme bleiben liegen
halten
langsam ablegen

Variation

die Hände zu den Schultern führen
o Seilspannung halten
langsam zurück

2. Seil senkrecht spannen

Aspekte

Schulung der Greiffunktion
Kraftschulung der Handextensoren
Aktivierung der gesamten oberen Extremität und des Schultergürtels

Übung

Seil liegt auf dem Tisch
a beide Hände greifen das Seil
o Unterarme in Pronation
beide Fäuste ziehen das Seil kräftig auseinander
rechten Unterarm bis zur Senkrechten abheben
linke Hand bleibt auf dem Tisch
Spannung halten
Armwechsel

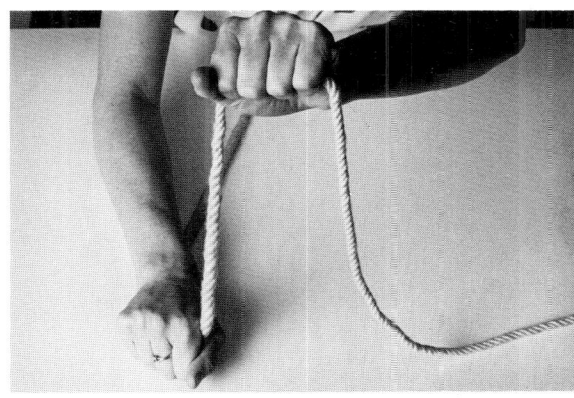

Variation

ziehender Unterarm in Supination
haltender Unterarm in Pronation

Motivation

«Wir ziehen das Seil einen Meter länger.»

Erschwernis

das Seil mit zwei Fingerpaaren geifen
o Fingerpaare wechseln

3. Zopf-Flechten

Aspekt

Gebrauchsschulung der Finger

Übung

vor jedem liegen drei Seile
aus den Seilen einen langen Zopf flechten

Variation

Partnerübung:
zwei Partner sitzen sich gegenüber
zwischen ihnen liegen drei Seile
sie flechten gemeinsam aus den drei Seilen zwei Zöpfe
o sie beginnen in der Mitte
o jeder flechtet auf sich zu
eventuell die Seile in der Mitte zusammenknoten, damit mehr Halt gegeben ist

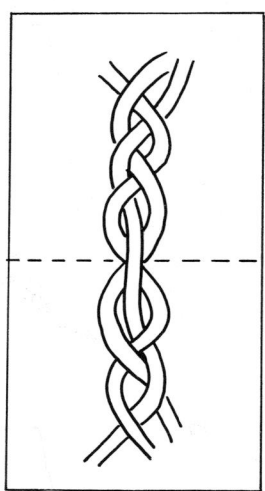

4. Knoten – Entknoten

Aspekt

Gebrauchsschulung der Finger

Übung

vor jedem liegt ein Seil
das Seil verknoten und entknoten:
a das Seil so oft wie möglich verknoten
b an jedes Ende und in die Mitte jeweils einen Knoten
c auf einen Knoten einen weiteren Knoten
d das Seil doppelt legen und doppelt knoten

Variationen

a Wettspiel: «Wer knotet und entknotet am schnellsten 5 Knoten?»
b Segelknoten

5. Formen-Legen

Aspekt

Gebrauchsschulung der Finger

Übung

vor jedem liegt ein Seil
a willkürlich Formen legen
b der Therapeut gibt Formen vor, z.B.:
   o Schnecke, Notenschlüssel, usw.
c Gruppenmitglieder machen Vorschläge

Variation

zusammen mit seinem Gegenüber und dessen Seil Formen legen

Erschwernis

nur eine Hand einsetzen

6. Seilzug

Aspekte

Verbesserung der Greiffunktion
Stabilisierung der Handgelenke

Übung

ein Seil liegt in U-Form zwischen zwei Partnern, die
sich gegenübersitzen

a P₁ greift die beiden Seilenden
  o Unterarme und Hände in Mittelstellung halten
  P₂ greift am Boden des U's
  o Unterarme in Pronation
  o Handgelenke in Mittelstellung
  P₁ und P₂ ziehen das Seil gleich stark auseinander

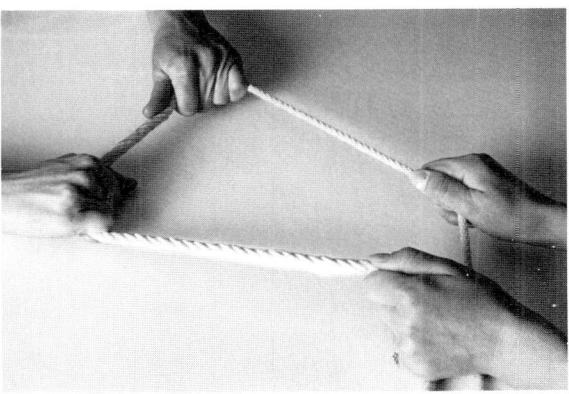

Variationen

a P₂ zieht die Hände in Dorsalextension
b Wettkampf:
  jeder versucht, das Seil zu sich heranzuziehen
  «Wer ist der Stärkere?»
c mal gibt der eine mal der andere dem Zug des
  Partners nach:
  o mit beiden Händen
  o «Wir sägen.»

7. Geschlossener Seilkreis

Aspekte

Kraftschulung der radialen Abduction
Stabilisierung des Schultergürtels

AS

jeder hält gemeinsam mit seinen beiden Nachbarn
jeweils ein Stück bzw. ein Ende eines Seils
o in Schulterhöhe
Handgelenke in Mittelstellung
Unterarme in Pronation

Übung

jeder zieht das Seil zu sich heran
Handgelenke in Mittelstellung halten

Variation

Handgelenke in radiale Abduction ziehen

8. Wanderndes Seil

Aspekte

Verbesserung der Greiffunktion
Schulung gezielten Krafteinsatzes

AS

Kreisformation
soviele Seile zusammenknoten, daß ein gespannter
Seilkreis entsteht
o der Seilkreis liegt auf der Tischrunde

Übung

alle ergreifen gleichzeitig den Seilkreis
mit beiden Händen
Hände fest fausten
Seil zwischen den Händen spannen
Ellenbogen gebeugt

a Arme nach rechts führen, ohne an Spannung zu
verlieren
o die Schnur beim rechten Nachbarn ablegen
Arme nach links führen
Seil greifen
usw.
Richtungswechsel

b linke Hand löst den Druck, bleibt jedoch eine
Faust
rechte Hand zieht das Seil nach rechts und legt
es dort ab
o das Seil läuft durch die linke Hand, wie durch
einen Tunnel
usw.
Richtungswechsel

c den Seilkreis gemeinsam so hoch wie möglich
anheben, ohne an Spannung zu verlieren

Zusätzlicher Aspekt

Verbesserung der Elevation

c Ellenbogen strecken
die Schnur gemeinsam etwas anheben
dicht über der Tischplatte, möglichst rhythmisch,
nach links/rechts schwingen

Tip

eventuell zu Walzermusik

Faden

Alle Übungen mit dem Seil, sind auch zum Üben
mit dem Faden geeignet.
Der Faden ist viel schwieriger zu greifen und
somit feinmotorisch komplizierter.

1. Umwickeln
2. Faden-Aufspannen
3. «Schweinchen auf der Leiter»

---

1. Umwickeln

Aspekte

Sensibilitätsschulung
Verbesserung der Durchblutung
Geschicklichkeitsschulung

Übung

jeder hat einen Faden

a den Faden kräftig um einen Finger wickeln, bis
der Finger ganz eingehüllt ist
ein paar Sekunden eingewickelt lassen
langsam abwickeln
nächsten Finger einwickeln

b den Faden um die Hand wickeln, in Höhe der
vier Fingergrundgelenke (Fesseln)

c Faden in Achtertouren um die Finger wickeln

c_1 um die Fingermittelgelenke

c_2 um die Fingerendgelenke
hin und her, bis der Faden zu Ende ist
langsam denselben Weg zurückwickeln

Beachte

a Faden an Faden, ohne Abstände, wickeln
b nicht zu lange umwickelt lassen

2. Faden – Aufspannen

Aspekte

Kraftschulung der Fingerextensoren
bei a: Kraftschulung der Daumenextensoren
bei b: Kraftschulung der Daumenabductoren

AS

vor jedem liegt ein Faden
o an den Enden zusammengebunden

Übung

die Mittelgelenke von Daumen und Zeigefinger
beider Hände spannen den Faden
nächstes Fingerpaar spannt den Faden
usw.
die Unterarme sind dabei:
a in Mittelstellung

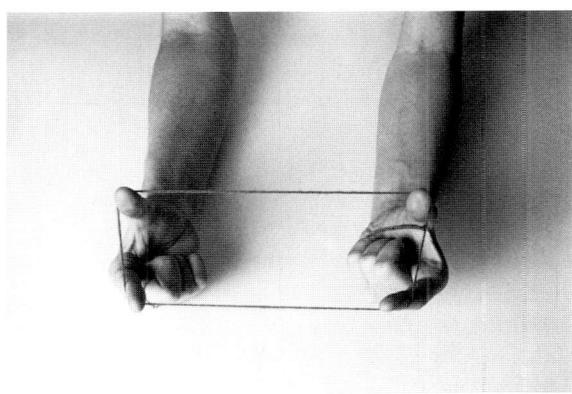

b in Pronation

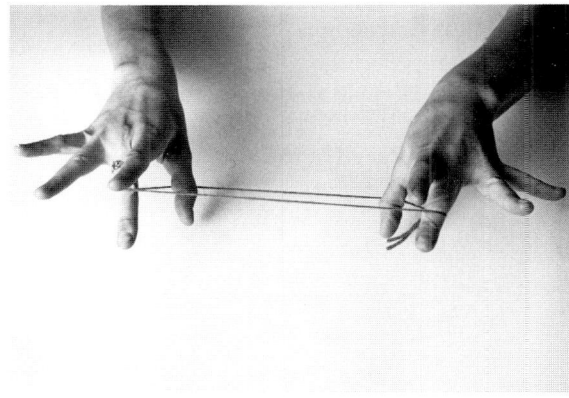

Variation

Faden weiter nach distal schieben
o dann spannen

3. «Schweinchen auf der Leiter» (Fadenspiel)

Aspekte

Geschicklichkeitsschulung
Koordinationsverbeserung
Ansporn/Ehrgeiz

AS

zwei Partner sitzen sich gegenüber
zwischen ihnen liegt ein langer Faden, der an den
Enden zusammengebunden ist

Übung

P_1 Faden auf jeder Seite über den Handrücken
laufen lassen
Daumen ist außerhalb
Faden spannen
Daumen dreht nun über das Seil nach innen
o Unterarme in Pronation
gestreckte Finger im Grundgelenk beugen
Unterarme gehen in Supination
o Finger schieben sich zwischen die Fäden
Unterarm in Mittelstellung
o Fingergrundgelenke strecken
o Faden verläuft nun doppelt hinter dem
Handrücken
die Mittelfinger schieben sich nacheinander
zwischen Seil und Handteller der anderen Hand
o den Faden zu sich heranziehen
jetzt sind zwei senkrechte Kreuze und zwei
Linien unterhalb entstanden

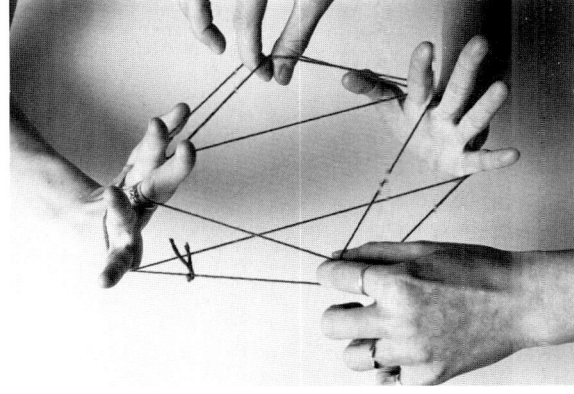

P_2 er greift von beiden Seiten mit Daumen und
Zeigefinger in die zwei Dreiecke, die die Kreuze
jeweils bilden
die Kreuze nach außen ziehen
unter dem unteren gespannten Seil nach innen
gehen
nach außen spannen
in der Mitte entstehen vier waagrechte Kreuze

P₁ die äußeren Kreuze von oben greifen
  ○ mit Zeigefinger/Daumen
  über die Außenfäden nach außen führen
  von unten nach innen hochgehen
  spannen
  es entstehen zwei doppelte Außenlinien und
  zwei einfache Parallellinien
P₂ beide kleinen Finger kreuzen sich
  ○ sie ziehen die einfachen Fäden nach außen

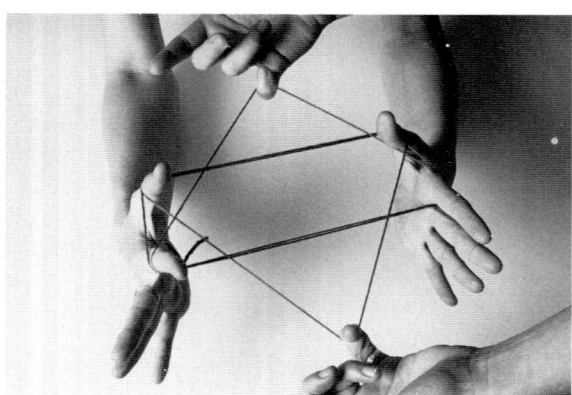

mit Zeigefinger und Daumen unter den doppelten Faden (im Dreieck) nach innen hochgehen
  spannen
  es entstehen zwei senkrechte Kreuze und zwei
  Linien oberhalb
P₁ die Kreuze von außen greifen
  über die oberen Fäden nach innen führen
  spannen
  es entstehen wieder vier waagerechte Kreuze in
  der Mitte
  entsprechend fortsetzen

Variation

ab den senkrechten Kreuzen mit den zwei oberen
Fäden:
  ○ Kreuze von innen greifen
  ○ nach oben ziehen
  ○ über die oberen Fäden nach außen führen
  ○ von unten in die Mitte gehen
  ○ spannen
wieder sind vier waagerechte Kreuze entstanden

Buchtip

«Das Hexenspiel», von J. Elfers und M. Schwuyt.
Reichhaltige Fingerspielsammlung; Dumont
‹Phantasie wach auf›.
«Fadenspiele» (Zaubereien mit der Schnur),
von C. Gryski. Carlsen 1985, 1. Auflage.
Reinbek bei Hamburg.

Röllchen

Material: z.B. leere Rollen
a) vom Toilettenpapier
b) von Haushaltsrollen
c) von Alufolie
Folgende Übungen mit dem Tennisball, sind
auch für Übungen mit dem Röllchen geeignet:
Übung 1: Ball-Abheben (S. 32)
Übung 2: Ball-Rollen (S. 33)

1. Wringen
2. Auf der Rolle
3. Umkreisen
4. Rolle-Verziehen
5. Fernglas
6. «Schnipp!»
7. Zielübung
8. Rollenkette
9. Rolle als Percussioninstrument

1. Wringen

Aspekte

Verbesserung der Greiffunktion
Gebrauchsschulung
Kraftschulung der Extensoren und Flexoren der
Handgelenke

Übung

vor jedem liegt ein Röllchen
Unterarme liegen auf dem Tisch
○ Handrücken nach oben
beide Hände greifen das Röllchen
ohne mit den Händen zu verrutschen, das Röllchen
verwringen
  ○ die rechte Hand zieht in Dorsalextension, die
    linke Hand hält gegen
  ○ dann zieht die linke Hand in Dorsalextension, die
    rechte Hand hält gegen

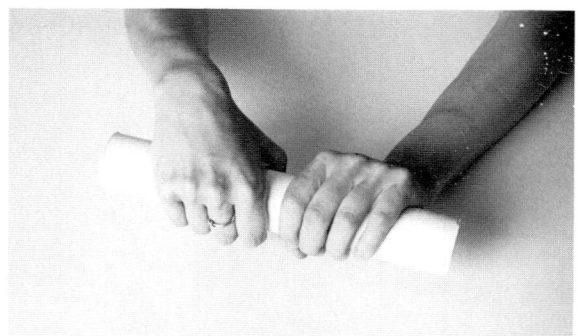

2. Auf der Rolle

Aspekte

Koordinationsverbesserung
Mobilisation aller Fingergelenke

Übung

vor jedem liegt ein Röllchen
alle Finger laufen auf der Rolle
die Arme beugen/strecken:

a vor/zurück
b schräg rechts/schräg links
die Rolle dadurch auf dem Tisch hin- und
herrollen

3. Umkreisen

Aspekte

Stabilitätsverbesserung einzelner Finger
Koordinationsverbesserung

Übung

Arme etwas über dem Tisch halten
in jedes Rollenende einen gestreckten Zeigefinger
schieben
durch ganz kurze, rasche Bewegungen, die aus den
Schultern kommen, das Röllchen zum Kreisen
bringen
o vorwärts/rückwärts

Variationen

a andere Fingerpaare nehmen
b ungleiches Fingerpaar, z.B. Zeigefinger/
Mittelfinger
c Partnerübung:
o mit seinem Gegenüber ein oder zwei Röllchen
kreisen lassen
o jeder schiebt an einem Röllchenende einen
gestreckten Finger rein

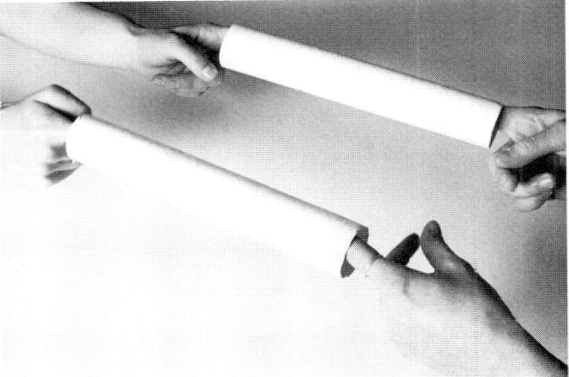

4. Rolle-Verziehen

Aspekte

Kraftschulung der Fingerextensoren
Kraftschulung der Daumenabductoren

Übung

vor jedem liegt ein Röllchen
Zeigefinger und Daumen in jedes Rollenende
stecken
die Finger drücken gegen die Rollenwände
o die runde Form verziehen

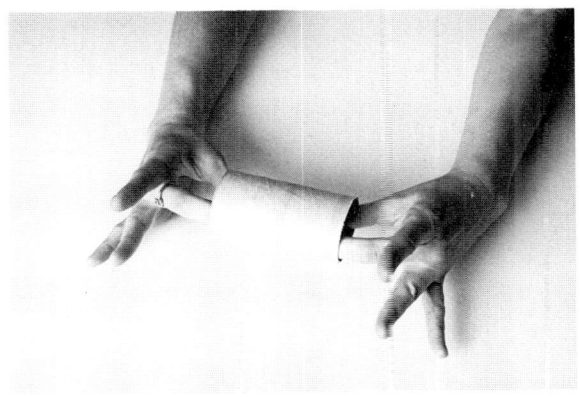

Variationen

a nächstes Fingerpaar nehmen
b ungleiche Fingerpaare einsetzen
c alle Finger, soweit wie möglich, reinschieben und
Druck ausüben
d alle Fingerkuppen reinschieben und Druck
ausüben

Zusätzlicher Aspekt

Kraftschulung der Mm. interossei dorsales

5. Fernglas

Aspekte

Koordinationsverbesserung
Gebrauchsschulung
Verbesserung der Greiffunktion

Übung

vor jedem liegen zwei Röllchen
jede Hand greift ein Röllchen
○ fest mit der Faust umschließen
vor jedes Auge eine Röllchenöffnung halten
beide Hände in Dorsalextension/Palmarflexion
bewegen

Motivation

«Wir stellen das Fernglas scharf ein.»

Variation

nach der Scharfeinstellung:
○ durch das Fernglas Blickkontakt zu Gruppenmitgliedern aufnehmen

6. «Schnipp!»

Aspekt

Schulung der Extension einzelner Finger

Übung

zwei Partner sitzen sich gegenüber
P₁ hat ein Röllchen
er schnippt es P₂ zu
P₂ schnippt das Röllchen zurück

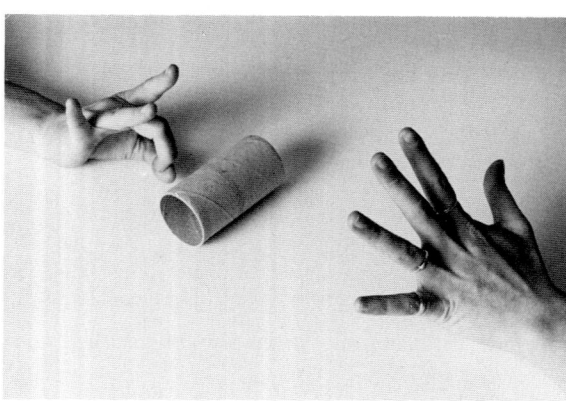

Variationen

a andere Finger schnippen lassen
b beide Hände schnippen gleichzeitig je ein
   Röllchen zum Partner
c P₁ und P₂ schnippen gleichzeitig je ein Röllchen
   zum Partner

7. Zielübung

Aspekt

Koordinationsschulung

Übung

vor jedem liegt ein Röllchen
jeder faßt willkürlich sein Röllchen
versuchen, langsam mit seinem Gegenüber, die
Öffnung der Röllchen genau aneinanderzusetzen

Erschwernis

beide Hände führen ein Röllchen
gleichzeitig mit beiden Händen die Öffnungen
aneinandersetzen

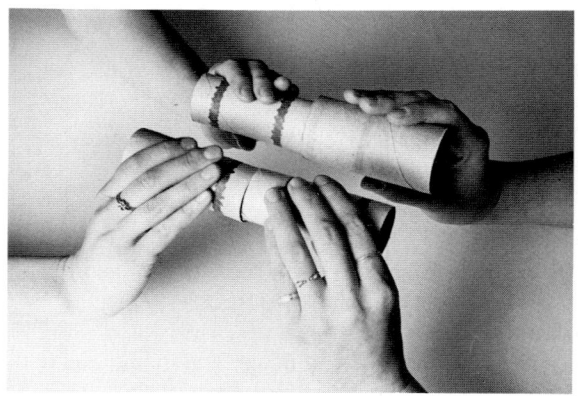

8. Rollenkette

Aspekt

Stabilitätsverbesserung einzelner Finger

AS

Kreisformation oder Reihe
zwischen den einzelnen Gruppenmitgliedern befindet sich jeweils eine Rolle als Verbindungsglied;
indem jeder einen gestreckten Finger in ein Rollenende steckt, entsteht eine geschlossene Rollenkette

Übung

die Arme gemeinsam
a hochheben, ohne Röllchen zu verlieren
b vor- und zurückbewegen
   ○ durch beugen/strecken

9. Rolle als Percussionsinstrument

Aspekte

Verbesserung der Greiffunktion
Verbesserung des Rhythmikgefühls

AS

a vor jedem steht ein Röllchen
Unterarme liegen in Mittelstellung auf dem Tisch

Übung

das Röllchen kräftig mit der Faust umschließen
mit dem Röllchen Rhythmen auf den Tisch klopfen
o Rolle senkrecht, mit Boden, aufschlagen

Variation

Rolle als Schlagholz benutzen
Rolle gegen die Röllchen von Partnern schlagen
o rhythmisch schlagen/nicht kämpfen!

AS

b vor jedem liegt ein Röllchen und ein Bleistift

Übung

die Rolle kräftig mit der Faust umschließen
Unterarm in Pronation oder Supination
die andere Hand greift mit wechselnden Fingerpaaren den Bleistift
b_1 Rhythmen auf dem Röllchen schlagen
b_2 mit dem Stift im Röllchen kreisen = «Rühren»
Hand- bzw. Aufgabenwechsel

Rhythmen

a Therapeut gibt sie vor
b Gruppenteilnehmer geben Rhythmen an
alle klopfen sie nach

Tuch

1. Tuch-Falten
2. Tuch-Knüllen
3. Tuch-Rollen
4. Fächer
5. Tisch abwischen
6. Tuch-Wedeln
7. Tuch-Schwingen
8. Tuch als Lauffläche

Aspekte

Allgemeine Geschicklichkeits- und Gebrauchsschulung
Schulung verschiedener Grifftechniken

1. Tuch-Falten

Übung

ein Tuch liegt glatt auf dem Tisch
a so klein wie möglich falten
wieder langsam entfalten
b alle vier Spitzen zur Mitte legen
nochmals alle vier Spitzen zur Mitte legen
entfalten
c Dreiecke falten
entfalten
d zweimal willkürlich falten
einen Zipfel fassen und das Tuch hochreißen, so
daß es sich entfaltet
o «Wir winken Gruppenmitgliedern zu.»
e willkürlich falten
hochwerfen, damit es sich entfaltet
auffangen

2. Tuch-Knüllen

Übung

a das Tuch knüllen:
- o unter beiden Händen verschwinden lassen
- o unter einer Hand verschwinden lassen

b das Tuch knüllen:
- o kräftig reingreifen
- o sachte in alle Richtungen spannen

c Schweißtuch:
- o voll in das Tuch greifen
- o sich andeutungsweise den Schweiß aus dem Gesicht wischen
- o «Was ist das Turnen heute so anstrengend.»

d Abspülen:
- o das Tuch auswringen, wie ein Spültuch
- o «Großes Abspülen. Es war ein tolles Fest.»

e Fensterputzen:
- o das Tuch fest in die Hand nehmen
- o den Arm und die Hand wie beim Fensterputzen bewegen

Variation

Spiegelbildlich zu seinem Gegenüber putzen

3. Tuch-Rollen

Übung

das ausgebreitete Tuch zusammenrollen:
a Längsseite
b Breitseite

4. Fächer

Übung

das Tuch wie einen Fächer oder eine Serviette falten:
- o 1 × ca. 1 cm nach oben, 1 × ca. 1 cm nach unten einschlagen/bis das ganze Tuch gefaltet ist
- o das gefaltete Tuch doppelt klappen
- o in der Mitte festhalten und zu einem Fächer oder einer Serviette entfalten
a sich selbst zufächeln
b dem Gegenüber zufächeln
c dem Nachbarn zufächeln
- o «Welch eine Hitze heute.»

5. Tisch abwischen

Übung

a das Tuch an einem Zipfel fassen
willkürlich über den Tisch schlängeln

Variation

vor seinem Nachbarn wischen

b das Tuch voll auf dem Tisch ausbreiten
beide Hände mit gestreckten, gespreizten Fingern mitten drauflegen
- o die Hände fest auf die Unterlage pressen
Finger gestreckt heranziehen
- o Handrücken etwas anheben = Hohlhand
- o Hände und Unterarme sollen nicht wegrutschen
- o mittels der Bewegung den Stoff heranziehen
Finger wieder wegschieben
- o Handteller runterdrücken
- o den Stoff wieder spannen

Variationen

b₁ die Hände nach ulnar/radial im Wechsel abduzieren
- o wischen
- o die Arme sollen nicht wegrutschen

b₂ die Hände schieben das Tuch:
- o vor/zurück
- o links/rechts
- o im Kreis
hierbei gehen die Arme mit

6. Tuch-Wedeln

Übung

das Tuch mit Zangengriff beider Hände greifen
Arme leicht gebeugt, in Schulterhöhe
das Tuch hängt
a das Tuch kräftig ausschlagen, wie einen kleinen Teppich
b das Tuch sachte schwingen
- o sich gegenseitig Luft zuwedeln

Variationen

mit Pinzettengriff greifen
- o Fingerpaare wechseln
mit allen Fingern greifen

7. Tuch-Schwingen

AS

im Kreis oder in einer Reihe sitzen
jeder faßt beidseitig, mit beiden Nachbarn, je ein
Tuch an einer oberen Ecke
Arme seitlich gestreckt, möglichst in Schulterhöhe

Übung

Arme schnell, auf der Stelle, vorwärtskreisen lassen
o ganz kleine Kreise
o das Tuch rollt sich dabei zusammen
auf der Stelle rückwärtskreisen
o das Tuch rollt sich auf

Variation

jeder faßt allein ein Tuch an beiden oberen Ecken
Hände vorwärtskreisen lassen
o Tuch rollt sich zusammen
Hände rückwärtskreisen lassen
o Tuch rollt sich auf

8. Tuch als Lauffläche

Übung

das Tuch voll auf dem Tisch ausbreiten =
Lauffläche
a Start: Ecke unten rechts
mit zwei Fingern auf der rechten Seite des
Tuches nach vorn laufen
nach links rüber im Anstellschritt marschieren
links runter laufen, im Rückwärtsschritt
unten im Anstellschritt nach rechts zurück, zum
Start
nächstes Fingerpaar
usw.
b Start: Ecke unten links
wie beschrieben mit zwei Fingern laufen

Erschwernis

gleichzeitig mit der rechten Hand von unten rechts
und mit der linken Hand von unten links beginnen
ab Mitte der oberen Kante gekreuzt weiterlaufen
wieder getrennt = entkreuzt am Start ankommen

Papier

Folgende Übungen mit dem Tuch sind auch für
Übungen mit Papier gut geeignet:

Übung 1a−c: Tuch-Falten (S. 49)
Übung 2a + e: Tuch-Knüllen (S. 50)
Übung 4: Fächer (S. 50)
Übung 5: Tisch abwischen (S. 50)
Übung 7: Tuch als Lauffläche (S. 51)

Das Material Papier muß stärker geknickt werden als Tuch. Somit ist das Arbeiten mit Papier
feinmotorisch komplizierter als das Arbeiten mit
dem Tuch.

Wir basteln mit Papier

1. Himmel und Hölle
2. Flugzeug
3. «Der Hut steht mir so gut!»
4. Schiffchen
5. Ziehharmonika und Jalousie

Wir zerreißen Papier

1. Gitter
2. Geschenkpaket

Aspekte

Allgemeine Geschicklichkeits- bzw. Gebrauchs-
schulung
Freude am Gestalten
Gruppenaspekte

Wir basteln mit Papier

1. Himmel und Hölle

ein quadratisches Papier
alle vier Ecken zur Mitte falten
o ganz akkurat falten!
ein zweites Mal alle vier Ecken zur Mitte falten
in der Mitte knicken
zwei Hälften liegen aufeinander
hierdurch entstehen vier Täschchen, für zwei Daumen und zwei Zeigefinger
die vier Finger in die Taschenecken stecken
o die Papierspitzen nach oben drücken
nun kann man das entstandene Hütchen mittels der Finger einmal zu einem senkrechten, mal zu einem waagerechten Maul verstellen

2. Flugzeug

ein rechteckiges Papier
doppelt zur kurzen Seite knicken
die zwei Ecken der geschlossenen Längsseiten zur Blattmittellinie knicken
o es entsteht eine Spitze
in der Mitte knicken
o das Blatt liegt doppelt
das obere Blatt als den einen Flügel, das untere Blatt als den anderen Flügel nach unten – eine Daumenbreite – abknicken
o dadurch entsteht unten, zwischen den Flügeln, ein Bug zum greifen
die Enden der Flügel ein Stückchen hochklappen
das Flugzeug loswerfen
o «Hoffentlich fliegt es!»
anfliegende Flugzeuge fangen und wieder loswerfen

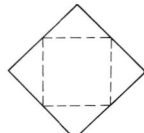   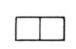 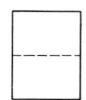 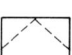

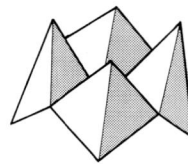 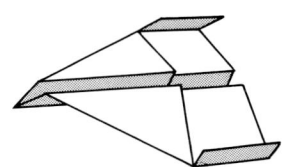

3. «Der Hut steht mir so gut!»

ein rechteckiges Papier
doppelt zur kurzen Seite knicken
die zwei Ecken der geschlossenen Längsseite zur
Mittellinie des Papiers knicken
o es entsteht eine Spitze
einen der unteren überstehenden Abschnitte nach
vorn, den anderen nach hinten hochklappen
die vier überstehenden Ecken nach innen
umklappen
das Dreieck auseinanderziehen und fertig ist der
schicke Hut
ruhig mal auf den Kopf setzen und sich belustigen,
wie jeder mit Hut aussieht

Variation

aus Papier eine Feder oder Blume herstellen und
den Hut damit verzieren

 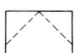 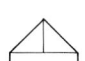

4. Schiffchen

zuerst einen Hut falten
den Hut auseinanderziehen, so daß ein doppeltes
Quadrat entsteht
aufeinanderdrücken
die untere Ecke nach oben bzw. nach unten
ranknicken
o es entsteht ein dreifaches-Dreieck
die zwei äußeren Dreiecke fassen
o langsam nach oben/außen auseinanderziehen
es entsteht ein Schiffchen, mit einem Dreieck in der
Mitte
das Schiffchen eventuell auf dem Tisch fahren lassen

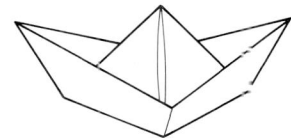

5. Ziehharmonika und Jalousie

ganzes Papier wie zum Fächer falten
aber nicht in der Mitte knicken, sondern in voller
Breite lassen

a) Ziehharmonika

mit beiden Händen in der Breite auseinanderziehen
wieder zusammenschieben

b) Jalousie

mit beiden Händen in der Senkrechten auseinanderziehen
zusammenschieben

«Wir zerreißen Papier!»

Die Gruppe soll Wut und Frust rauslassen können!
Es eignet sich dazu gut, etwas kaputtmachen zu
dürfen!

1. Gitter

Papier in Streifen zerreißen
wie Gitter gekreuzt hinlegen

Variation

mit den Streifen weben

2. Geschenkpaket

Papier in Papierschnipsel zerreißen
auf ein anderes Papier legen
das äußere Papier als Geschenkpaket falten

Buchtips

«Papierflieger», von J. Munder, G. Dippler, H. Gossage. H. Hugendubel Verlag
«Falten und Spielen», von S. Stöcklin-Meier. Otto
Maier Verlag, Ravensburg.

Handpuppen

Puppenspiel: Als Auflockerung zwischendurch können Handpuppen eingesetzt werden. Jeder probiert zunächst für sich aus, was er mit der Handpuppe machen kann, dann schließen sich jeweils zwei oder drei Gruppenmitglieder zusammen. Hat die Gruppe Gefallen am Umgang mit den Puppen, besteht die Möglichkeit, ein kleines Puppenspiel einzuüben.

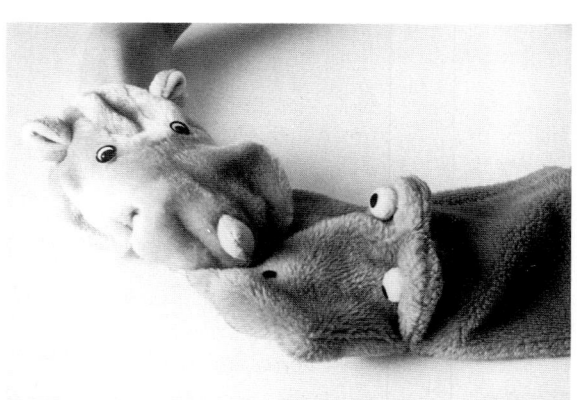

Geschicklichkeitsspiele

Koordinationsverbesserung
Reaktionsverbesserung
Konzentrationsschulung
Ansporn/Ehrgeiz
Spaß

Geschicklichkeitsspiele eignen sich gut zur Auflockerung oder zum Abschluß einer Gruppenbehandlung.

1. Hand-Nase-Spiel
2. «Und immer eins mehr!»
3. Hände stapeln
4. «Bei Müller's hat's gebrannt!»
5. Die Faust auf den Tisch
6. «Welcher Finger ist gemeint?»
7. Große Faust – Kleine Faust
8. Gekreuzte Arme
9. Kasper

1. Hand-Nase-Spiel

Spiel

jede Hand greift an das gleichseitige Ohr
jede Hand greift an das entgegengesetzte Ohr
o Unterarme kreuzen
linke Hand greift die Nase
o rechte Hand das gleichseitige Ohr
Wiederholung von vorn
nun greift die rechte Hand die Nase
o die linke Hand das gleichseitige Ohr

Erschwernisse

a beim dritten Griff, das entgegengesetzte Ohr
   greifen
   o Unterarme kreuzen
b immer schneller Griffwechsel angeben
c zwischen jedem Griffwechsel zusätzlich auf die
   Oberschenkel oder den Tisch klatschen

2. «Und immer eins mehr!»

AS

Hände gefaltet vor dem Brustbein halten
Unterarme in Mittelstellung
Oberarme abgespreizt (Abduction)

Spiel

Arme gerade nach vorn strecken
zum Brustbein zurück
Arme nach schräg rechts strecken
zum Brustbein zurück   } jeweils 1 ×
Arme nach schräg links strecken
zurück
Arme senkrecht, nach oben, strecken
zurück
Arme gerade nach von strecken
zurück   } jeweils 2 ×
usw.
dann alles jeweils dreimal ausführen
beliebig fortzusetzen

Variationen

a «Immer eins weniger!»
b Hände falten
   Arme zum Körper drehen
   o Finger zeigen zum Brustbein

Erschwernis

bei jedem Durchgang schneller werden

Tips

a mit entsprechender Musik macht es noch mehr
   Spaß
b Kommando («Vor-und-links-und») an Gruppenteilnehmer abgeben
c Gruppenteilnehmer die Reihenfolge des
   Streckens willkürlich verändern lassen

3. Hände stapeln

AS

kleine Gruppen sitzen rund um einen Tisch

Spiel

nacheinander die rechten Hände stapeln
darauf die linken Hände stapeln
die unterste Hand zieht sich vorsichtig raus
o wieder oben drauflegen
usw.
versuchen, den Turm möglichst lange vor dem
Zusammenbruch zu bewahren

Erschwernis

die Hände immer schneller stapeln bzw. von unten
nach oben legen

4. «Bei Müller's hat's gebrannt!»

AS

zwei Partner sitzen sich gegenüber

Sprechgesang

«Bei Mül-ler's hat's ge-brannt-brannt-brannt,
da bin ich hin ge-rannt-rannt-rannt,
da kam ein Po-li-zist-zist-zist,
der schrieb mich auf die List – List – List,
die List die fiel in'n Dreck – Dreck – Dreck,
da war die Li-ste – weg – weg – weg.»

Dazu klatschen

eigene Hände zusammenklatschen
rechte Hände der beiden Partner zusammenklatschen
eigene Hände
linke Hände der Partner
eigene Hände
beide Hände klatschen gegen die Hände des
Partners/3 ×
usw., bis der Sprechgesang zu Ende ist

Erschwernis

a immer schneller werden
b mehr Klatschmöglichkeiten angeben

5. Die Faust auf den Tisch

AS

nur die Faust liegt auf dem Tisch
o direkt an der Tischkante
Unterarme in Mittelstellung

Spiel

mit der Faust auf den Tisch schlagen
Daumen auf die Tischkante
Zeigefinger und Mittelfinger auf die Tischkante
Zeigefinger und kleiner Finger auf die Tischkante
wiederholen

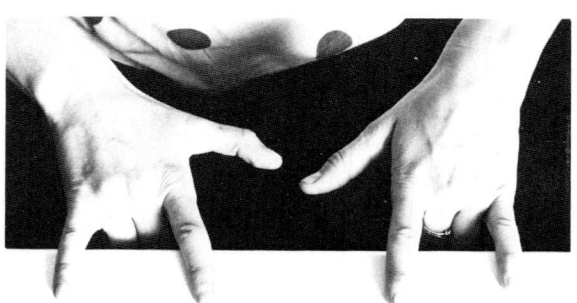

Erschwernisse

a mit beiden Händen gleichzeitig ausführen
b Tempo steigern
c zwischen jedem Fingerwechsel nochmal die
Faust auf den Tisch schlagen

Motivation

«Heute dürfen wir mit der Faust auf den Tisch
hauen!»

Variation

Wettspiel
o «Wer hält am längsten durch?»

6. «Welcher Finger ist gemeint?»

AS

a Unterarme liegen auf dem Tisch
Handrücken nach oben

Spiel

Therapeut nennt nacheinander einzelne Finger
Gruppenmitglieder sollen die genannten Finger
gestreckt abheben und halten
o wirklich nur die genannten Finger!

Erschwernis

Fingerpaare abheben lassen

AS

b Hände falten

Spiel

Therapeut nennt nacheinander einzelne Finger, z.B.
Ringfinger der rechten Hand
Gruppenmitglieder sollen den genannten Finger
strecken und halten

Erschwernisse

b_1 den genannten Finger an beiden Händen
strecken
b_2 jede Hand soll einen anderen Finger strecken

AS

c Unterarme, direkt vor dem Brustkorb, gekreuzt
halten
o in Supination
Hände falten

Spiel

siehe bei b

Tip

Kommando an Gruppenmitglieder abgeben

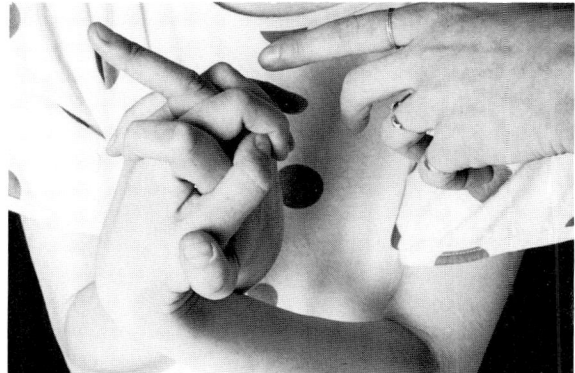

7. Große Faust – Kleine Faust

AS

Arme über dem Tisch halten
o etwas gebeugt

Spiel

a große und kleine Faust in willkürlicher Reihenfolge angeben
o so wird es spannend und lustig, da ein
leichtes «an der Nase herumführen» entsteht
b große Faust
strecken
Daumen rein (Opposition)
o mit den Fingern umschließen
strecken
große Faust
o Daumen von außen randrücken
strecken
usw.

Kommando

langsam:
o «Daumen rein – strecken – Daumen raus –
strecken»
schnell:
o «Rein – Raus – Rein – Raus»
c siehe bei a, doch nun zusätzlich sporadisch
«Daumen rein» ansagen
sagt man nur «große Faust», heißt es, daß der
Daumen von außen drückt

Beachte

beim Strecken bis in die Fingerspitzen
durchspannen

Tip

es wirkt belebend, wenn man das Kommando an
Gruppenmitglieder abgibt

Erschwernis

immer schneller werden

8. Gekreuzte Arme

AS

Kreisformation
Sitz am Tisch
o mindestens 8 Spieler
alle Unterarme liegen auf dem Tisch
o Handrücken nach oben

Spiel

alle kreuzen ihren rechten Unterarm mit dem
linken Unterarm des rechten Nachbarns
einer beginnt
o er klatscht mit der linken Hand 1 × auf den
   Tisch
nacheinander klatscht jede Hand 1 × auf den
Tisch
o im Uhrzeigersinn (Kettenreaktion)
klatscht jemand 2 × auf den Tisch, so bedeutet
das Richtungswechsel

Beachte

nacheinander klatschen
o erst wenn man dran ist!
klatscht jemand, obwohl er nicht dran ist, scheidet
er aus
o «Na – wer schafft es durchzuhalten?»

9. Kasper

AS

Kreisformation

Spiel

der 1. Spieler macht verschiedene Hand- und
Armbewegungen vor
der 2. Spieler versucht die Bewegung
nachzumachen
o um eine Bewegung verzögert einsetzen
der 3. Spieler orientiert sich am 2. Spieler
usw.

1. Aspekte

Ansporn
Konzentrationsschulung
Schulung von fließenden Bewegungsabläufen
Spaß am Bewegen

2. Ausgangsstellung

Sitz am Tisch
Unterarme liegen in Pronation auf dem Tisch
Anordnung der Tische und Stühle:
a Kreisformation
b Hufeisenform

3. Übungen

Die Übungen, die man kombinieren möchte, zunächst willkürlich oft zur Musik üben, damit sie der Gruppe geläufig werden. Sind die Übungen einigermaßen klar, dann zu einer rhythmischen Kombination zusammenstellen.
Die Hände fangen an zu tanzen!

4. Rhythmik und Bewegung

Welche Bewegung zu welcher Musik?

a flotte, stark rhythmische Musik:
Fausten/Strecken; Daumen mal in die Faust, mal außen randrücken
Dorsalextension/Palmarflexion
Oppositionsstellung des Daumens, zu den einzelnen Fingern
Finger spreizen/zusammendrücken
Ellenbogen einbeziehen: Supination/Pronation (Charlestonbewegung)

b langsame, softe Musik:
Hände kreisen
ulnare und radiale Abduction/Dorsalextension
Flexion der Fingermittel- und -endgelenke
dorsalextendierte Hand schiebt mit den Handwurzeln nach vorn über den Tisch/Ellenbogen geht in Streckung; der Handteller zieht über den Tisch zurück/Ellenbogen wieder beugen;
Fausten, Faust in Dorsalextension ziehen, Finger strecken, wieder fausten, Faust ablegen, Finger strecken
Ellenbogen einbeziehen:
o Flexion/Supination (die Hände zur Schulter führen)
o Extension/Pronation

Wie halte ich den Takt?

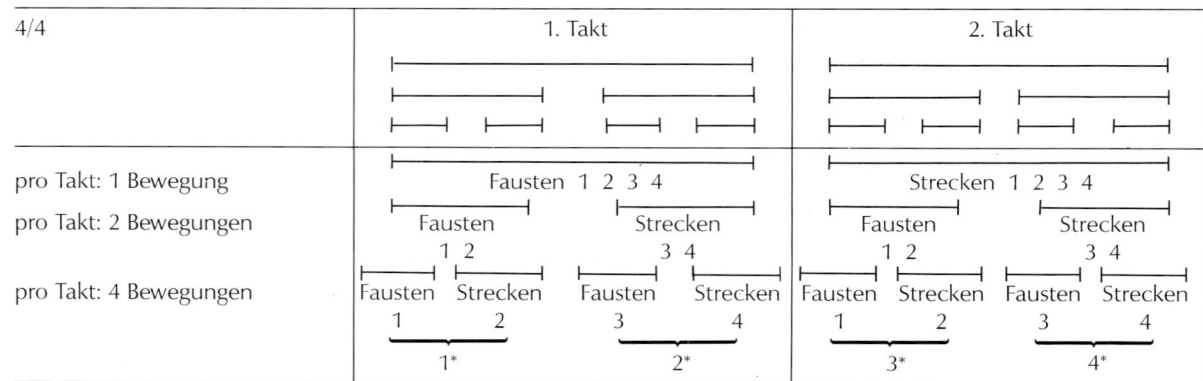

4/4	1. Takt		2. Takt	
pro Takt: 1 Bewegung	Fausten 1 2 3 4		Strecken 1 2 3 4	
pro Takt: 2 Bewegungen	Fausten 1 2	Strecken 3 4	Fausten 1 2	Strecken 3 4
pro Takt: 4 Bewegungen	Fausten Strecken 1　　2	Fausten Strecken 3　　4	Fausten Strecken 1　　2	Fausten Strecken 3　　4
	1*	2*	3*	4*

*zum schnelleren Mitzählen günstiger

Diese Takteinheiten kann man in dieser Steigerung wählen oder willkürlich kombinieren.

Wichtig ist: Die Zeiteinheiten der Musik, müssen genau wie mit dem Text, mit den Bewegungszeiten vollkommen übereinstimmen. Dies gilt für die Dauer des ganzen Liedes! Pausen und Haltezeiten müssen mitgezählt werden. Stets $\overline{1\text{-}2\text{-}3\text{-}4}$ oder $\overline{1\text{-}2}/\overline{3\text{-}4}$ oder $\overline{1}/\overline{2}/\overline{3}/\overline{4}$ zählen bzw. auf diese Zeiten bewegen. Beim Beschleunigen von Bewegungen ist verstärkte Aufmerksamkeit nötig! Nicht plötzlich z.B. die 4. Zeiteinheit fortlassen! So kommt man aus dem Takt und aus dem Rhythmus!

5. Kommando

Die Stimme des Therapeuten sollte den Rhythmus der Musik unterstützen. Dies ist wichtig, um es den Gruppenmitgliedern zu erleichtern, sich rhythmisch und synchron zu bewegen.

Möglichkeiten

a Mitzählen, siehe Tabelle: «Wie halte ich den Takt?»

b Rhythmischer Sprechgesang/Beispiele:

b₁ bei einer Bewegung pro Takt:
«Und wir fausten / und wir strecken»

b₂ bei zwei Bewegungen pro Takt:
«Fausten – Strecken/Fausten – Strecken»

b₃ bei vier Bewegungen pro Takt:
nur kurzfristig zum Anfeuern, zu Beginn und zwischendurch, da Tempo zum Mitsprechen sehr schnell ist:
«Fausten-Strecken-Fausten-Strecken / Fausten-Strecken-Fausten-Strecken»
hier eher einsilbige Wörter benutzen, wie:
«Zu-auf-zu-auf / zu-auf-zu-auf»

c Mitzählen und Sprechgesang kombinieren

6. Musikwahl

Die Musik muß rhythmisch sein, damit die Bewegungen unterstützt bzw. erleichtert werden. Erst dann gilt berechtigt:
«Mit Musik geht alles besser!»
Bei der Auswahl der Musik sollte diejenige bevorzugt werden, die einen selbst stark inspiriert. Musik die in's Blut geht, kann man am besten interpretieren und anderen nahe bringen. Natürlich muß die Musik auch auf die Gruppe abgestimmt werden, doch Musik, die einen selbst nicht anspricht, kann man nur schwer vermitteln.
Für die Behandlungsstunde sollte der Therapeut ein Potpourri aus langsamen und schnellen, aus modernen und alten Musikstücken zusammenstellen. Das Musik- und Bewegungsprogramm sollte gut durchdacht sein, damit die Stunde fließend und harmonisch ablaufen kann. Für das Potpourri können Stücke gekürzt oder nur einzelne Partien herausgegriffen werden, damit die rhythmisch ansprechenden Parts zum Zuge kommen und keine Ermüdungserscheinungen auftreten. Ist ein Lied besonders ansprechend, dann kann es ruhig ein längeres Stück sein, ohne daß die Motivation sinkt. Im Gegenteil – der Therapeut kann die Liedlänge als Ansporn nehmen: «Durchhalten, wir schaffen es bis zum Liedende!»

Musikvorschläge

a Pop Corn Makers
   o ‹Popcorn›
   o sehr rhythmisch, mit guten Tempiwechsel
b The Beatles
   o «The Beatles – 1962–1966»
   o ‹Love Me Do›
   o ‹Ticket To Ride›
c Santana
   o ‹Oye Como Va›
   o je nach Geschmack kürzen
d Michael Jackson
   o ‹Billy Jean›
e The Wings
   o ‹Band On The Run›
f Roger Chapman
   o «Zipper»
g Oldies
   o z.B. ‹Beiß nicht gleich in jeden Apfel›

7. Musik- und Bewegungsbeispiel

Um sich vorstellen zu können, wie man Musik und Bewegung kombinieren kann, möchte ich ein Beispiel geben.
Lied-Titel: «She Loves You», 4/4 Takt
Gruppe: «The Beatles»
Der Therapeut sollte zusätzlich zur Musik mitzählen, die Bewegungsaufträge mit Sprechgesang einfließen lassen, die Bewegungsänderungen genau angeben und somit der Gruppe Hilfestellung beim rhythmischen Bewegen leisten.

In den ersten Stunden mit Musik möglichst nicht so rasch die Bwegungen wechseln und keine zu komplizierten Kombinationen wählen, es sei denn, die Gruppe geht damit sehr geschickt um. Ist die Gruppe mit dieser Behandlungsform vertraut geworden, dann sogar gezielt – als Anreiz – rascher Bewegungen wechseln und anspruchsvollere Kombinationen wählen.

4/4 Takt	Takteinheiten (jeweils 1/4)			
	1	2	3	4
1–6	She loves you, yeh …			
7	yeh			you
8	think	you've	lost	your lo -
9	-ve			Well I
10	saw	her	yes-	ter-
11	day-yi-	yay		It's
12	you	she's	think -	ing o-
13	-f			and she
14	told	me	what	to
15	say-yi-	yay	She	says she
16	loves	you		and you
17	know	that	can't	be
18	bad			
19				Yes, she
20	loves	you		and you
21	know	you	should	be
22	glad			:‖ jetzt 2. Strophe
23	oo,			She
24	loves	you	yeh	
25	yeh	yeh		She
26	loves	you	yeh	
27	yeh	yeh	And	with a
28	love	like	that	you
29	know	you	should	be
30	glad			

Takte 23–30: REFRAIN

Bewegungsbeispiele

4/4 Takt	Takteinheiten (jeweils 1/4)			
	1	2	3	4
1–6	Fausten-Strecken im Wechsel			
7	«yeh …			
8	beide Hände gleichzeitig: Dorsalextension-Ablegen im			
9	Wechsel			
10	auf: «yeh», «love» und «day-yi-yay» evtl. die drei			
11	Takteinheiten in Dorsalextension halten «It's …			
12	linke und rechte Hand im Wechsel: Dorsalexten-			
13	sion-Ablegen			
14	auf: «of» und «say-yi-yay» beide Hände die			
15	entsprechenden Takteinheiten in Dorsalextension			
	halten «She …			
16	beide Hände: Spreizen – Zusammendrücken der			
	Finger			
17	auf: «you», «bad» und «glad» evtl. die entsprechen-			
18	den Takteinheiten halten			
19				
20				
21				
22				
23	«oo …			
24	Fausten-Strecken im Wechsel			
25	auf: «oo» evtl. drei und auf «yeh» evtl. 2 Takteinhei-			
26	ten fest gefaustet halten			
27				
28				
29				
30				

Beachte: pro Takteinheit jeweils 1 Bewegung;
Ausnahmen bilden die evtl. Halteübungen

Fußgruppe

Anwendungsbereiche

Die Übungen, die in diesem Kapitel aufgeführt werden, können z.B. in folgenden Bereichen angewendet werden:

Orthopädie

Degenerative Veränderungen am Skelett- und Weichteilsystem des Fußes
Muskuläre Insuffizienz (z.B. Senk- und Spreizfuß)
Rehabilitation nach Prellung, Zerrung, etc.

Rheumatologie

Entzündliche Veränderungen am Skelett- und Weichteilsystem des Fußes

Chirurgie

nach Korrektureingriffen (z.B. Spitzfuß, Hal ux Valgus)
nach AO-Versorgung

Neurologie

zur Unterstützung der Reinnervation der Fuß- und Zehenmuskulatur

Allgemeine Zielsetzung

Förderung der Geschicklichkeit/Koordination
Kräftigung der insuffizienten Muskulatur
Wahrnehmungsschulung der Fußgewölbe
Sensibilitätsschulung durch Arbeiten mit Geräten
Verbesserung der Abrollphase
Gruppenaspekte

Beachte

Alle Gruppenmitglieder sollen sich Schuhe und Strümpfe ausziehen.
Wer zu kalten Füßen neigt, legt ein Tuch oder eine Matte unter.
Mit dem kräftigeren Fuß beginnen, um sich die Übungen leichter zu verdeutlichen.
Erst mit einem Fuß arbeiten; als Steigerung beide Füße gleichzeitig bewegen.
Fußhygiene beachten.

Ausgangsstellung

Zu bevorzugen ist der Sitz auf dem Hocker.
Die Ausgangsstellung Stand, ist hauptsächlich unter dem Kapitel Gangschule, Standbein/Spielbein, zu finden.
Möglich ist auch der Sitz auf der Matte.
Diese Ausgangsstellung ist nur bei Gruppen mit guter allgemeiner Mobilität anzuraten.

Geräte

Außer den Geräten, die vorgestellt werden, sind auch gut zu gebrauchen:
Gymnastikball
Schaumstoffball
Keulen

Zu Beginn der Gruppenbehandlung

a) die Füße reiben sich gegenseitig die Fußrücken und die Fußsohlen warm
b) Besuch vom Großen Onkel:
beide Füße in Supination ziehen
die großen Zehen aneinanderreiben
o freudige Begrüßung, da sie sich so selten sehen
o «Endlich raus aus den Schuh'n!»
Füße in Pronation ziehen = Abschied der großen Zehen

Übungen mit Geräten

Tuch

Material

Tuch nicht zu dick und nicht zu dünn
o es muß gut zu krallen sein
nicht zu groß
o man muß mit den Füßen gut davor und gut
   daneben hüpfen können

Beachte

nach jeder Übung das Tuch mit den Füßen
glätten und richtig hinlegen

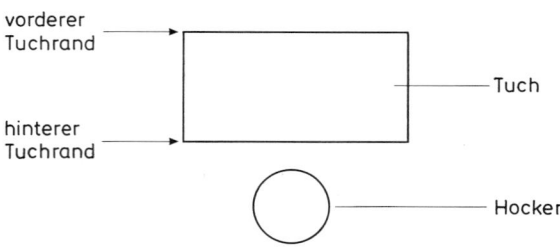

vorderer
Tuchrand

hinterer
Tuchrand

Tuch

Hocker

Jeder für sich – doch nicht allein

Ausgangsstellungen

Sitz auf dem Hocker
Stand

Ausgangsstellung: Sitz auf dem Hocker

1. Tuch-Wischen (S. 70)
2. Tuch-Herankrallen
3. Tuch-Falten und -Verstecken
4. Tuch-Spannen

2. Tuch-Herankrallen

Aspekte

Kraftschulung der Zehenflexoren
Kraftschulung der kurzen Fußmuskeln
Verbesserung bzw. Formung der Fußgewölbe

AS

beide Füße stehen mit etwas Abstand nebeneinander auf dem Tuch
a beide Füße stehen in der Tuchmitte
b beide Füße stehen am hinteren Tuchrand

Übung

beide Füße krallen im Wechsel die Zehen
o bis das Tuch unter dem Längsgewölbe
   zusammengeschoben ist

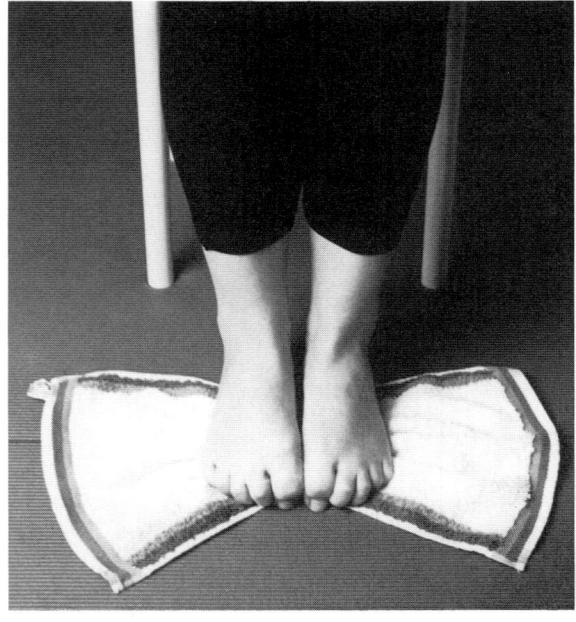

3. Tuch-Falten und -Verstecken

Aspekte

Kraftschulung der Zehenflexoren
Verbesserung bzw. Formung der Fußgewölbe
Geschicklichkeitsschulung

AS

jeder Fuß steht in einer vorderen Tuchecke

Übung

a die vorderen Tuchecken krallen
   das Tuch falten, indem die vorderen Ecken
   genau auf die hinteren Ecken gelegt werden
   o natürlich nur mit den Füßen arbeiten!
   o «Na – wer schafft es?»
   dasselbe nochmal, so daß wir einen schmalen
   Streifen erhalten
   mit den Zehen und dem Quergewölbe schön
   glatt streichen
   die rechten Ecken über die linken Ecken klappen
   die linken Ecken über die rechten Ecken klappen, so daß ein kleines Quadrat entsteht
a₁ wieder genau entfalten
a₂ mit einem Fuß eine der oberen Stoffecken ganz
   fest krallen
   das Tuch kräftig ausschlagen, damit es sich
   wieder entfaltet
b genauso falten, wie bei a
   die Füße auf das bestehende Quadrat stellen
   ist das Tuch noch zu sehen, solange mit den
   Zehen krallen und mit den Füßen arbeiten, bis
   es vollends unter dem Längsgewölbe verschwunden ist
b₁ die Füße schieben das unsichtbare Tuch
   o vor/zurück
   o links/rechts
   o im Kreis

Motivation

«Einen schönen großen Tunnel bauen, unter den ein
Tuch paßt.»
«Eine Höhle bauen, in der das Tuch gut versteckt
ist.»

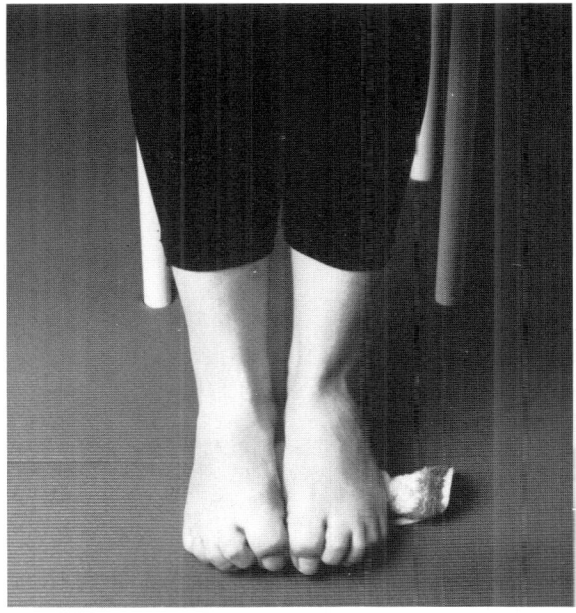

b₂ die Füße ziehen in Supination und halten das
geballte Tuch fest
Tuch hochwerfen
mit den Füßen neu ausbreiten

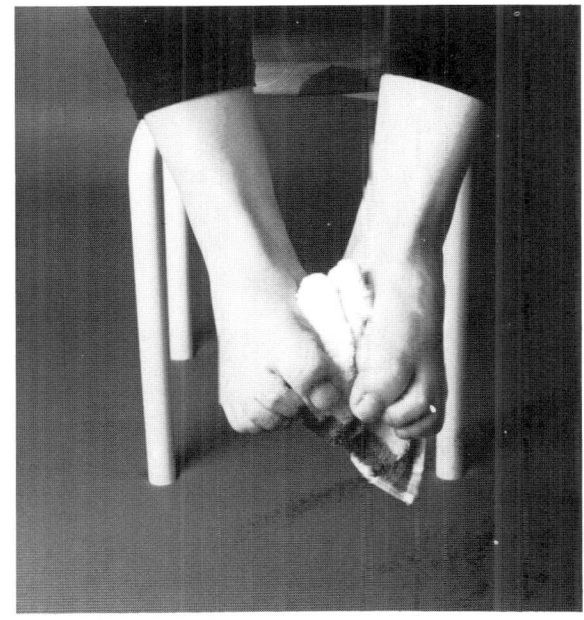

Variation

mit Seil (Seil-Verstecken)

4. Tuch-Spannen

Aspekte

Kraftschulung der Supinatoren/Pronatoren

AS

beide Füße stehen in der Mitte des Tuches

Übung

a beide Füße in Pronation ziehen
die Innenkanten streifen mit Druck über das
Tuch nach außen und glätten es

Motivation

«Schön spannen, wie ein Tischtuch!»

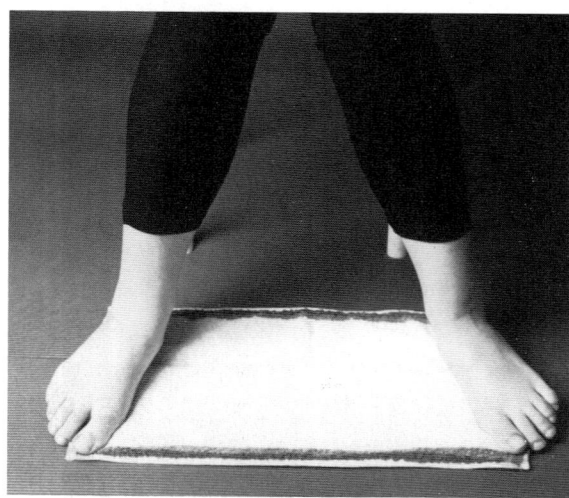

b die Füße in Supination ziehen
die Außenkanten schieben den Stoff zusammen

Motivation

«Das Tuch in viele Falten legen.»

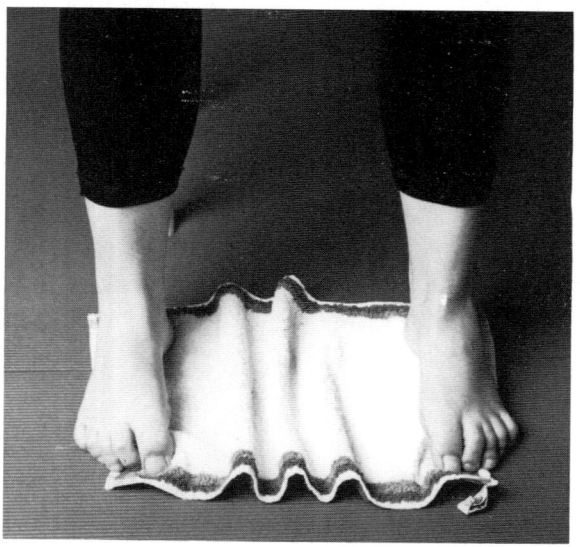

Roller-Fahren

Aspekt

Verbesserung der Gewichtsverlagerung bzw.
Gewichtsübernahme

AS

alle stehen im Raum verteilt
vor jedem liegt ein Tuch

Übung

den rechten Fuß mitten auf das Tuch stellen
mit dem linken Bein vom Boden abstoßen
o rechter Fuß und das Tuch rutschen gleichzeitig
vor

Motivation

«Wir fahren mit dem Roller durch's Grüne.»

Beachte

gut auf die anderen Rollerfahrer achten, damit es
keine Zusammenstöße gibt

1. Überraschung

Aspekt

Reaktionsschulung

AS

a zwei Partner sitzen sich gegenüber
   zwischen ihnen liegt ein Tuch
b zwei Partner stehen sich gegenüber

Zusätzlicher Aspekt

Verbesserung der Gewichtsverlagerung bzw.
Gewichtsübernahme

Übung

jeder versucht, schneller als der andere, das Tuch in
seinen Besitz zu bringen
Fußeinsatz nach Wahl

2. Tuch-Spannen und -Entreißen

Aspekte

Kraftschulung der Zehenflexoren
Kraftschulung der Fußextensoren, Fußflexoren

AS

zwei Partner sitzen sich gegenüber
zwischen ihnen liegt ein Tuch

Übung

a beide Partner krallen mit beiden Füßen das Tuch
   sie spannen es gemeinsam glatt

Motivation

wie ein Bettuch glatt spannen

b jeder krallt sich die rechte Tuchecke
c jeder krallt sich die gegenüberliegende Ecke
   versuchen, dem Partner das Tuch zu entreißen

Motivation

«Na – wer ist der Stärkere?»
«Fest zukrallen! Wie ein Hund, der sich in eine Hose
festgebissen hat.»

d das Tuch mit der Ferse halten bzw. entreißen
e das Tuch mit der ganzen Fußsohle halten bzw.
   entreißen

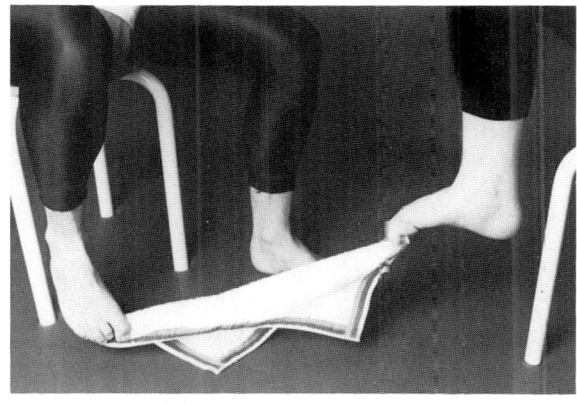

3. Tuch-Wischen

Aspekte

Schulung der Dorsalextension/Plantarflexion
Schulung der Supination/Pronation
Dehnung der Archillessehne

AS

zwei Partner sitzen sich gegenüber
jeder hat beide Füße auf seinem Tuch stehen

Übung

a P_1 und P_2 wischen schräg nach vorn
   o links vor/rechts vor, im Wechsel
      Rückzug: weit unter den Hocker wischen

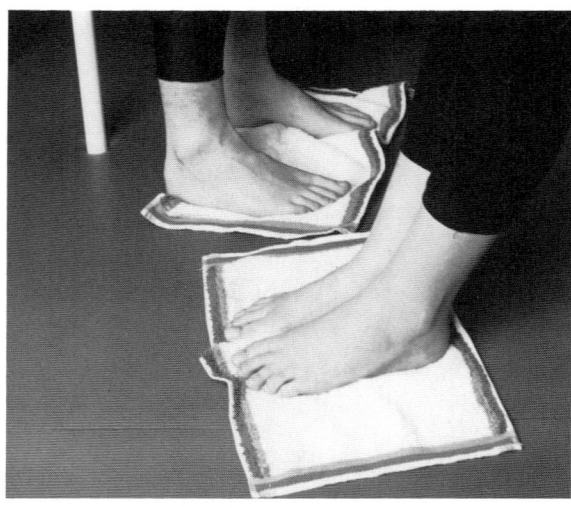

Variationen

a kreisförmig wischen
b Achten beschreiben
   spiegelbildlich oder entgegengesetzt ausführen

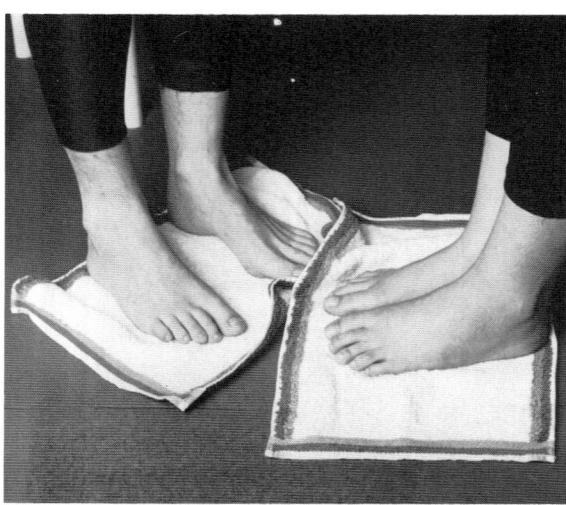

b P_1 und P_2 wischen spiegelbildlich nach links/
   rechts
   o parallel zum Hocker wischen
c P_1 und P_2 wischen in entgegengesetzte Richtung
   o parallel zum Hocker wischen
d beide Partner schieben ihr Tuch nach rechts/
   vorn
   o lassen es dort liegen
   beide Füße nach links, auf das Tuch des
   Partners stellen
   o Tuch heranholen
   Tuch nach rechts/vorn schieben
   usw.
   Richtungswechsel

4. Hüpfen auf dem Tuch

Aspekt

Schulung der Reaktion

AS

zwei Partner sitzen sich gegenüber
zwischen ihnen ist ein Tuch ausgebreitet

Übung

a beide Fußpaare hüpfen nach rechts/vorn
o sie stehen in einer Linie
zurückhüpfen
beide Fußpaare hüpfen nach links/vorn
zurückhüpfen
usw.

b P₁ hüpft gegrätscht vor
P₂ hüpft mit geschlossenen Füßen dazwischen
beide hüpfen zurück
P₂ hüpft gegrätscht vor
usw.

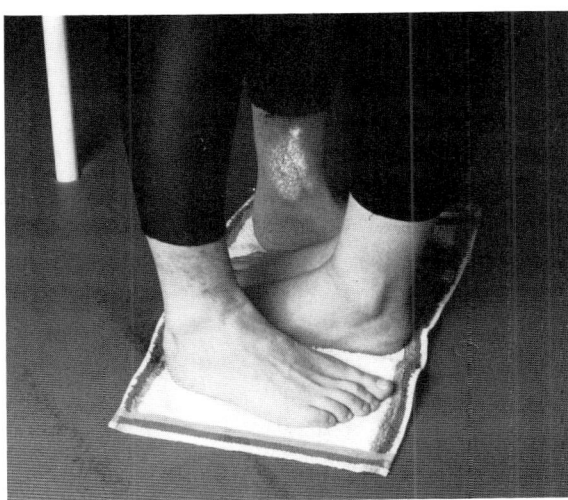

c nur die rechten Füße hüpfen vor
o direkt nebeneinander abstellen
zurückhüpfen
nur die linken Füße hüpfen vor

d willkürlich kombinieren

e Kombinations-Ideen von Gruppenmitgliedern
aufgreifen

> **Ausgangsstellung: Stand**
> 1. Überraschung (S. 69)
> 2. Tuch-Spannen und -Entreißen (S. 69)
> 3. «Fang mein Tuch!»
> 4. Ringelrei

3. «Fang mein Tuch!»

Aspekte

Reaktionsschulung
Gleichgewichtsverbesserung
Ansporn/Ehrgeiz

AS

zwei Partner stehen sich gegenüber
zwischen ihnen liegt ein Tuch

Übung

P₁ krallt das Tuch
er wedelt damit vor P₂ und lockt ihn so quer durch
den Raum
P₂ versucht, auf das Tuch zu treten und es
festzuhalten
hat P₂ das Tuch gefangen, die Aufgaben wechseln

Variation

mit dem Seil ausführen
(«Fang mein Seil!»)

4. Ringelrei

Aspekte

Gleichgewichtsschulung
Schulung der Sprungkraft
Verbesserung der Koordination

AS

zwei Partner stehen sich gegenüber
zwischen ihnen liegt ein Tuch

Übung

jeder krallt sich eine Tuchecke
o gemeinsam das Tuch anheben
an den Händen fassen
gemeinsam im Kreis hüpfen
Fuß- und Richtungswechsel

1. Tuch-Weitergeben

Aspekte

Kraftschulung der Zehenflexoren
Kraftschulung der Fußextensoren
Kraftschulung der Pronatoren/Supinatoren

AS

Kreisformation
vor jedem liegt ein Tuch

Übung

das Tuch mit dem rechten Fuß krallen
Fuß hochziehen
das Tuch zum rechten Partner legen
o Fuß zieht in Pronation
mit dem linken Fuß das Tuch vom linken Partner holen
o Fuß in Dorsalextension/Pronation
a Tuch an rechten Fuß weitergeben
b gleich mit dem linken Fuß das Tuch an den rechten Nachbarn weitergeben
   o Fuß in Dorsalextension/Supination
c linken und rechten Fuß im Wechsel das Tuch weitergeben lassen
wdh., bis jeder sein Tuch wieder hat
Richtungswechsel

2. Zuwinken

Aspekte

Kraftschulung der Zehenflexoren
Kraftschulung der Fußextensoren

AS

Kreisformation
vor jedem Hocker liegt ein Tuch

Übung

ein Fuß krallt das Tuch
a an einer Ecke
b in der Mitte
Augenkontakt aufnehmen
jeder winkt seinem ‹Auserkorenen› mit großen Tuchschwüngen zu
Bein absetzen
den Nächsten «ausgucken»

Beachte

a Fußwechsel nicht vergessen
b beim Zuwinken keinen vergessen

Erschwernis

wer sich traut, kann auch beide Füße mit eingekralltem Tuch anheben
das Tuch in der Luft spannen
die Knie beugen und strecken, so daß das Tuch hin- und herschwingt

Motivation

«Wie eine Fahne im Wind!»

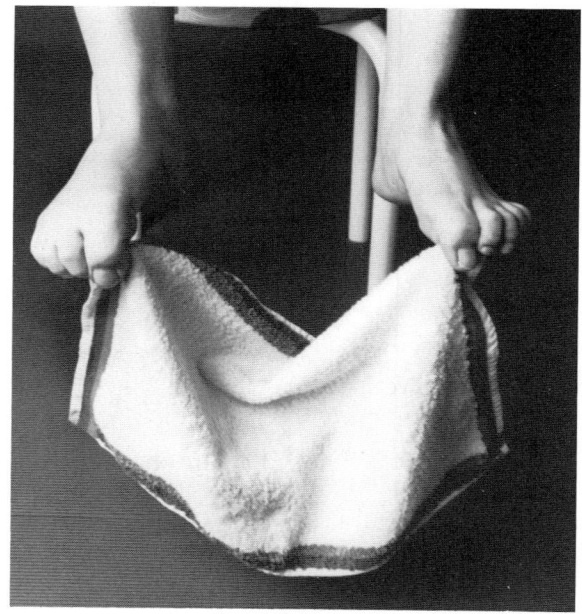

3. Tuch-Wischen

Aspekte

Schulung der Supination/Pronation

AS

Kreisformation
vor jedem liegt ein Tuch

Übung

beide Füße stehen auf dem Tuch
ein paarmal vor sich selbst nach links/rechts
wischen / Supination-Pronation
o parallel zum Hocker
zum rechten Nachbarn rüberwischen
o das Tuch rechts liegen lassen
das Tuch vom linken Nachbarn ranholen
usw./bis jeder sein Tuch wieder hat
Richtungswechsel

Motivation

«Wir sind die beste Reinigungskolonne.»
«Heute braucht die Putzfrau gar nicht mehr zu
kommen.»

4. Hüpfen rund um's Tuch

Aspekte

Förderung eines fließenden, harmonischen
Bewegungsablaufes
Koordinationsverbesserung
Schulung der Dorsalextension/Plantarflexion
Schulung der Supination/Pronation

AS

Kreisformation
beide Füße stehen auf einem Tuch

Übung

a Zehenspitzen tippen auf den vorderen Tuchrand
Fersen auf den hinteren Tuchrand
o hüpfend wechseln
b Fersen hüpfen auf den vorderen Tuchrand
Zehenspitzen tippen auf den hinteren Tuchrand
o hüpfend wechseln
c linke Ferse tippt auf den hinteren Tuchrand
rechte Zehenspitzen tippen auf vorderen
Tuchrand
rechte Ferse tippt auf hinteren Tuchrand
linke Zehenspitzen tippen auf vorderen
Tuchrand
o hüpfend wechseln
d die Innenkanten hüpfen auf die Außenseiten des
Tuches
die Außenkanten der Füße tippen zusammen in
die Mitte des Tuches
o hüpfend wechseln
e die Zehenspitzen beider Füße tippen in die linke/
vordere Ecke
die Fersen tippen in die Mitte des Tuches
die Zehenspitzen beider Füße tippen in die
rechte/vordere Ecke
die Fersen tippen in die Mitte des Tuches
f mit verschiedenen Fußpositionen:
o vor das Tuch hüpfen
o daneben hüpfen
o dahinter hüpfen
o die Richtungen beliebig kombinieren
g Gruppe nach Kombinationen fragen und
nachmachen

Motivation

«Wir haben die ‹Roten Tanzschuhe› an und können
nicht mehr aufhören zu tanzen.»

Therapeut

Der Therapeut sollte den sprunghaften Wechsel mit
rhythmischem Sprechen unterstützen, z.B.:
«Hep und Hep und links und rechts und Vor und
Rück und»
«Al-le im sel-ben Takt»
«Schön gleich-mä-ßig»

Erschwernisse

a schnelleres Tempo angeben
b Bewegungen schneller wechseln

Variation

mit dem Seil
(Hüpfen über's Seil)

5. Tücher-Hochheben

Siehe Zeitungspapier: Übung «Zeitungsaushang»,
S. 83

Variation

jeder krallt gemeinsam mit seinen beiden Nachbarn
je ein Tuch
o es entsteht ein geschlossener Kreis
o die Tücher hängen runter

Erschwernis

in der Luft die Knie beugen/strecken
o die Tücher schwingen vor und zurück

Motivation

«Die Tücher hängen an einer Wäscheleine und
schwingen sanft im Wind.»

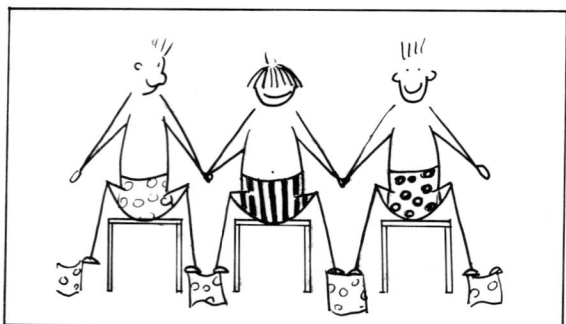

Ausgangsstellung: Stand
1. Gemeinsames Rutschen
2. «Häschen Hüpf!»
3. Wettspiel: Tuch-Werfen

1. Gemeinsames Rutschen

Aspekte

Verbesserung der Standfestigkeit
Kraftschulung der Fußextensoren

AS

a Kreisformation
jeder steht auf einem Tuch

Übung

linken und rechten Fuß im Wechsel etwas nach
vorn schieben
so rutschen alle gleichzeitig zur Kreismitte
rückwärts auf seinen Platz zurückrutschen

AS

b alle stehen hintereinander
die Hände auf den Schultern des Vordermanns/
der Vorderfrau
beide Füße auf einem Tuch

Übung

zusammen losrutschen/vorwärts-rückwärts
der Erste der Reihe ist der führende Kopf
o er bestimmt die Richtung, in die die Gruppe
rutschen soll

2. «Häschen Hüpf!»

Aspekte

Schulung der Sprungkraft
Gleichgewichtsverbesserung
Kraftschulung der Zehenflexoren
Kraftschulung der Fußextensoren

AS

Kreisformation
alle halten sich an den Händen
vor jedem liegt ein Tuch

Übung

der rechte Fuß krallt das Tuch
rechtes Bein gebeugt anheben
o Fuß in Dorsalextension
a Hüfte in Flexion ⎫
b Hüfte in Extension ⎭ mit Knieflexion
   gemeinsam auf dem linken Bein zur Kreismitte hüpfen
   Tücher ablegen
   gemeinsam zurücklaufen
   gleich wieder zur Kreismitte laufen
   mit linkem Fuß Tuch krallen
   auf rechtem Bein zurückhüpfen

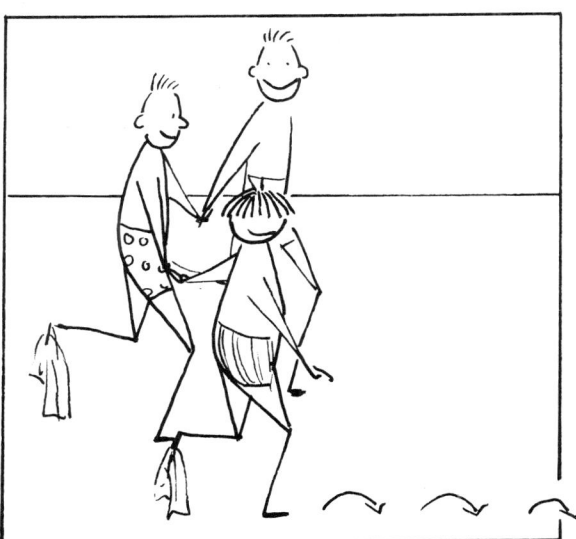

3. Wettspiel: Tuch-Werfen

Aspekte

Gleichgewichtsschulung
Schulung der Sprungkraft
Kraftschulung der Zehenflexoren
Kraftschulung der Fußextensoren

AS

Zwei Riegen

Spiel

1. Spieler
o krallt das Tuch
o wirft es ein Stück vor
o nachlaufen
o wieder krallen und werfen
o usw., bis zum Spielfeldende
o Tuch ablegen
o auf einem Bein zurückhüpfen
o hinten anstellen

2. Spieler
o hüpft auf einem Bein zum Spielfeldende
o krallt das Tuch und holt es wie beschrieben zurück
usw., bis die ganze Riege durch ist
die Riege, die zuerst fertig ist, hat gewonnen.

Wettspiel: Schiebung

Aspekte

Kraftschulung der Fußflexoren
Schulung der Dorsalextension/Plantarflexion

AS

zwei Riegen
erster Spieler sitzt auf dem Tuch

Spiel

1. Spieler schiebt sich mit seinem Tuch rückwärts
bis zum Spielfeldende
o kräftig mit den Füßen abdrücken
am Spielfeldende aufstehen
mit dem Tuch in der Hand zurücklaufen
Tuch an nächsten Spieler abgeben
hinten anstellen
der nächste Spieler rutscht los

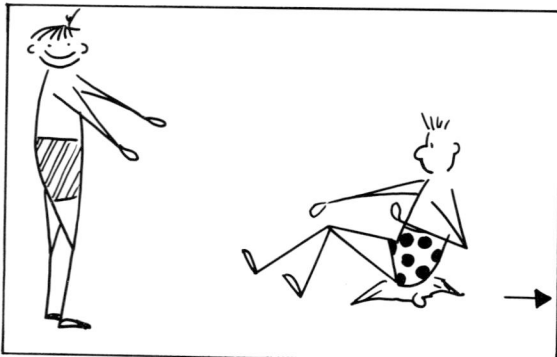

Zeitungspapier

Folgende Übungen mit dem Tuch sind auch für
Übungen mit dem Zeitungspapier geeignet:

Jeder für sich – doch nicht allein

Tuch-Herankrallen (S. 66)
Tuch-Falten und -Verstecken (beliebiger Fußeinsatz) (S. 67)
Tuch-Spannen (S. 68)
Tuch-Wischen (S. 70)

Partnerübungen

Überraschung (S. 69)
Tuch-Spannen und -Entreißen (S. 69)
Tuch-Wischen (S. 70)
Hüpfen auf dem Tuch (S. 71)

Die ganze Gruppe

Tuch-Weitergeben (S. 72)
Zuwinken (S. 72)
Tuch-Wischen (S. 73)
Hüpfen rund um's Tuch (S. 73)

Das Material Papier muß stärker geknickt werden
und läßt sich schwerer krallen. Somit ist das Arbeiten mit Papier feinmotorisch komplizierter als das
Arbeiten mit dem Tuch.

Erklärung

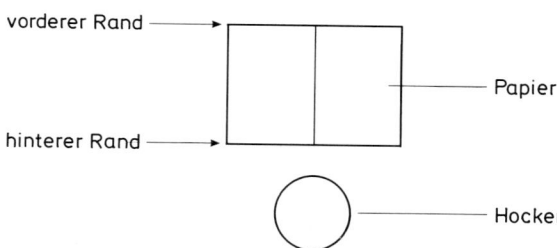

1. Päckchen-Packen

Aspekte

Kraftschulung der Pronatoren
Schulung der Zehenflexoren
Schulung der Supinatoren
Koordinationsverbesserung
Geschicklichkeitsschulung

AS

Kreisformation
ein doppelt gefalteter Zeitungsbogen liegt vor den
Füßen

Übung

die Füße in die offene Seite der doppelten Zeitung
schieben und entfalten
die Zeitung mit den Füßen so drehen, daß ein Fuß
links, der andere rechts der Zeitungsmittellinie steht
die Innenkanten ziehen kräftig nach außen und
teilen die Zeitung in zwei Teile
o Füße in Pronation
die eine Hälfte in viele kleine Schnipsel zerreißen
die Schnipsel einzeln krallen und auf die andere
Zeitungshälfte legen
den Zeitungsbogen falten, wie ein Geschenkpaket
o beliebiger Fußeinsatz
das Paket fassen und an die Hände weitergeben
o Füße in Supination

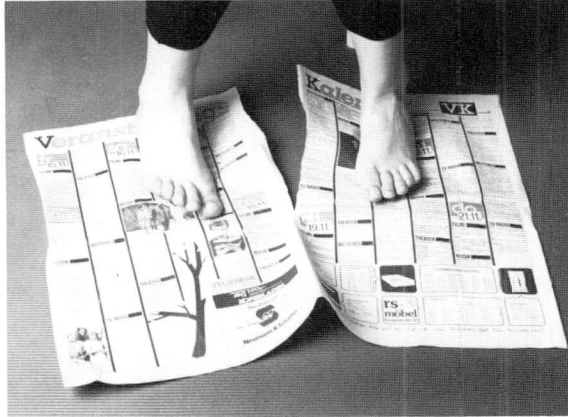

2. Transport

Aspekte

Kraftschulung der Fußextensoren
Kraftschulung der Supinatoren

AS

Kreisformation
ein ausgebreiteter Zeitungsbogen liegt vor den
Füßen

Übung

den Zeitungsbogen doppelt legen
immer weiterfalten, bis ein kleines Paket entstanden
ist
o beliebiger Fuß- und Zeheneinsatz
a das Paket auf einen Fußrücken legen
   Fuß zieht in Dorsalextension
   Bein abheben
   die Hände holen sich das Paket
   Paket auf anderen Fuß legen
b Füße in Supination ziehen
   das Paket greifen
   Beine abheben
   o in den Knien beugen/strecken
   absetzen

3. Fußkrause

Aspekte

Schulung der Dorsalextension/Plantarflexion
Schulung der Supination/Pronation
Geschicklichkeitsverbesserung

AS

Kreisformation
ein ausgebreiteter Zeitungsbogen liegt vor den
Füßen

Übung

der rechte Fuß bohrt ein Loch in die Zeitung
er schiebt sich durch dieses Loch hindurch
o der linke Fuß hilft ihm dabei
a den Fuß kräftig hochziehen, damit die Zeitung
nicht runterrutschen kann
b das Bein in Adduction/Abduction schwingen
Fuß dabei in Supination/Pronation ziehen

Motivation

«Die Zeitung umgibt den Fuß wie eine Krause.»

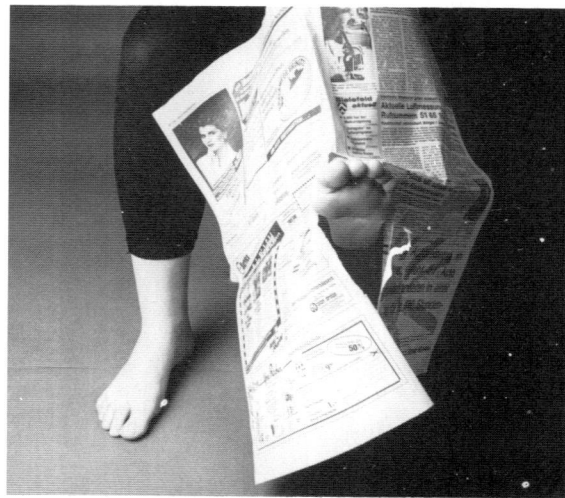

4. «Wir machen Geräusche!»

Aspekte

Kraftschulung der Zehenflexoren
Kraftschulung der Fußextensoren/Fußflexoren
Kraftschulung der Supinatoren/Pronatoren

AS

Kreisformation
jeder hat vor seinen Füßen einen ausgebreiteten
Zeitungsbogen liegen

Übung

a schnelles Krallen/Strecken
o gleichmäßiges Rascheln
b linker Fuß krallt, rechter Fuß streckt die Zehen
im stetigen Wechsel ausführen
o ungleichmäßiges Rascheln
c Füße in Dorsalextension
beide Fersen schieben die Zeitung langsam vor
und zurück
o leises Reiben
d Füße in Dorsalextension
eine Ferse schiebt vor, die andere zieht ran
rasche, kurze gegensätzliche Bewegungen
o lautes Rascheln
e entsprechend c und d schieben die Zehen
die Zeitung
Füße in Plantarflexion
f Füße in Supination ziehen
o sie schieben die Zeitung zusammen
Füße in Pronation ziehen
o die Zeitung mit den Innenkanten einmal
kräftig nach außen spannen
o «Ratsch»

Motivation

«Das Papier raschelt wie Herbstblätter, die der Wind
über die Straße pustet.»

Tip

als belebende Variante Folie oder ähnliches
einsetzen → Knistereffekt

Ausgangsstellung: Sitz auf dem Hocker

1. Flugpost
2. Zeitung-Lesen
3. Die Fahne weht
4. Fenstergucker
5. Großzügig

1. Flugpost

Aspekte

Kraftschulung der Fußextensoren
Schulung der Supinatoren
Geschicklichkeitsverbesserung

AS

zwei Partner sitzen sich mit 1–2 Meter Abstand gegenüber
P_1 hat ein kleines gefaltetes Zeitungspaket vor den Füßen liegen

Übung

P_1 zieht seine Füße in Supination
o greift das Paket
o wirft es P_2 zu
P_2 versucht, das Paket auf seinen dorsalextendierten Füßen aufzufangen
er wirft es mit supinierten Füßen an P_1 zurück

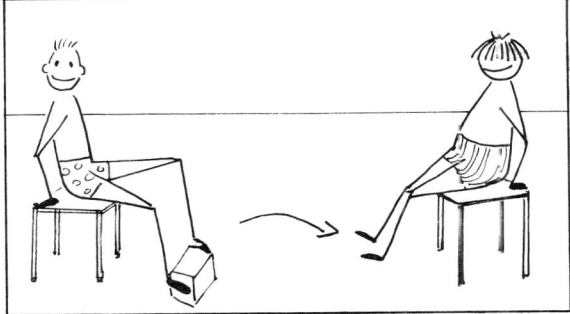

2. Zeitung-Lesen

Aspekte

Kraftschulung der Zehenflexoren
Kraftschulung der Fußextensoren

AS

zwei Partner sitzen sich gegenüber
o ungefähr 1 Meter Abstand
vor jedem liegt ein doppelter Zeitungsbogen

Übung

a zunächst jeder für sich:
linker Fuß krallt die Zeitung
o nach links auffalten
rechter Fuß krallt die nächste Seite
o nach links zuklappen
rechter Fuß krallt die Zeitung
o nach rechts aufklappen
usw.

Motivation

«Der Leser entdeckt plötzlich auf der ersten Seite doch noch etwas interessantes. Er läßt es seinen Partner Lesen!»

b P_1 krallt zwei Ecken seiner Zeitung
er hebt die Beine mit der Zeitung an und hält sie seinem Partner zum Lesen hin
absetzen
nun läßt P_2 seinen Partner auf gleiche Weise seine Zeitung lesen

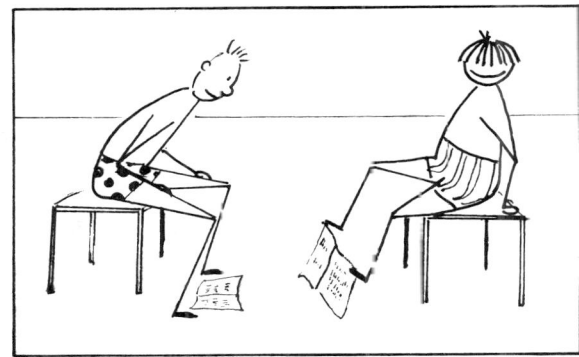

3. Die Fahne weht

Aspekte

Kraftschulung der Fußextensoren
Kraftschulung der Zehenflexoren
Schulung der Supination/Pronation

AS

zwei Partner sitzen sich gegenüber
zwischen ihnen liegt ein ausgebreiteter Zeitungsbogen

Übung

beide krallen die gleichseitige Papierecke
gemeinsam den Zeitungsbogen anheben
o soweit, bis er hängt
die Beine in Abduction/Adduction schwingen
o in Schwungrichtung die entsprechende Fußkante
   mit hochziehen

Motivation

«Das Blatt weht hin und her, wie eine Fahne im
Wind.»

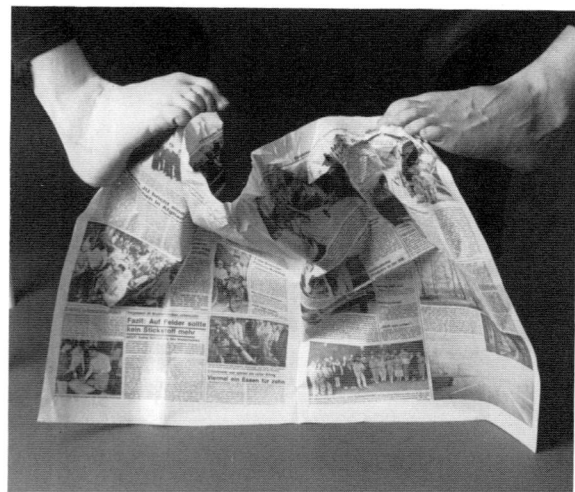

4. Fenstergucker

Aspekte

Schulung der Fußextensoren/Fußflexoren
Schulung der Supination/Pronation

AS

zwei Partner sitzen sich gegenüber
jeder hat vor den Füßen einen Zeitungsbogen
liegen

Übung

P_1 bohrt mit dem rechten Fuß ein Loch in seine
Zeitung
er schiebt den Fuß durch dieses Loch
P_2 bohrt mit dem linken Fuß ein Loch in seine
Zeitung
er schiebt den Fuß durch dieses Loch
Beine anheben

Motivation

«Die Füße «gucken» sich durch die Zeitungen an,
wie durch Fenster.»

a zur Begrüßung des anderen Fußes, den eigenen
  Fuß willkürlich-freudig bewegen
b Füße in Dorsalextension ziehen
  Fußsohlen aneinanderlegen
b_1 Knie beugen/strecken
    o Füße gehen in Dorsalextension/Plantarflexion
b_2 Beine in Abduction/Adduction schwingen
    o Füße gehen in Pronation/Supination
b_3 gemeinsam mit den Beinen Kreise beschreiben
    o allgemeine Mobilisation der Sprunggelenke

Beachte

Fußsohlenkontakt behalten

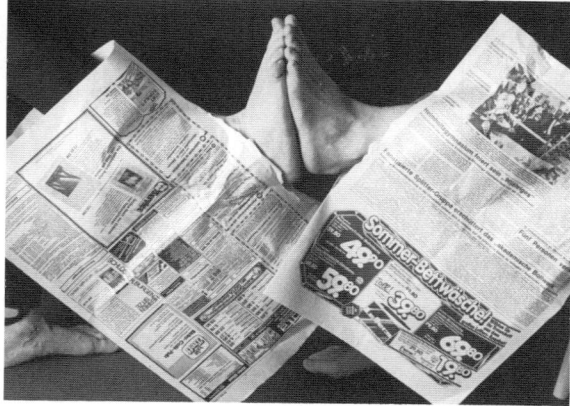

5. Großzügig

Aspekte

Kraftschulung der Fußextensoren
Kraftschulung der Supinatoren/Pronatoren
Kraftschulung der Zehenflexoren

AS

zwei Partner sitzen sich gegenüber
P_1 hat eine Zeitung

Übung

P_1 zerreißt mit den Füßen seine Zeitung in zwei
Teile

a Füße in Supination: Außenkanten reißen
b Füße in Pronation: Innenkanten reißen
c Füße in Dorsalextension: Fersen reißen

P_1 krallt die eine Zeitungshälfte und gibt sie seinem
Partner ab
○ «Hier hast du was zum Lesen.»
P_2 teilt wiederum dieses Blatt, mit den Füßen, in
zwei Teile
○ er gibt, mit krallenden Zehen, seinem Partner
   eine Hälfte ab
○ «Als kleines ‹Danke Schön› zurück!»
usw./bis nur noch ein ganz kleines Zeitungsschnip-
selchen übriggeblieben ist

«Stück für Stück kommt man sich näher!»

Aspekte

Verbesserung der Standfestigkeit
Gleichgewichtsverbesserung

AS

zwei Partner stehen sich gegenüber
zwischen ihnen liegt eine Zeitung

Übung

zu zweit auf die Zeitung stellen
danebenstellen und kleiner falten
wieder auf die Zeitung stellen
immer kleiner falten und versuchen, ob man noch
zu zweit darauf stehen kann, z.B.
○ auf Zehenstand ausweichen
○ auf ein Bein stellen
○ in Hucke-Pack nehmen

Motivation

«Wir stehen auf einer Insel und diese wird immer
kleiner. Gut festhalten und sich gegenseitig helfen,
damit keiner in's Wasser fällt!»

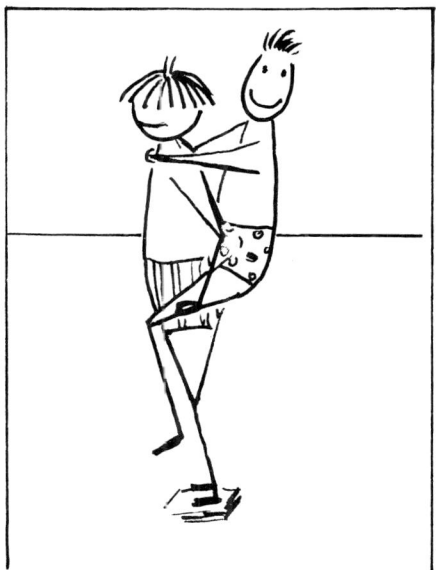

1. Zeitungsrunde

Aspekte

Schulung der Dorsalextension/Plantarflexion

AS

Kreisformation
o seitlich zur Kreismitte
jeder hat, zur Kreismitte hin, einen ausgebreiteten
Zeitungsbogen liegen

Übung

linken Fuß auf die Zeitung stellen
zum Hintermann/zur Hinterfrau schieben
o Fuß geht in starke Dorsalextension
o langsam in Plantarflexion ziehen und die Zehen
    weiterschieben lassen
Zeitung hinten liegen lassen
die Zeitung des Vordermanns/der Vorderfrau annehmen
o Fuß in Plantarflexion
nach hinten schieben, wie gehabt
nach einer Runde Richtungs- bzw. Beinwechsel

Variation

die Zeitung von hinten annehmen und nach vorn
weiterschieben

2. Zeitungsbälle

Aspekte

Schulung der Supination/Pronation

AS

Kreisformation
Blick zur Kreismitte
vor jedem liegt ein ausgebreiteter Zeitungsbogen

Übung

den Zeitungsbogen zu einem Ball knüllen
o beliebiger Fußeinsatz
a rechter Fuß zieht in Supination
    den «Zeitungsball» zum linken Nachbarn
    schießen
    dasselbe nach rechts, mit dem linken Fuß
b linken Fuß in Pronation ziehen
    den «Zeitungsball» zum linken Nachbarn
    schießen
    dasselbe nach rechts, mit dem rechten Fuß

3. Zeitungsaushang

Aspekte

Kraftschulung der Fußextensoren
Kraftschulung der Zehenflexoren

AS

Kreisformation
vor jedem liegt ein ausgebreiteter Zeitungsbogen

Übung

jeder krallt seine Zeitung an zwei Ecken
Beine soweit abheben, bis die Zeitung hängt
o Füße in Dorsalextension ziehen
solange halten, daß ein Interessent einige Zeilen
lesen könnte

Motivation

«Wir sind der Zeitungsaushang der heutigen Tages-
zeitung.»

Variation

KG: «Wer hat den Sportteil?»
o jemand krallt seine Zeitung und hebt sie hoch
KG: «Wer hat den Kulturteil?»
o andere Gruppenmitglieder heben ihre Zeitung
   hoch
usw.

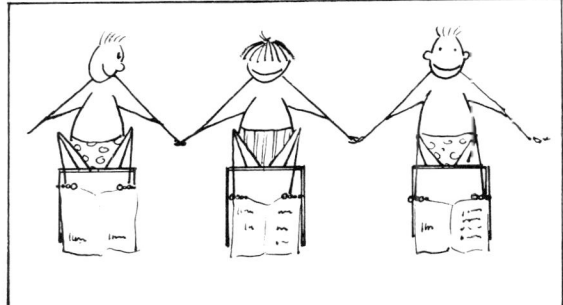

4. «Wir machen Geräusche!»

Siehe bei ‹Jeder für sich – doch nicht allein›
Übung «Wir machen Geräusche!», S. 78

Beachte

Die Gruppe soll synchron arbeiten. Gleichzeitig
beginnen, gemeinsam aufhören, zusammen die
nächste Variante ausführen. So entsteht Rhythmik
und Harmonie.

> **Ausgangsstellung: Stand**
> 1. Inseln
> 2. Abschlag
> 3. Wettspiel: Zeitungsrutschen

1. Inseln

Aspekte

Gleichgewichtsschulung
Reaktionsschulung

AS

die Gruppe steht im Raum verteilt
im ganzen Raum liegen verschieden groß- bzw.
kleingefaltete Zeitungsbögen
o nur halbsoviel Bögen, wie Gruppenmitglieder

Übung

alle gehen willkürlich durch den Raum
der Therapeut gibt mit dem Tambourin das
Gehtempo vor
Aufgabenstellung, z.B.

a Tambourin verstummt:
   zwei Partner sollen sich rasch zusammen auf
   eine Zeitung stellen
   o einbeinig
   o im hohen Zehenstand
b ein kräftiger Schlag auf das Tambourin:
   drei Partner sollen sich rasch zusammen auf
   einer Zeitung zusammenfinden

2. Abschlag

Aspekte

Reaktionsschulung
Koordinationsschulung
Verbesserung der Konzentration
Verbesserung des Gleichgewichts

AS

alle sind willkürlich im Raum verteilt
jeder steht auf einem ausgebreitetem
Zeitungsbogen

Spiel

alle bewegen sich auf ihren Zeitungen durch den
Raum
einer ist der ‹Fänger›
o er versucht, einen Mitspieler abzuschlagen
alle laufen bzw. rutschen vor ihm weg
hat der ‹Fänger› jemanden berührt, muß der getrof-
fene Spieler eine Hand auf diese Stelle legen
o er ist der ‹Neue Fänger›

3. Wettspiel: Zeitungsrutschen

Aspekt

Gleichgewichtsschulung

AS

zwei Riegen
der 1. Spieler der Riege steht auf einer doppelt
gefalteten Zeitung

Spiel

1. Spieler: «läuft» bzw. «rutscht» los, indem er den
linken/rechten Fuß rasch abwechselnd etwas nach
vorn schiebt
o die Fußsohlen sind fest auf der Zeitung
o Zehen in leichter Flexion
am Spielfeldende die Zeitung liegen lassen
o zurücklaufen, hinten anstellen

2. Spieler: läuft zur Zeitung
o er holt sie rutschend zurück
wdh., bis die ganze Riege durch ist

Variationen

den Weg zur Zeitung:
a auf Zehen gehen
b auf einem Bein hüpfen

Seil

Jeder für sich – doch nicht allein

Ausgangsstellung: Sitz auf dem Hocker

1. Seil-Verstecken (S. 67)
2. Seil-Verknoten
3. Seil-Aufwickeln
4. Muster-Legen
5. Schlängeln
6. Füße Abrollen

2. Seil-Verknoten

Aspekt

Geschicklichkeitsverbesserung

AS

Kreisformation
vor den Füßen liegt ein Seil

Übung

Füße und Zehen beider Füße binden in Koopera-
tion einige Knoten in das Seil
zum Entknoten dürfen die Hände genommen
werden

Motivation

«Wir binden ganz viele Erinnerungsknoten, damit
wir uns an diese schwierige Übung erinnern.»

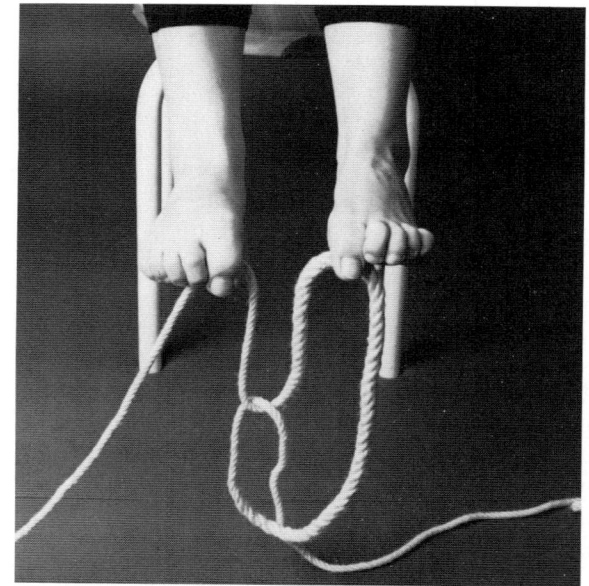

3. Seil-Aufwickeln

Aspekt

Geschicklichkeitsschulung

AS

Kreisformation
Seil liegt vor den Füßen

Übung

der linke Fuß wickelt das Seil um den rechten Fuß
o beliebiger Fußeinsatz
o rechtes Bein eventuell abheben
ist das Seil vollkommen um den Fuß gewickelt:
a streift der linke Fuß das Seil ab
b der rechte Fuß wirft das Seil in die Luft
das Seil wird mit den Füßen wieder glatt vor
dem Hocker ausgebreitet
Seiten- bzw. Fußwechsel

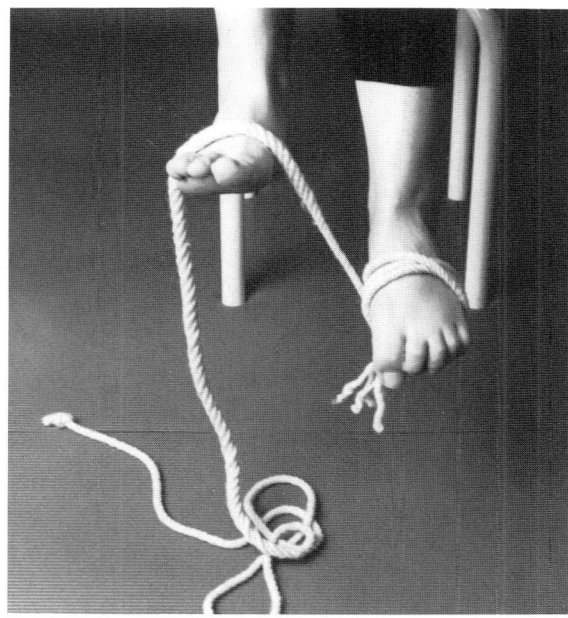

4. Muster-Legen

Aspekte

Kraftschulung der Zehenflexoren
Geschicklichkeitsschulung

AS

Kreisformation
vor jedem liegt ein Seil

Übung

die Zehen krallen das Seil an beliebiger Stelle
o Muster legen, z.B. Schnecke, Buchstabe,
geometrische Formen
ist das Motiv fertig, ein Seilende krallen
o das Seil ausschlagen
neues Motiv legen

Variationen

a Ideen von Gruppenmitgliedern aufgreifen
b zwei Partner sitzen sich gegenüber
gemeinsam mit zwei Seilen Muster legen
c willkürlich viele Partner schließen sich
zusammen und legen Muster
je mehr Seile, desto mehr Möglichkeiten
d im Stand ausführen

Zusätzlicher Aspekt

Gleichgewichtsschulung

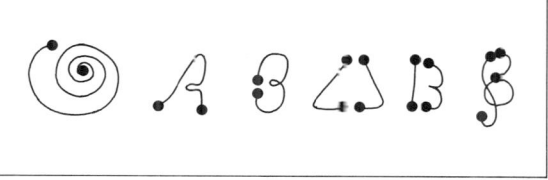

Hinweis

«Muster-Legen» geht auch gut mit Steinchen:

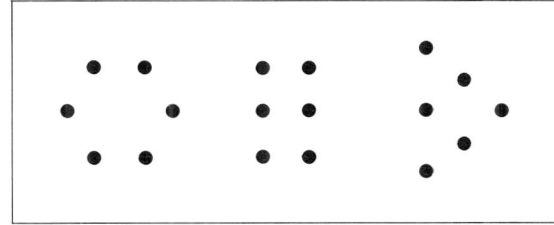

5. Schlängeln

Aspekte

Kraftschulung der Zehenflexoren
Schulung der Supination/Pronation

AS

Kreisformation
das Seil liegt zur Kreismitte hin ausgebreitet

Übung

ein Seilende mit den Zehen krallen
das Bein in leichte Abduction/Adduction schwingen
o das Knie beugen/strecken
so schlängelt sich das Seil über den Boden

Motivation

«Sachte schlängeln, wie eine Schlange in der Sonne.»

Variationen

a im Stehen
b im Gehen

Zusätzlicher Aspekt

Gleichgewichtsverbesserung

Hinweis

auch gut mit Tülltuch auszuführen

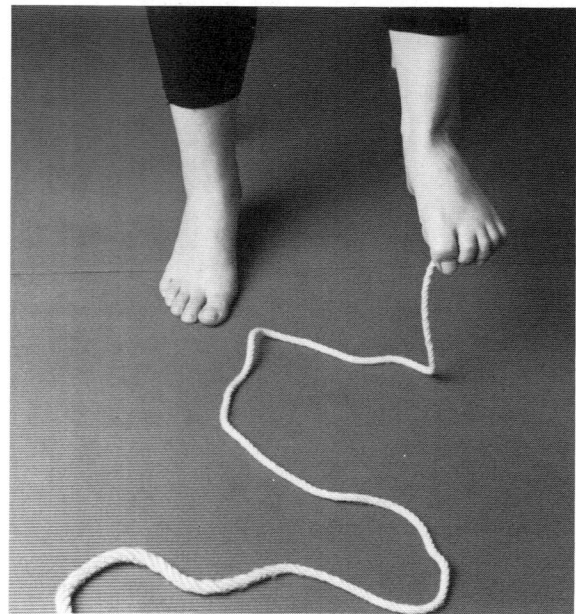

6. Füße-Abrollen

Aspekte

Schulung der Dorsalextension/Plantarflexion
Schulung der Abrollphase
Bewußtmachung der Fußgewölbe
Sensibilitätsschulung

AS

Kreisformation
das Seil liegt 3-4-fach vor den Füßen

Übung

Fuß in Dorsalextension ziehen
o Ferse hinter dem Seil aufsetzen
den Fuß langsam zu den Zehen hin abrollen
o Fuß geht in Plantarflexion
o Zehen gehen in Extension
wieder zu den Fersen zurückrollen

Beachte

der Berührung mit dem Seil nachspüren

Variationen

a beide Füße arbeiten gleichzeitig
b beide Füße arbeiten entgegengesetzt

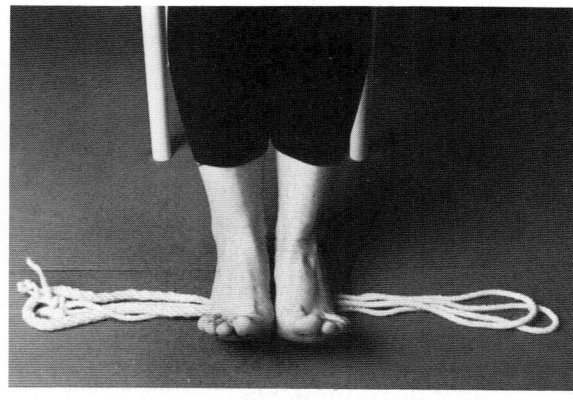

Hinweis

auch gut mit Steinchen und Sandsäckchen auszuführen

2. Seil-Schwingen

Siehe «Die Fahne weht», S. 80

Variation

beide Partner krallen ein Seilende

Motivation

«Das Seil sachte hin- und herschwingen, wie eine Schaukel im Sommerwind.»

Erschwernis

mit Überschlag schwingen

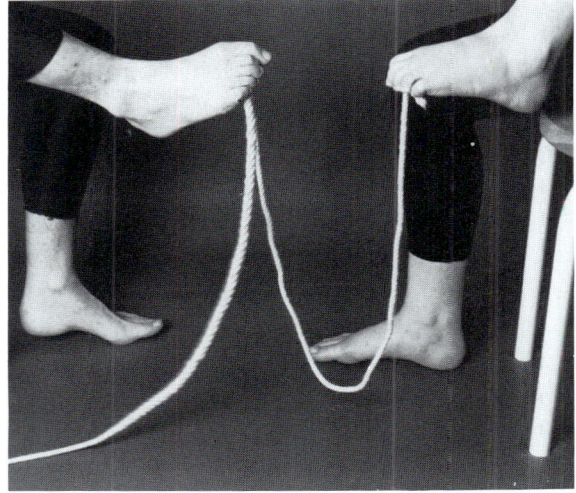

3. Seil-Halten und -Wegziehen

Aspekte

Wahrnehmungsschulung der Fußgewölbe
Verbesserung bzw. Formung der Fußgewölbe
Kraftschulung der Zehenflexoren
Schulung der Dorsalextension/Plantarflexion
Schulung der Supination/Plantarflexion

AS

a zwei Partner sitzen sich gegenüber

b zwei Partner sitzen nebeneinander
unter dem Längsgewölbe von P_1 liegt ein
mehrfachgelegtes Seil versteckt

Übung

a Halten:
P_1 hält das Seil kräftig mit den Füßen fest
P_2 krallt ein Seilende
o er versucht, das Seil wegzuziehen
P_1 läßt dies jedoch nicht zu
Aufgabenwechsel

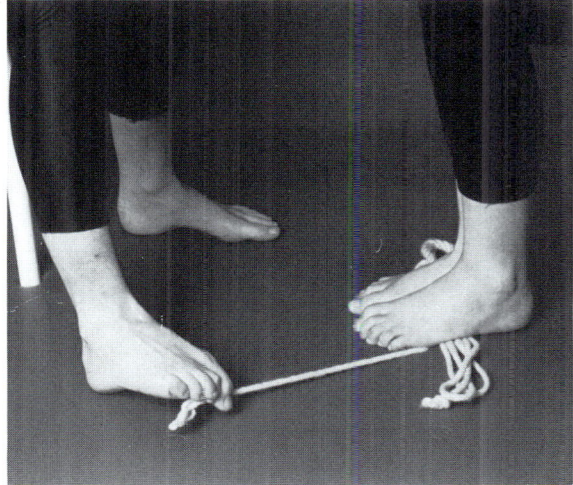

b Wegziehen:
P_1 zieht nun die Fußgewölbe hoch
o nur die Zehenkuppen und die Fersen
berühren noch den Boden
P_2 krallt ein Seilende
o er zieht das Seil Stück für Stück unter dem
Fußgewölbe hervor
P_1 läßt dies zu

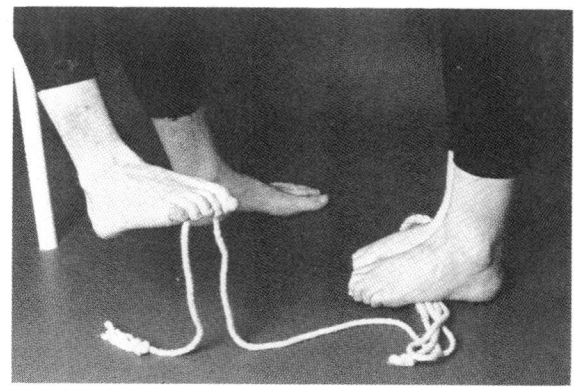

Beachte

sitzen die Partner sich gegenüber:
o arbeitet P₂ mehr mit Dorsalextension/Plantar-
flexion
sitzen die Partner nebeneinander:
o arbeitet P₂ mehr mit Supination/Pronation

4. Fesseln

Aspekt

Geschicklichkeitsverbesserung

AS

zwei Partner sitzen sich gegenüber
zwischen ihnen liegt ein Seil

Übung

P₁ fesselt P₂ mit dem Seil am Hocker fest
o willkürlicher Fußeinsatz
P₂ versucht sich mit den Füßen zu befreien
Aufgabenwechsel

Variation

P₁ steht und fesselt P₂

zusätzlicher Aspekt

Schulung der Gewichtsverlagerung bzw.
Gewichtsübernahme

Ausgangsstellung: Stand
1. «Fang mein Seil!» (S. 71)
2. Verbundenheit

2. Verbundenheit

Aspekte

Anpassung an den Partner
Verbesserung der Sprungkraft
Kraftschulung der Zehenflexoren
Schulung der Fußextensoren

AS

zwei Partner stehen sich gegenüber
zwischen ihnen liegt ein Seil

Übung

jeder krallt ein Seilende
mit dem eingekrallten Seil:
a gemeinsam durch den Raum gehen
b gemeinsam durch den Raum hüpfen

Beachte

a kein anderes Paar beim Gehen und Hüpfen
behindern
b eventuell an den Händen fassen

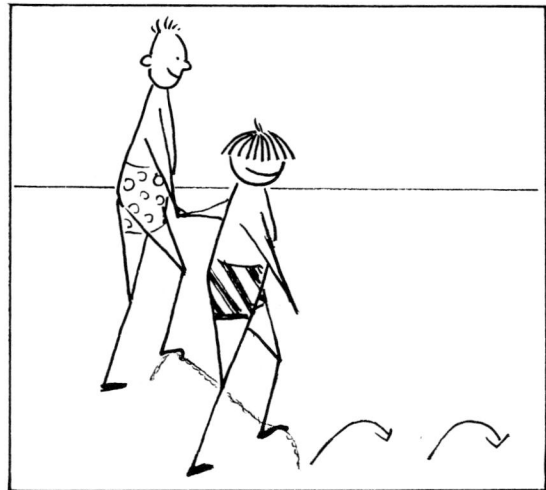

Variation

Wettspiel
zwei Riegen
o paarweise hintereinanderstehen
erstes Paar bringt das Seil zum Spielfeldende
zweites Paar holt es zurück
usw.

Ausgangsstellung: Sitz auf dem Hocker

1. Hüpfen über's Seil (S. 73)
2. Seil-Kreis
3. Seil-Weitergeben
4. Seil-Formen

2. Seil-Kreis

Aspekte

Kraftschulung der Fußextensoren
Kraftschulung der Zehenflexoren

AS

Kreisformation
vor jedem liegt ein Seil mit drei Knoten
o die Seile sind zu einem Seil-Kreis zusammen-
  geknotet

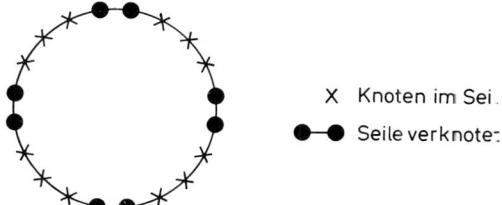

X Knoten im Seil
●—● Seile verknotet

Übung

a gemeinsam den Seil-Kreis anheben:
a₁ die Zehen krallen das Seil an zwei Knoten
a₂ an glatten Seilsträngen krallen
a₃ die Füße unter das Seil schieben
  Füße in Dorsalextension ziehen

b jeder Erste steht mit einem Fuß auf seinem Seil
  er drückt das Seil fest auf den Boden
  jeder Zweite schiebt einen Fuß unter sein Seil
  Fuß in Dorsalextension ziehen
  versuchen das Seil anzuheben
  so kommt es zum stellenweisen Abheben des
  Seil-Kreises

3. Seil-Weitergeben

Aspekte

Kraftschulung der Zehenflexoren
Kraftschulung der Fußextensoren
Schulung der Supination/Pronation

AS

Kreisformation
vor jedem liegt ein Seil

Übung

a das Seil krallen
  zum rechten Nachbarn drehen (P₂)
a₁ ihm das Seil hinlegen
a₂ ihm das Seil auf die dorsalextendierten Füße
  legen
  P₂ legt das Seil ab

  P₂ krallt es
  er dreht sich zum rechten Nachbarn
  usw., bis jeder sein Seil wieder hat
  Richtungswechsel

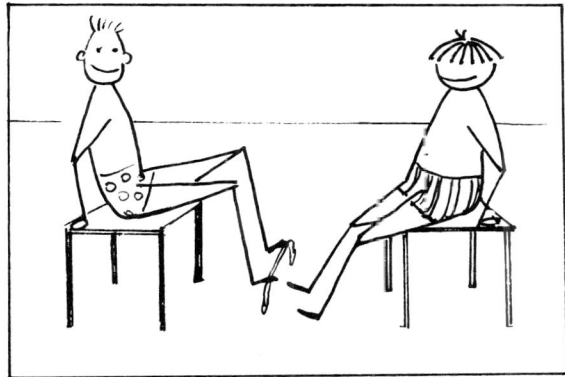

b die Füße schieben sich unter das Seil
  Beine anheben
  zum rechten Nachbarn drehen
  usw.

4. Seil-Formen

Aspekte

Schulung der Dorsalextension
Kraftschulung der Zehenflexoren
Konzentrationsverbesserung

AS

zu viert in Kreisformation
ein zusammengebundenes Seil liegt in der
Kreismitte

Übung

a jeder krallt mit dem rechten Fuß das Seil
gemeinsam das Seil spannen
  o das Seil zu einem Quadrat ziehen

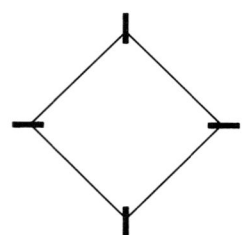

b jeder krallt mit beiden Füßen das Seil
gemeinsam das Seil spannen
  o das Seil zu einem Kreis ziehen

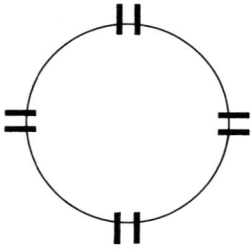

Ausgangsstellung: Stand
1. Seil-Wirr-Warr (S. 115)
2. Worte und ‹Wortsalat›
3. Seilspringen

---

2. Worte und ‹Wortsalat›

Aspekt

Verbesserung der Gewichtsverlagerung bzw.
Gewichtsübernahme

AS

jeder hat ein Seil vor sich liegen

Übung

a alle tun sich zusammen und schreiben ein
langes Wort oder einen Satz
b die Gruppe teilt sich in kleine Grüppchen auf
jedes Grüppchen schreibt ein Wort
diese Worte hintereinandergelesen ergeben
einen ‹Wortsalat›, der meistens sehr lustig ist

3. Seil-Springen

Aspekte

Koordinationsschulung
Reaktionsverbesserung
Verbesserung der Sprungkraft
Gleichgewichtsschulung

AS

P_1 und P_2 stehen sich in einiger Entfernung
gegenüber
sie halten gemeinsam ein langes Seil, welches aus
mehreren aneinandergebundenen Seilen besteht
P_3 steht in der Mitte

Übung

a P_1 und P_2 schwingen das Seil im großen Bogen
P_3 springt immer wieder über das heran-
schwingende Seil

b es läuft immer ein Springer mehr zur Mitte und
springt mit

c «Die Uhr schlägt Zehn»:
ein Springer läuft in die Mitte
o er springt 1 ×
läuft wieder raus
läuft wieder zur Mitte
o er springt 2 ×
läuft raus
läuft wieder zur Mitte
o er springt 3 ×
usw., bis er 10 × springt

Steinchen

Material

verschieden große Steinchen ohne Spitzen

Jeder für sich – doch nicht alle n

Ausgangsstellung: Sitz auf dem Hocker

1. Muster-Legen (S. 85)
2. Krallen, Kreisen. Stampfen
3. Steinchen-Verschwinden
4. Steinchen-Krallen und -Abnehmen
5. Krallen und seitlich ablegen

---

2. Krallen, Kreisen, Stampfen

Aspekte

Mobilisation der Sprunggelenke
Kraftschulung der Zehenflexoren

AS

Kreisformation
sechs verschiedengroße Steinchen liegen vor den
Füßen

Übung

ein Steinchen nach dem anderen krallen
o beim größten Steinchen beginnen
mit dem Fuß und eingekrallten Steinchen
a Kreisen ⎫
b Stampfen ⎬ ohne das Steinchen zu verlieren

Motivation

«Ach wir sind ja gar nicht dumm –
wir können es auch anders 'rum.»

Beachte

beim Kreisen wirklich alle Bewegungsrichtungen
einbeziehen

3. Steinchen-Verschwinden

Aspekte

Kraftschulung der Zehenflexoren
Kraftschulung der Fußextensoren

AS

Kreisformation
die Füße stehen auf einem Tuch
in der Tuchmitte liegen sechs verschiedengroße
Steinchen

Übung

beide Füße krallen im Wechsel Steinchen für
Steinchen
o auf die Tuchecke unten/rechts legen
der linke Fuß krallt die Tuchecke oben/rechts
o Tuch anheben
der rechte Fuß krallt sich nach und nach ein
Steinchen
o unter die angehobene Tuchecke legen
der linke Fuß legt die angehobene Tuchecke über
die Steinchen
o die Steinchen sind «verschwunden»
genauso zurückholen; dabei die Steinchen jedoch
auf die Tuchecke unten/links ablegen
Aufgaben- bzw. Fußwechsel

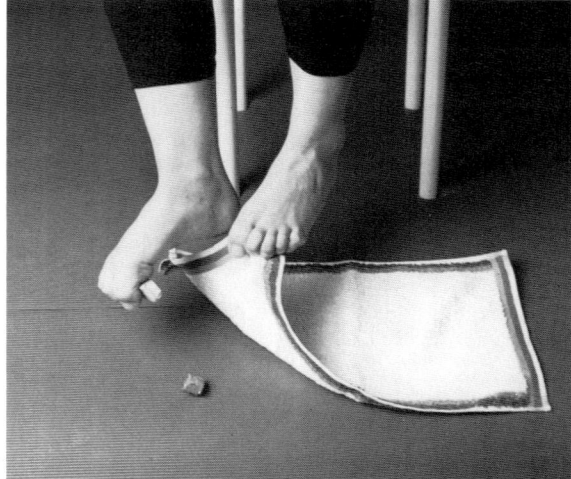

4. Steinchen-Krallen und -Abnehmen

Aspekte

Kraftschulung der Zehenflexoren
Schulung der Pronation/Supination

AS

Kreisformation
vor jedem liegt ein Steinchen

Übung

Steinchen krallen
a an entgegengesetzte Hand übergeben
o Fuß geht in Supination

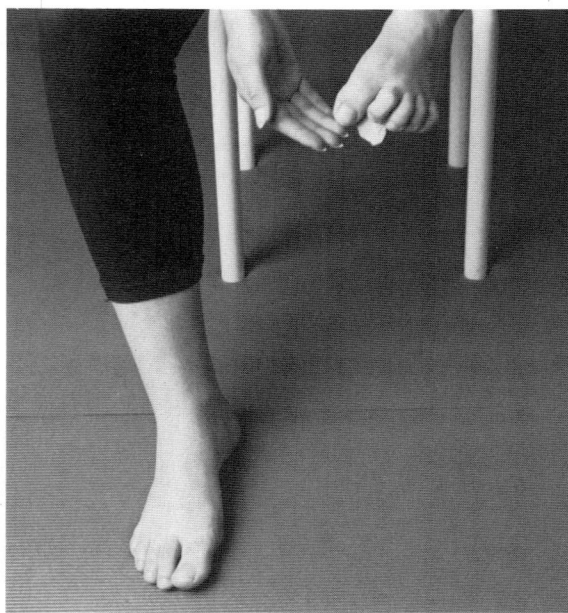

b an gleichseitige Hand übergeben
o Fuß geht in Pronation

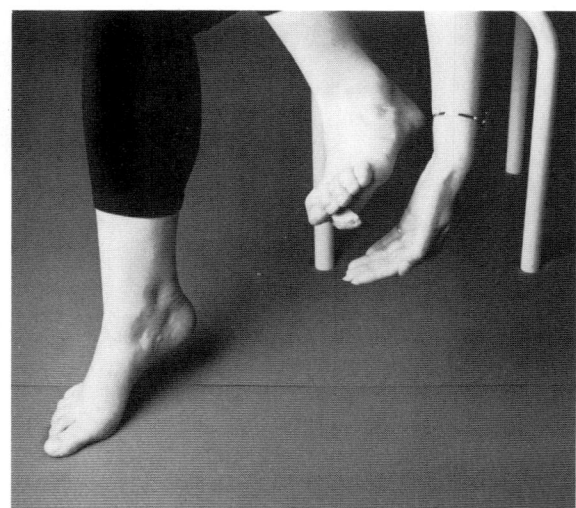

5. Krallen und seitlich ablegen

Aspekte

Schulung der Supination/Pronation
Kraftschulung der Zehenflexoren
Schulung der Fußextensoren

AS

Kreisformation
sechs verschiedengroße Steinchen liegen vor dem rechten Fuß

Übung

a rechter Fuß krallt ein Steinchen
   o in Dorsalextension/Supination ziehen
   o das Steinchen vor dem linken Fuß ablegen
   der linke Fuß krallt das Steinchen
   o in Dorsalextension/Pronation ziehen
   o das Steinchen seitlich ablegen
   usw./bis alle sechs Steinchen links liegen
b alle Steinchen entsprechend nach rechts transportieren

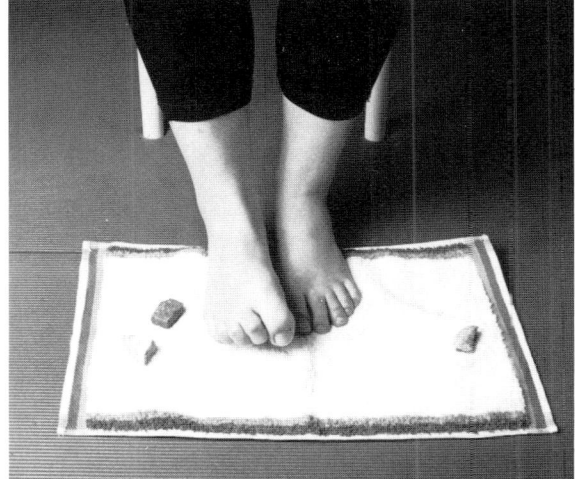

Partnerübungen

Ausgangsstellung: Sitz auf dem Hocker

1. Muster-Legen (S. 85)
2. Steinchen-Austauschen
3. Steinchen-Übergabe

2. Steinchen-Austauschen

Aspekte

Mobilisation der Sprung- und Zehengelenke

AS

zwei Partner sitzen sich gegenüber
vor jedem liegen sechs verschiedengroße Steinchen
die Füße stehen auf einem Tuch

Übung

die eigenen Steinchen auf die rechte Tuchhälte des Partners legen = austauschen
beliebiger Fußeinsatz

Motivation

«Zeichen der Freundschaft:
Wir tauschen mit unserem Partner die Steinchen aus und zeigen ihm dadurch unsere Bereitschaft, mit ihm zu arbeiten.»

3. Steinchen-Übergabe

Aspekte

Kraftschulung der Zehenflexoren
Schulung der Zehenextensoren
Kraftschulung der Fußextensoren

AS

zwei Partner sitzen sich gegenüber
vor P$_1$ liegen sechs verschiedengroße Steinchen

Übung

P$_1$ krallt ein Steinchen mit dem linken Fuß
P$_2$ extendiert den rechten Fuß und dessen Zehen
beide Füße treffen sich in der Mitte
P$_1$ legt das Steinchen auf den Fußrücken von P$_2$
P$_2$ krallt mit seinem linken Fuß das Steinchen
er legt es am linken Tuchrand ab
usw., bis er alle sechs Steinchen bekommen hat
genauso zurückgeben
Fußwechsel nicht vergessen

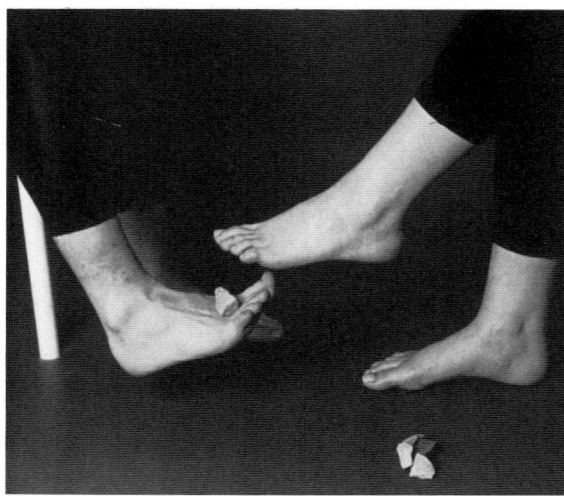

Ausgangsstellung: Sitz auf dem Hocker
1. Steinchen-Weitergeben
2. Gier

1. Steinchen-Weitergeben

Aspekte

Schulung der Pronation/Supination
Schulung der Fußextensoren
Kraftschulung der Zehenflexoren

AS

Kreisformation
jeder hat ein Steinchen vor den Füßen liegen

Übung

das Steinchen mit dem rechten Fuß zum rechten
Nachbarn weitergeben
eine ganze Runde oder nur einige Gruppenmitglieder weitergeben
Steinchenweitergabe:
a krallend rüberlegen
b die Innenkante/Außenkante des Fußes schiebt
das Steinchen zum Partner rüber
der Nachbar holt das Steinchen mit entsprechendem Fuß zu sich ran

2. Gier

Aspekte

Reaktionsschulung
Verbesserung bzw. Formung der Fußgewölbe

AS

vier Partner sitzen im Karree
eine Ansammlung von Steinchen liegen in der
Kreismitte

Übung

a jeder versucht, so schnell er kann, soviele
Steinchen wie möglich zu sich heranzuholen
o beliebiger Fußeinsatz
b die Steinchen verstecken und gegen Diebe
verteidigen
o z.B. einkrallen oder unter dem Längsgewölbe
verbergen
gleichzeitig versucht jeder, den Partnern
Steinchen zu klauen

Motivation

«Na – wer ist der schlimmste Gangster? Wer hat die
meisten Steinchen erbeutet?»

Ausgangsstellung: Stand
1. Wettspiel: Hin- und Herräumen
2. Wettspiel: Säckchen-Füllen
3. Gefräßige Schlange

1. Wettspiel: Hin- und Herräumen

Aspekt

Verbesserung der Gewichtsverlagerung bzw.
Gewichtsübernahme

AS

zwei Riegen
am Start liegt ein Reifen mit Steinchen
am Spielfeldende liegt ein leerer Reifen

Spiel

1. Durchgang
erster Spieler krallt sich soviele Steinchen wie er
kann
er transportiert sie gehend zu dem leeren Reifen
dort ablegen/zurücklaufen/hinter anstellen
zweiter Spieler führt dasselbe aus
wiederholen, bis alle Steinchen am Spielfeldende
liegen

2. Durchgang
die Steinchen genauso zurückholen

Variationen

a die Steinchen laufend transportieren
b die Steinchen hüpfend transportieren

Zusätzlicher Aspekt

Verbesserung der Sprungkraft

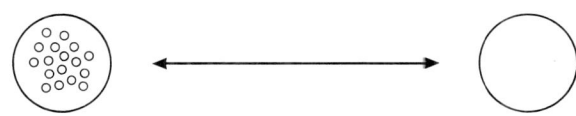

2. Wettspiel: Säckchen-Füllen

Aspekt

Verbesserung der Gewichtsverlagerung bzw.
Gewichtsübernahme

AS

zwei Riegen, die in Vierer- oder Dreier-Mannschaften aufgeteilt sind
am Start liegen ganz viele Steinchen und ein Tuch

Spiel

jeder krallt ein Steinchen
auf das Tuch legen
gemeinsam das Tuch krallen
o am Rand oder an den Ecken
alle hüpfen auf einem Bein, mit dem gefüllten
Säckchen, los
am Spielfeldende ablegen
mit dem Tuch in der Hand zurücklaufen
nächste Mannschaft füllt das Tuch
usw., bis alle Steinchen zum Spielfeldende transportiert worden sind

Motivation

«Welcher Trupp ist das schnellste Transportunternehmen?»

3. Gefräßige Schlange

Aspekte

Kraftschulung der Zehenflexoren
Verbesserung der Sprungkraft
Verbesserung der Gewichtsverlagerung bzw.
Gewichtsübernahme

AS

die Gruppe steht in einer langen Schlange
hintereinander
oder zwei kleinere Gruppen bilden zwei Schlangen
irgendwo im Raum liegt/liegen ein/zwei Steinhaufen

Übung

der Erste ist der ‹Kopf der Schlange›
o er bestimmt die Laufrichtung und führt die
    Schlange zum Steinhaufen
o er krallt Steinchen für Steinchen und gibt sie
    nach hinten weiter, bis jeder ein Steinchen hat
die Schlange läuft oder hüpft auf einem Bein, mit
den eingekrallten Steinchen, im Raum herum
wieder anhalten und die Steinchen nach und nach
ablegen
o der ‹Schlangenschwanz› gibt die Steinchen zum
    ‹Schlangenkopf› zurück

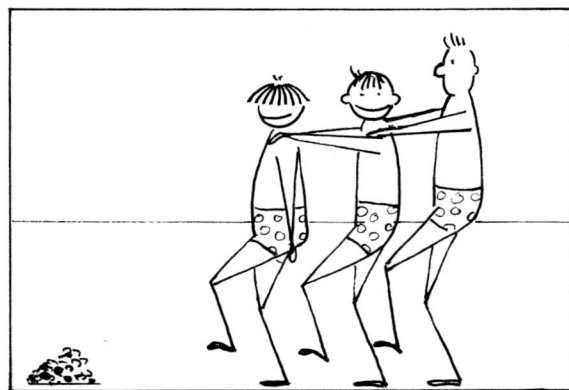

Motivation

«Die Schlange läuft hungrig im Raum herum.
Sie hat Futter entdeckt und verschlingt nun Stein
für Stein, bis nichts mehr in ihren Magen paßt.»

Sandsäckchen

Folgende Übungen mit Steinchen sind auch für das Üben mit Sandsäckchen geeignet:

Jeder für sich – doch nicht allein

Krallen, Kreisen, Stampfen (S. 91)
Steinchen-Verschwinden (S. 92)
Steinchen-Krallen und -Abnehmen (S. 92)
Krallen und seitlich ablegen (S. 93)

Partnerübungen

Steinchen-Austauschen (S. 93)
Steinchen-Übergabe (S. 94)

Die ganze Gruppe

Sitz auf dem Hocker

Steinchen-Weitergeben (S. 94)
Gier (S. 95)

Stand

Wettspiel: Hin- und Herräumen (S. 95)
Gefräßige Schlange (S. 96)

Die Sandsäckchen sind schwerer als die Steinchen, so daß die Übungen dadurch schwieriger sind!

Jeder für sich – doch nicht allein

Ausgangsstellung: Sitz auf dem Hocker

1. Füße-Abrollen (S. 86)
2. Werfen und Fangen
3. Schiebung
4. Lift und Schaukel
5. Einklemmen
6. Säckchen-Transport
7. Stuhlbein-Umzingeln

2. Werfen und Fangen

Aspekte

Reaktionsschulung
Kraftschulung der Zehenflexoren
Kraftschulung der Fußextensoren

AS

Kreisformation
jeder hat ein Sandsäckchen

Übung

a die Zehen krallen ein Sandsäckchen
hochwerfen und mit einer Hand fangen
b mit den Zehen des rechten Fußes ein Sandsäckchen krallen
auf den linken Fußrücken legen
der linke Fuß wirft das Säckchen hoch in die Luft
die Hände fangen

3. Schiebung

Aspekt

Mobilisation der Sprunggelenke

AS

Kreisformation
ein Sandsäckchen

Übung

das Säckchen in verschiedene Richtungen schieben
Fuß schiebt mit:
a Ferse
   o Fuß in Dorsalextension
b Zehen
   o Fuß in Plantarflexion
c Innenkante
   o Fuß in Pronation
d Außenkante
   o Fuß in Supination

4. Lift und Schaukel

Apekte

Schulung der Fußextensoren/Fußflexoren
Schulung der Zehenflexoren

AS

Kreisformation
ein Sandsäckchen

Übung

der rechte Fuß krallt das Säckchen
er legt es auf den linken Fußrücken
○ linken Fuß und dessen Zehen in Extension
linkes Bein gebeugt anheben, ohne das Säckchen
zu verlieren
a eine Weile halten
per Plantarflexion das Säckchen abladen
Fußwechsel

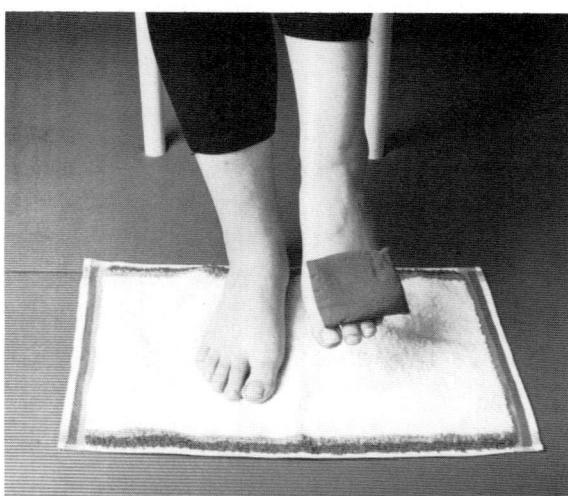

b statt halten:
linkes Knie langsam strecken
○ Fuß und Zehen gehen in Flexion
○ Sandsäckchen balancieren
Knie langsam beugen
○ Fuß und Zehen gehen in Extension
Beugung und Streckung fließend ausführen, so
daß Fuß und Unterschenkel wie eine Schaukel
vor- und zurückschwingen

5. Einklemmen

Aspekte

Kraftschulung der Supinatoren/Pronatoren
Koordinationsverbesserung

AS

Kreisformation
zwei Sandsäckchen

Übung

beide Füße ziehen in Dorsalextension/Supination
○ sie fassen dabei ein oder zwei Sandsäckchen fest
zwischen beide Großzehen ‹einklemmen›
a lange halten
absetzen
b halten
Füße in Pronation ziehen
○ die Säckchen fallen lassen
absetzen
neu greifen

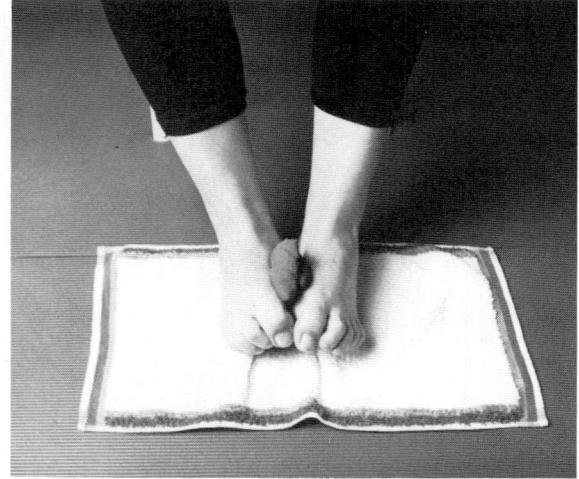

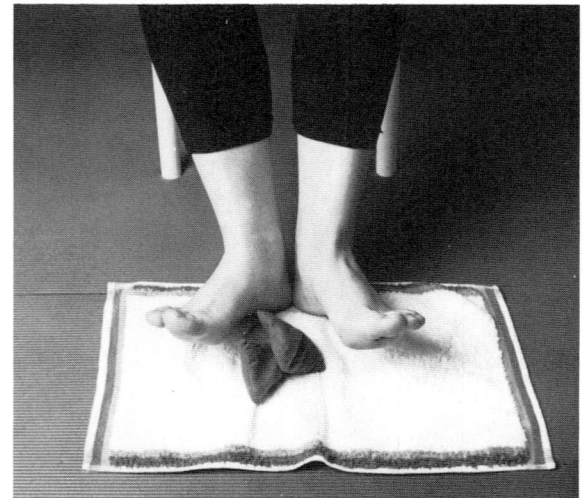

6. Säckchen-Transport

Aspekte

Schulung der Dorsalextension/Plantarflexion
Schulung der Supination
Koordinationsverbesserung

AS

Kreisformation
ein Sandsäckchen

Übung

a rechter Fuß krallt das Sandsäckchen
   o Fuß in Dorsalextension
   Beine übereinandergeschlagen (rechts über links)
   o rechter Fuß geht in Plantarflexion
   Säckchen fallen lassen
   Beine in Ausgangsstellung
   linker Fuß krallt das Säckchen
   o Fuß in Dorsalextension
   Beine übereinanderschlagen (links über rechts)
   o Fuß geht in Plantarflexion

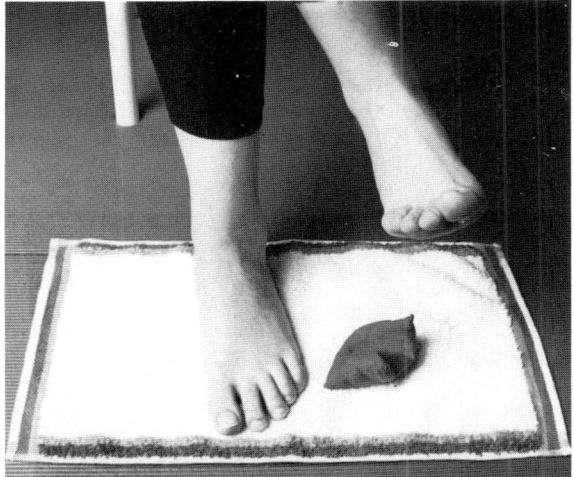

b Sandsäckchen neben den linken Fuß legen
(außen)
rechter Fuß greift unter dem linken Bein durch
   o Fuß in Supination
das Sandsäckchen krallen
das Bein zurückholen
   o Fuß zieht in Dorsalextension
Beine übereinanderschlagen (rechts über links)
Fuß geht in Plantarflexion
Säckchen fallen lassen
Beine in Ausgangsstellung
rechter Fuß krallt von neuem
usw.
Fußwechsel

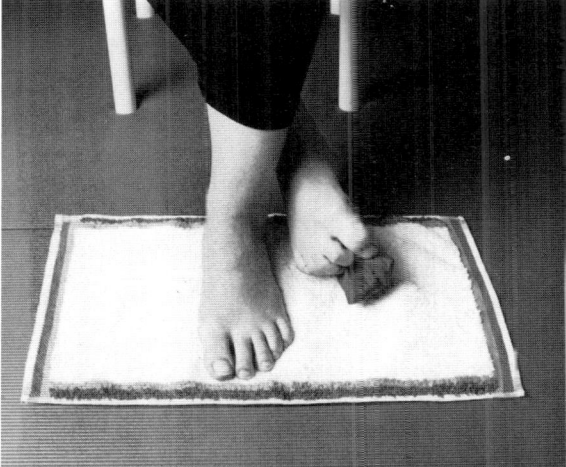

7. Stuhlbein-Umzingeln

Aspekte

Kraftschulung der Supinatoren/Pronatoren
Kraftschulung der Zehenflexoren
Koordinationsverbesserung

AS

Kreisformation
zwei Sandsäckchen

Übung

beide Füße krallen je ein Sandsäckchen
von außen nach innen führen und die Sandsäckchen hinter den Stuhlbeinen ablegen
o Füße in Supination

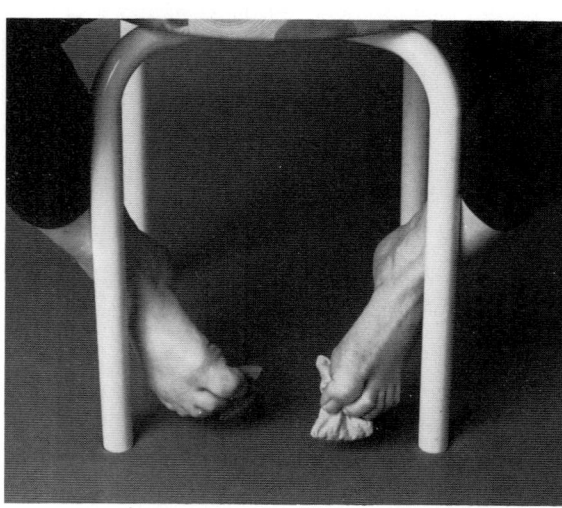

Füße kommen von innen
o Füße in Pronation
Sandsäckchen krallen
nach vorn holen
o Füße in Dorsalextension
von vorn beginnen
Richtungswechsel

Partnerübungen

Ausgangsstellung: Sitz auf dem Hocker

1. Fuß-Umkreisen
2. Sandsäckchen-Runde
3. Von Knie zu Knie

---

1. Fuß-Umkreisen

Aspekte

Kraftschulung der Supinatoren/Pronatoren

AS

zwei Partner sitzen sich gegenüber
jeder hat vor seinen Füßen ein Sandsäckchen
liegen

Übung

beide krallen mit dem rechten Fuß ihr Säckchen
das Sandsäckchen von außen, hinter den linken
Fuß des Partners legen
o Fuß geht in Supination
das Säckchen, von innen kommend, zurückholen
o Fuß geht in Pronation
Seiten- bzw. Fußwechsel

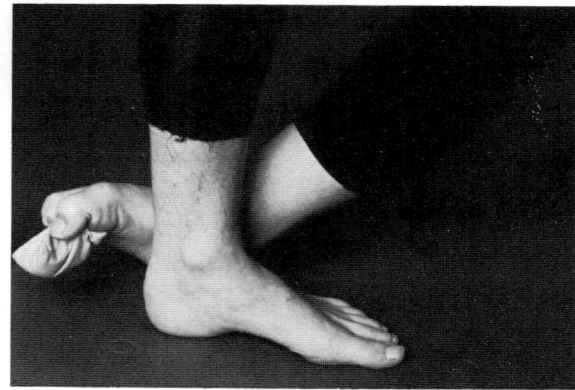

2. Sandsäckchen-Runde

Aspekte

Kraftschulung der Supinatoren
Schulung der Fußextensoren
Kraftschulung der Zehenflexoren
Koordinationsverbesserung

AS

zwei Partner sitzen sich gegenüber
ein Sandsäckchen liegt zwischen ihnen

Übung

P_1 krallt mit dem rechten Fuß das Sandsäckchen
o Fuß in Dorsalextension
er legt es auf das linke Knie von P_2
P_2 krallt mit dem rechten Fuß das Säckchen
o Fuß in Supination
er legt es auf das linke Knie von P_1
P_1 krallt das Sandsäckchen mit dem rechtem Fuß
o Fuß in Supination
usw.
Richtungs- bzw. Fußwechsel

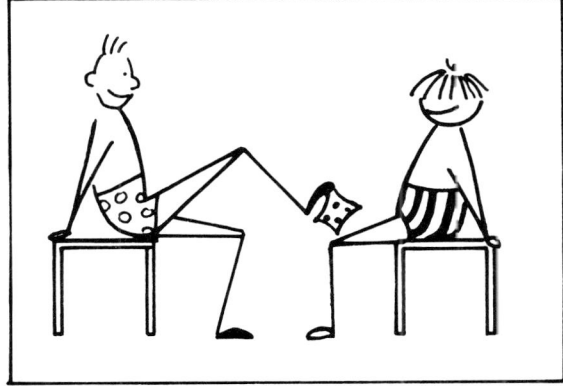

3. Von Knie zu Knie

Aspekte

Kraftschulung der Zehenflexoren
Kraftschulung der Fußextensoren
Kraftschulung der Supinatoren

AS

zwei Partner sitzen sich gegenüber
zwischen ihnen liegt ein Sandsäckchen

Übung

P_1 krallt mit dem rechten Fuß ein Säckchen
o Fuß in Dorsalextension ziehen
Sandsäckchen auf das linke Knie vor P_2 legen
nochmals mit dem rechten Fuß das Säckchen
krallen
o Fuß in Supination ziehen
auf das rechte Knie von P_2 legen
Fuß abstellen
linker Fuß holt das Sandsäckchen krallend auf den
Boden zurück
o Fuß in Dorsalextension ziehen
Fuß- bzw. Richtungswechsel

Die ganze Gruppe

Ausgangsstellungen

Sitz auf dem Hocker

Stand

Ausgangsstellung: Sitz auf dem Hocker

1. «Wir machen Geräusche!»
2. Sandsäckchen-Weitergeben
3. «Alle Gelben fliegen hoch!»
4. Beute
5. Eier-Legen
6. Reißende Runde
7. Säckchen-Werfen
8. «Tippe-Tippe-Tippso»

1. «Wir machen Geräusche!»

Aspekte

Kraftschulung der Fußextensoren/Fußflexoren

Kraftschulung der Zehenflexoren

Schulung der Supinatoren/Pronatoren

AS

Kreisformation

vor jedem liegen zwei Sandsäckchen

Übung

a die Zehen krallen ein Sandsäckchen

Fuß zieht in Dorsalextension

○ Ferse behält Bodenkontakt

Fuß schwingt rasch in Supination/Pronation

○ es entsteht ein Rascheln

b die Zehen auf dem Sandsäckchen auflegen

Zehenflexion/Zehenextension in stetigem Wechsel

○ es entsteht ein Knirschen

c das Sandsäckchen quer unter das Längsgewölbe legen

Fuß etwas vor- und zurückschieben

langsames Schieben:

○ leichtes Knirschen

rasches Schieben:

○ heftiges Knirschen

d die Zehen krallen das Sandsäckchen

Fuß zieht in Dorsalextension

plötzlich fallen lassen

○ es entsteht ein Knall

e beide Füße krallen je ein Sandsäckchen

beide Füße ziehen abwechselnd in Dorsalextension

beim Absetzen tippt das eingekrallte Säckchen auf den Boden

○ ‹Tipp-Tipp›

im Geh-Rhythmus ausführen

f Ideen der Gruppe aufgreifen

einer macht vor/alle machen nach

g beliebig kombinieren

Beachte

die Übungen sollen gemeinsam begonnen und gemeinsam beendet werden

versuchen, gleichmäßig zu bewegen und somit auf einen Rhythmus zu kommen

Therapeut

er unterstützt die Bewegungen mit rhythmischer Stimme

○ «Hoch-Runter, Hoch-Runter»

○ «Im glei-chen Tem-po.»

Motivation

«Wir geben den Rhythmus an. Wir sind der Percussion-Background.»

«Die Übungen kräftig ausführen, damit wir nicht zu überhören sind.»

Tip

bei rhythmischer Ausführung kann zusätzlich unterstützende Musik eingesetzt werden.

2. Sandsäckchen-Weitergeben

Aspekte

Kraftschulung der Supinatoren/Pronatoren
Kraftschulung der Fußextensoren/Fußflexoren
Kraftschulung der Zehenflexoren

AS

Kreisformation
vor jedem Zweiten liegt ein Sandsäckchen

Übung

a jeder Zweite klemmt das Säckchen zwischen
den Großzehen ein
o Füße in Supination
zum rechten Nachbarn drehen
ihm das Säckchen hinhalten
der Nachbar nimmt es an, mit:

a₁ supinierten Füßen bzw. den Großzehen

a₂ den Händen

b das Säckchen krallen
dem Nachbarn zuwerfen

b₁ vor die Füße

b₂ der Nachbar fängt es mit den Händen

c rechter Fuß zieht in Pronation
mit der Innenkante das Säckchen zum rechten
Nachbarn schieben
linken Fuß in Pronation
mit der Innenkante das Säckchen vom linken
Nachbarn ranholen
dasselbe mit supiniertem Fuß und Fußaußen-
kante

d beide Füße krallen einen Sandsack
o Füße in Plantarflexion
zum rechten Nachbarn drehen
ihm das Sandsäckchen hinlegen
auf Fersen zurücklaufen
o Füße kräftig hochgezogen
wiederholen, bis jeder seinen Sandsack wieder
hat
Richtungswechsel

3. «Alle Gelben fliegen hoch!»

Aspekte

Reaktionsschulung
Kraftschulung der Fußextensoren
Kraftschulung der Zehenflexoren
Konzentrationsverbesserung

AS

Kreisformation
jeder hat zwei verschiedenfarbige Sandsäckchen
vor sich liegen

Übung

Therapeut: «Alle Gelben fliegen hoch!»
Gruppe: alle Gruppenmitglieder, die ein gelbes
Sandsäckchen haben, krallen es und heben es hoch
in die Luft
Therapeut: «Alle Roten fliegen hoch!»
usw.
Irreführung ist erlaubt!, z.B.:
o «Alle Orangen fliegen hoch!» und es gibt ga-
keine orangen Sandsäckchen.
Zwischendurch:
Therapeut: «*Alle* fliegen hoch!»
Gruppe: alle Gruppenmitglieder krallen ihre Sand-
säckchen und heben sie hoch
Therapeut: «Kunterbunt fliegt hoch!»
Gruppe: gemeint sind auch ‹Alle›, man muß bloß
mehr aufpassen, um sich angesprochen zu fühlen!

Variation

Wettspiel: jeder der einen Fehler macht scheidet
aus

Motivation

«Wer schafft es, bis als Letzter durchzuhalten?»

4. Beute

Aspekte

Kraftschulung der kurzen Fußmuskeln
Kraftschulung der Fußextensoren
Kraftschulung der Zehenflexoren

AS

vier oder sechs Partner sitzen in Kreisformation
in der Kreismitte: Ansammlung von Sandsäckchen

Übung

im Ameisengang zur Kreismitte krabbeln
ein Sandsäckchen krallen
o dem rechten Nachbarn hinlegen
der krallt es und legt es wieder in die Mitte zurück
im Ameisengang zurück in die Ausgangsposition
wdh.
Richtungswechsel

Beachte

a Ameisengang = siehe unter «Spielerische Sachen», S. 110
b die Übung soll möglichst synchron ausgeführt werden
b die Übung geht gut zu Musik

Motivation

«Wir schleichen uns an die Beute heran – schnappen uns schnell ein Säckchen und geben es rasch an unsere Verbündeten weiter.»

5. Eier-Legen

Aspekte

Verbesserung der Supination
Kraftschulung der Zehenflexoren
Kraftschulung der Fußextensoren

AS

Kreisformation
jeder zweite hat ein Sandsäckchen

Übung

P_1 krallt das Sandsäckchen
o Fuß in Dorsalextension ziehen
den Sandsack auf den Schoß des rechten Nachbarn (P_2) legen
P_2: Außenrotation der Hüften
o Sandsäckchen fällt runter
P_2 krallt das Säckchen
er legt es seinem rechten Nachbarn auf den Schoß
usw.
Richtungswechsel

Variation

o die Großzehen fassen das Sandsäckchen
beide Füße in Supination
Säckchen auf den Schoß des rechten Nachbarn legen
usw.

Motivation

«Wir lassen das Säckchen fallen, wie ein Huhn das Frühstücksei.»

6. Reißende Runde

Aspekte

Kraftschulung der Zehenflexoren
Kraftschulung der kurzen Fußmuskeln
Verbesserung bzw. Formung der Fußgewölbe

AS

Kreisformation
jeder zweite hat ein Sandsäckchen

Übung

rechter Fuß krallt das Sandsäckchen (P_1)
zum rechten Nachbarn drehen (P_2)
gemeinsam das Sandsäckchen krallen
P_2 zieht P_1 langsam das Säckchen weg
P_1 hält gegen, läßt es aber langsam zu
usw.
Richtungswechsel

7. Säckchen-Werfen

Aspekte

Kraftschulung der Zehenflexoren
Kraftschulung der Fußflexoren
Verbesserung der Gewichtsverlagerung bzw.
Gewichtsübernahme
Konzentrationsverbesserung

AS

Kreisformation
in der Kreismitte liegen zwei Reifen oder ein
Seilkreis
vor jedem liegen etl. Sandsäckchen

Übung

ein Sandsäckchen krallen
in den entsprechenden Reifen werfen
○ in einen Reifen die roten und gelben
○ in den anderen die blauen und grünen
bzw. alle Säckchen in den Seilkreis werfen
zur Mitte laufen und die Sandsäckchen zurückholen

Variationen

a auf einem Bein zur Mitte hüpfen
b im hohen Zehenstand gehen

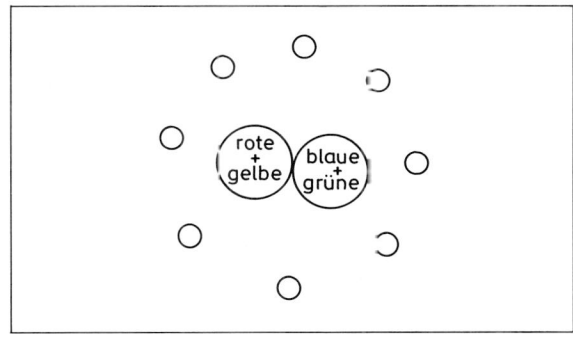

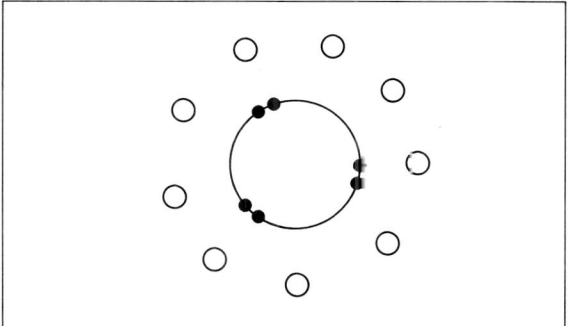

8. «Tippe-Tippe-Tippso»

Aspekte

Mobilisation der Sprunggelenke
Koordinationsverbesserung
Verbesserung eines rhythmischen Bewegungs-
ablaufes

AS

Kreisformation
vor jedem liegen zwei Sandsäckchen

Übung

a vor und hinter den Sandsäckchen auftippen
a₁ vorn die Zehen
     hinten die Fersen
a₂ vorn die Fersen
     hinten die Zehen
a₃ entgegengesetzt:
     Ferse hinten/Zehen vorn

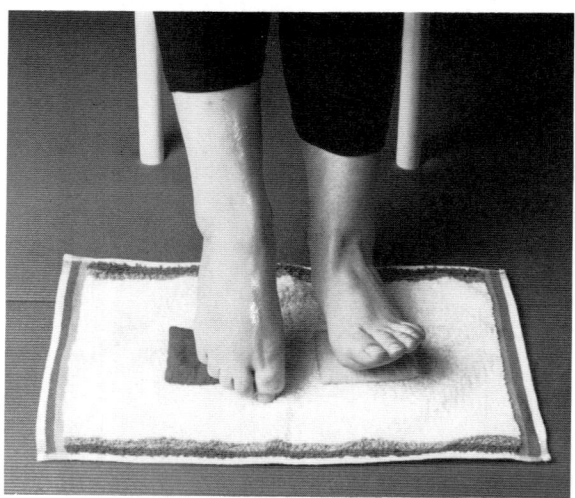

b seitlich der Sandsäckchen auftippen
     rechter Fuß tippt mit
     o Innenkante links vom Säckchen
     o Außenkante rechts vom Säckchen
c Kombinationen entwickeln, z.B.
c₁ links und rechts vom Sandsäckchen tippen die
     Zehen auf
     vor und hinter den Säckchen tippen die Fersen
     auf
c₂ zwischen den Sandsäckchen tippen die Fersen
     auf
     neben die Sandsäckchen tippen die Zehen
     auf die Säckchen, die ganze Fußsohle setzen

Beachte

sind der Gruppe die Bewegungsabläufe klar, darauf
achten, daß die Bewegungen synchron ausgeführt
werden
die Gruppe soll versuchen, einen gemeinsamen
Rhythmus zu finden und zu halten
o der Rhythmus verbindet die Gruppenmitglieder
   zu einer Einheit

Therapeut

Er unterstützt die Bewegungen mit rhythmischer
Stimme:

	4/4 Takt
«Vor - rück	1 — 2
Links — rechts»	3 — 4
«Eins — Zwei	1 — 2
Drei — Vier»	3 — 4

Musik

kann die Gruppe den Rhythmus gut einhalten, zusätzlich Musik einsetzen, z.B.
o «Tippe-Tippe-Tippso-Eukalypso», von Catharina
   Valente

Ausgangsstellung: Stand
1. Säckchen-Werfen (S. 105)
2. Sandsäckchen-Sortieren
3. Wettspiel: Säckchen-Übergabe

2. Sandsäckchen-Sortieren

Aspekte

Verbesserung der Sprungkraft
Gleichgewichtsschulung

AS

die Gruppe steht im Raum verteilt
vier Reifen liegen im Raum verteilt
a jeder hat zwei verschiedenfarbige Sandsäckchen
b alle Sandsäckchen sind im Raum verteilt

Übung

a jeder bringt seine Säckchen in die entsprechenden Reifen
   o pro Reifen eine Farbe
laufen oder auf einem Bein hüpfen
b gemeinsam, die im Raum verteilten Säckchen, in
die Reifen einordnen
beliebiger Fußeinsatz

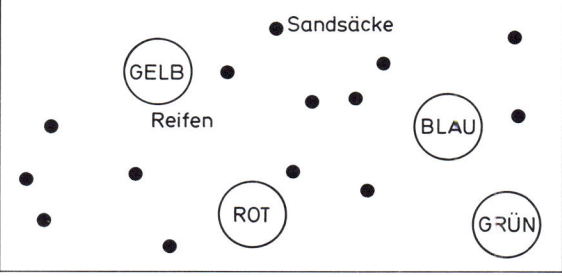

3. Wettspiel: Säckchen-Übergabe

Aspekte

Kraftschulung der Fußflexoren
Kraftschulung der Zehenflexoren
Verbesserung der Sprungkraft
Gleichgewichtsverbesserung

AS

zwei Riegen
die Spieler jeder Riege stehen in einiger Entfernung
hintereinander
beim letzten Spieler liegen drei Sandsäckchen

Spiel

der letzte Spieler krallt sich ein Säckchen
o Hüfte in Mittelstellung
o Knie in Flexion
o Fuß in Plantarflexion
er hüpft zum nächsten Spieler (vorletzter Spieler)
sie drehen sich die Rücken zu
Sandsäckchen-Übergabe durch Krallen der Zehen
der vorletzte Spieler hüpft zum nächsten Spieler
usw., bis alle drei Säckchen am Spielfeldende angekommen sind

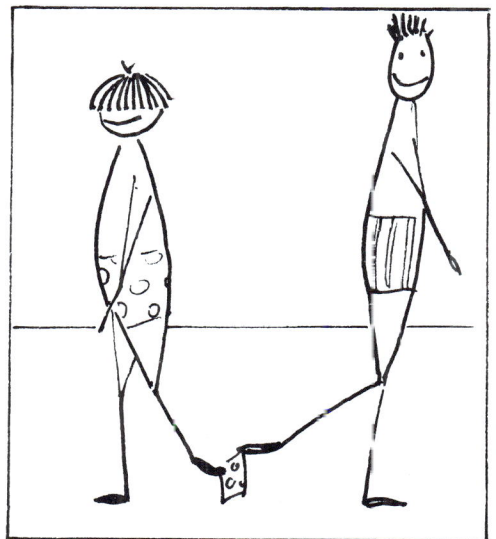

Spielerische Sachen

Die ‹Spielerischen Sachen› sind überwiegend gedacht:
a) zur Auflockerung einer Behandlungsstunde
b) zur Beendigung einer Behandlungsstunde

Allgemeine Aspekte

Vorbereitung zur Übungsstunde (Erwärmung)
Förderung der Interaktion
Verbesserung des Gleichgewichtes
Koordinationsschulung
Reaktionsschulung
Verbesserung der Gewichtsverlagerung bzw.
Gewichtsübernahme
Verbesserung der Sprungkraft
Verbesserung des Selbstvertrauens
Ablenkung schaffen

Ohne Geräte

Ausgangsstellung: Stand

1. Karussell
2. Schwere Last
3. Kampfhähne
4. Führung
5. Hände-Schütteln
6. «Komm mit!»
7. «Keine Angst vor großen Tieren!»
8. Wettspiel: Ameisengang
9. «Es geht sich – es geht sich»

1. Karussell

AS

zwei Partner stehen sich gegenüber
sie fassen sich an den Händen
o Unterarme sind gekreuzt

Übung

den Oberkörper etwas nach hinten lehnen
gemeinsam rasch im Kreis drehen

Motivation

«Das Karussell wird schneller und schneller.»
«Wieder langsamer werden – das Karussell bleibt stehen.»

2. Schwere Last

AS

zwei Partner stehen Rücken an Rücken

Übung

a beide Partner drücken gleichstark, so daß sie auf der Stelle stehenbleiben

b einer versucht, den anderen wegzudrücken
   ○ «Na, wer ist der Stärkere?»

c P_1 drückt P_2 weg
   P_2 hält gegen, läßt es jedoch zu
   P_1 führt P_2 per Rückendruck durch den Raum
   ○ geradeaus – Wellenlinie – Zick/Zack – etc.
   Führungswechsel

Motivation

«Wir sind beim Umziehen und schieben schwere Möbel durch den Raum: ein Klavier, einen Schrank, etc.»

«Langsam gehen, als hätten wir Kaugummi unter den Füßen.»

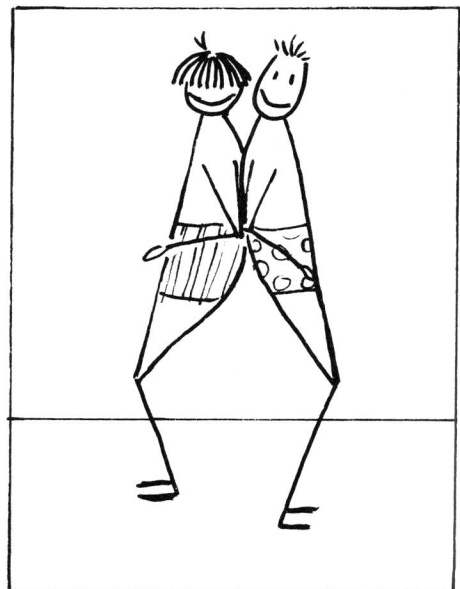

3. Kampfhähne

AS

der Raum ist durch eine Schnur in zwei Hälften aufgeteilt
die ganze Gruppe steht paarweise in der einen Raumhälfte
die Paare halten sich an den Händen
jeder steht auf einem Bein

Übung

jeder versucht, seinen Partner über die Linie, in die andere Raumhälfte, zu ziehen, zu drängen, etc.
wiederholen, um dem Verlierer eine Chance zu geben

4. Führung

AS

zwei Partner stehen sich gegenüber
Arme nach vorn gestreckt
Handinnenflächen liegen aneinander

Übung

P_1 führt P_2, durch Druck der Handflächen, willkürlich durch den Raum
   ○ vorwärts/rückwärts/Wellenlinie/etc.
   ○ verschiedene Tempi

Erschwernis

P_2 hat die Augen geschlossen oder verbunden

Zusätzlicher Aspekt

totale Konzentration auf die Füße und deren Arbeit

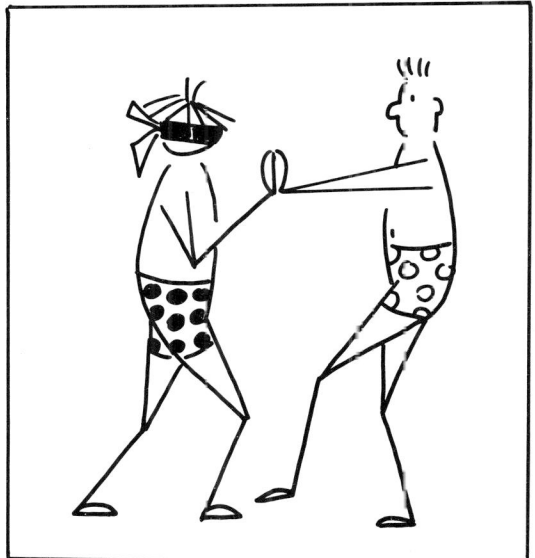

5. Hände-Schütteln

AS

alle stehen im Raum verteilt

Übung

alle laufen willkürlich im Raum herum
Therapeut gibt an:
«Beim Weiterlaufen soviele Hände schütteln wie möglich.»
«Nur Laufen.»
«Wieder Hände schütteln.»
«Keinen beim Hände-Schütteln vergessen!»

6. «Komm mit!»

AS

alle stehen im Raum verteilt

Übung

alle laufen willkürlich im Raum herum
einen Läufer auffordern:
«Komm mit!»; sich an den Händen fassen und eine Weile zusammen weiterlaufen
sich trennen und den nächsten auffordern

Variationen

a einen Dritten auffordern: «Komm mit!» und zu Dritt weiterlaufen

b ein zweites Pärchen auffordern und zu viert weiterlaufen

c gehen und dabei etwas in die Knie gehen

Beachte

keine Läufer behindern

7. «Keine Angst vor großen Tieren!»

Übung

die Gruppe läuft auf großer Kreisbahn

Therapeut

«Alle zur Mitte kommen. Beim Weiterlaufen ganz dicht zusammenrücken. Keine Angst! Es beißt ja keiner.»
wieder auf großer Kreisbahn laufen
zurück zur Mitte
○ zusätzlich die Arme gestreckt nach oben halten
○ noch enger zusammenrücken

8. Wettspiel: Ameisengang

AS

a zwei Riegen

b die ganze Gruppe steht in einer Reihe

Übung

a zwei Riegen:
1. Spieler geht im Ameisengang los, bis zum Spielfeldende
er läuft zurück
○ hinten anstellen
2. Spieler geht im Ameisengang los
usw., bis die ganze Riege durch ist
die Riege, die als erste fertig ist, hat gewonnen

b eine Reihe:
alle gehen im Ameisengang los
wer zuerst am Ziel ist, hat gewonnen

Ameisengang:
Zehen krallen/Ferse ranziehen
locker lassen/Vorfuß gleitet etwas vor
links/rechts im stetigen Wechsel ausführen
○ so kommt man vorwärts

9. «Es geht sich – es geht sich»

AS

mehrere Gruppenmitglieder stehen in einer Reihe
nebeneinander
die Arme liegen um die Schultern ihrer Nachbarn

Lied

«Es geht sich – es geht sich»

Übung

auf das erste «Es», welches ganz langgezogen aus-
gesprochen wird, heben alle das rechte Bein hoch
o dies ist der Auftakt zu einem gemeinsamen
   kleinen Marsch
losmarschieren und dabei das Lied singen
o rhythmisch Gehen
immer wieder Einbeinstand einflechten, z.B. bei der
letzten Zeile:
o bei ‹auf›, stehen bleiben und
o bei ‹einem›, das linke Bein gestreckt hochheben

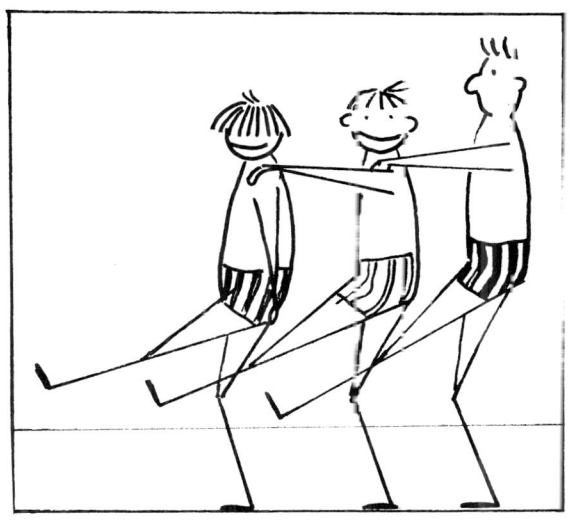

Variation

die Hände auf die Schultern des Vordermanns, der
Vorderfrau legen

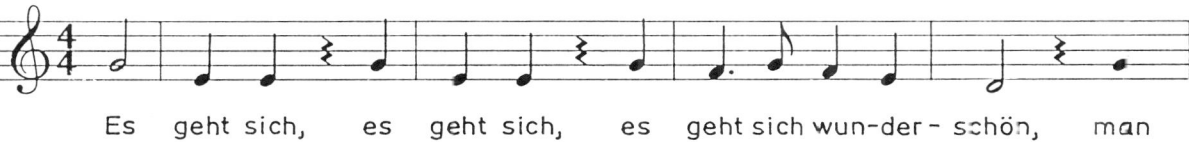

Es geht sich, es geht sich, es geht sich wun-der - schön, man

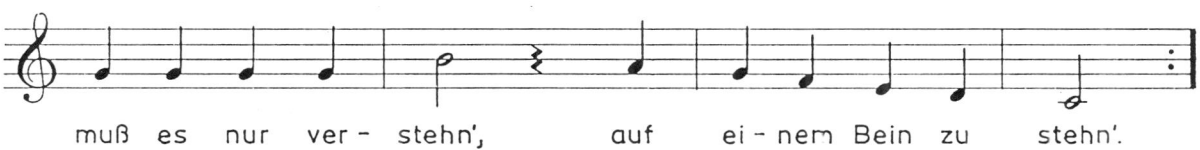

muß es nur ver - stehn', auf ei - nem Bein zu stehn'.

Mit Geräten

1. Sandsäckchen
2. Sandsäckchen und Seil
3. Sandsäckchen und Steinchen
4. Gemischte Geräte
5. Kleine Gummiringe und Schwedenbank
6. Bälle
7. Luftballons
8. Strümpfe
9. Reifen
10. Mit Tambourin

1. Sandsäckchen

(Ausgangsstellung: Stand)

Der Plumpsack geht rum

AS

Kreisformation
ein Spieler steht außerhalb des Kreises (‹Plumpsack›)

Spiel

der ‹Plumpsack› hüpft auf einem Bein um den Kreis
herum
o mit dem anderen Fuß hält er ein Sandsäckchen
  gekrallt
das Säckchen läßt er plötzlich und unerwartet hinter einem Spieler fallen
der betroffene Spieler hüpft auf einem Bein hinter
dem ‹Plumpsack› her
o versucht ihn zu fangen
der ‹Plumpsack› läuft oder hüpft auf einem Bein
weg
wird der ‹Plumpsack› gefangen, dann bleibt er der
‹Plumpsack›
wird er nicht gefangen, ist der Verfolger der ‹Neue
Plumpsack›

Variation

andere Geräte einsetzen

2. Sandsäckchen und Seil

(Ausgangsstellung: Sitz auf dem Hocker)

Wurf über das Seil

AS

vier Partner sitzen, mit einigem Abstand,
im Karree
in der Mitte liegen:
o ein Seil
o zwei Sandsäckchen

Spiel

zwei Partner, die sich gegenübersitzen, krallen je ein
Seilende
sie spannen das Seil und halten es in der Luft
die anderen Zwei werfen sich die Säckchen zu
o Säckchen krallen und werfen
o beide werfen nacheinander
der Partner fängt mit supinierten Füßen

Erschwernis

beide Partner werfen gleichzeitig
gleichzeitig fangen

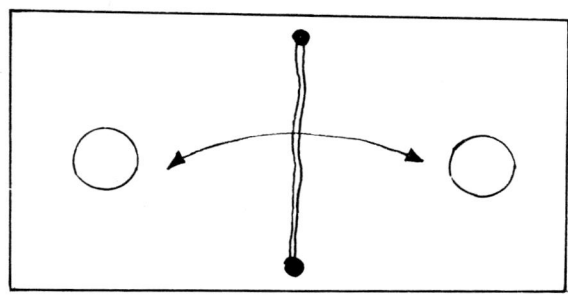

3. Sandsäckchen und Steinchen

(Ausgangsstellung: Stand)

Austausch

AS

zwei Riegen
am Anfang und Ende des Spielfeld liegt je ein Reifen
im 1. Reifen liegen Steinchen
im 2. Reifen liegen Sandsäckchen
o soviele Steinchen und Sandsäckchen wie Spieler

Übung

1. Durchgang:

1. Spieler krallt ein Steinchen
er läuft zum 2. Reifen
Steinchen ablegen und Säckchen krallen
zum 1. Reifen zurücklaufen
Säckchen ablegen
2. Spieler dasselbe
usw., bis das ganze Material ausgetauscht ist

2. Durchgang:
zurücktauschen

Variation

auf einem Bein hüpfend die Geräte austauschen

4. Gemischte Geräte (z.B. Tücher, Fäden, Steinchen, Papierschnipsel)

(Ausgangsstellung: Stand)

«Wir räumen auf!»

AS

alle Gruppenmitglieder stehen im Raum verteilt
in der Raummitte befindet sich ein in 4/4 geteilter Kreis (gemalt oder aus Seilen gelegt)
vier verschiedene Materialien, z.B. Tücher, Fäden, Steinchen und Papierschnipsel, liegen im Raum verteilt:
a an vier Sammelstellen
b einzeln im ganzen Raum

Spiel

die Gruppe soll die vier Materialien in die 4/4 des Kreises sortieren
beliebiger Fußeinsatz: krallen, schieben, werfen, etc.

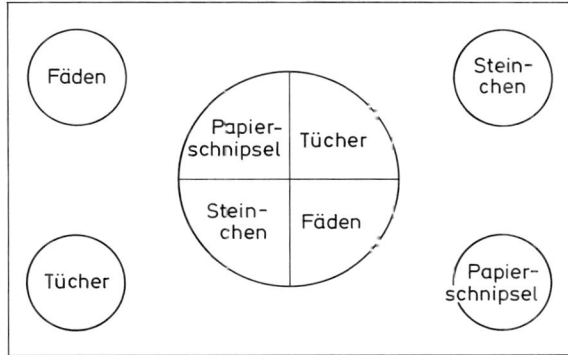

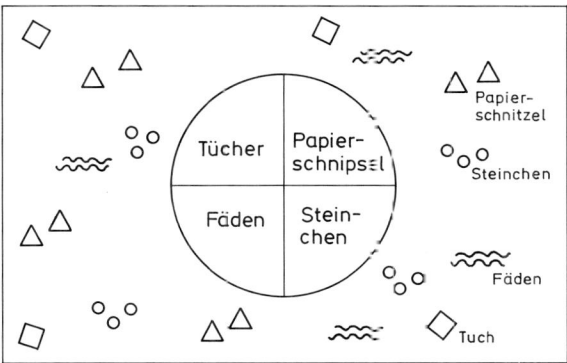

5. Kleine Gummiringe und Schwedenbank

(Ausgangsstellung: Stand)

Wettspiel: Ringtransport

AS

zwei Riegen
in der Spielfeldmitte steht eine Schwedenbank
am Spielfeldende liegt ein kleiner Gummiring

Spiel

1. Spieler läuft los
über die Bank steigen
den Gummiring mit dem Fuß aufnehmen
o Fuß in Dorsalextension
zurückhüpfen, an der Bank vorbei
den Ring dem 2. Spieler weitergeben
o auf dessen dorsalextendierten Fuß streifen

2. Spieler hüpft los, an der Bank vorbei
am Spielfeldende den Reifen ablegen
zurücklaufen, über die Bank steigen

Erschwernis

über die Bank hüpfen

6. Bälle

(Ausgangsstellung: Stand)

«Spiel mir zu!» / Gymnastikball (S. 125)

Slalom / Medizinbälle

AS

Medizinbälle bilden, mit Abständen, einen Kreis
die Gruppenmitglieder stehen außerhalb des Kreises

Übung

a die Gruppenmitglieder laufen hintereinander im
Slalom um die Bälle
o vorwärts/rückwärts
b die Gruppenmitglieder hüpfen hintereinander im
Slalom um die Bälle
o vorwärts/rückwärts
c um zwei Bälle im Slalom laufen
über den dritten Ball im Pferdchensprung
springen

Fußball / verschiedene Bälle

AS

Kreisformation
im Kreis verteilt liegen verschiedene Bälle
o Medizinbälle
o Tennisbälle
o Pezzibälle
o Tischtennisbälle
o Schaumstoffbälle

Übung

jeder holt sich einen Ball
o beliebiger Fußeinsatz
Blickkontakt aufnehmen, mit einem Partner, der
einen anderen Ball hat
o die Bälle durch zuschießen oder zustoßen
austauschen

Beachte

möglichst nicht alle auf einmal schießen

Treibball / Gymnastikbälle und Pezziball

AS

zwei Mannschaften
in jeder Raumhälfte steht eine Mannschaft
in der Raummitte liegt ein Pezziball
jeder Spieler hat einen Gymnastikball

Spiel

die Spieler versuchen, durch Einsatz ihrer
Gymnastikbälle, den Pezziball in das gegnerische
Feld zu treiben
o natürlich nur die Füße einsetzen!
der Therapeut gibt Zeit vor
wer bei ‹Stop› den Pezziball im Feld hat, hat
verloren
Revanchespiel

7. Luftballons

(Ausgangsstellung: Stand)

Luftballon-Treiben

AS

alle stehen in einer Ecke
auf einer Stelle im Raum liegen viele! Luftballons

Spiel

die ganze Gruppe läuft auf die Luftballons zu
o die Ballons fliegen auseinander
alle laufen dorthin, wo sich die meisten Ballons
wieder gesammelt haben
usw.

8. Strümpfe

(Ausgangsstellung: Sitz auf dem Hocker oder Stand)

Strumpf-Wirr-Warr

AS

Kreisformation

Spiel

alle Gruppenmitglieder krallen mit dem rechten Fuß
einen ihrer Socken
o zur Kreismitte werfen
der linke Fuß krallt den zweiten Socken
o zur Kreismitte werfen
zur Mitte gehen
mit beliebigem Fußeinsatz die Socken zurückholen

Variationen

a auf Zehen zur Mitte gehen
b auf Fersen zur Mitte gehen
c auf einem Bein zurückhüpfen
d mit Seilen ausführen (Seil-Wirr-Warr)

9. Reifen

(Ausgangsstellung: Hocke)

Von Reifen zu Reifen

AS

zwei Riegen, die durch Paare gebildet werden
die Partner schauen sich an
sie halten gemeinsam einen Reifen, dicht über dem
Boden
o in der Hocke

Spiel

1. Durchgang:
letztes Paar (P_1 und P_2) trennt sich
P_1 rennt nach vorn, mit dem Reifen, hockt sich dort
wieder hin
P_2 steigt von Reifen zu Reifen
am Spielfeldende hält er wieder mit seinem Partner
den Reifen
usw./nächstes Paar; bis alle durch sind

2. Durchgang:
der andere muß von Reifen zu Reifen steigen

Erschwernis

von Reifen zu Reifen hüpfen

10. Tambourin

(Ausgangsstellung: Stand)

Flamingo

AS

alle stehen im Raum verteilt

Motivation

«Der Raum ist unser Sumpf – unser Revier.»

Übung

rechte Fußsohle am linken Knie oder an den linken Unterschenkel anlegen
auf einem Bein balancieren
die Arme:

a seitlich zur Balance halten
b hinter dem Rücken verschränken, wie zusammengelegte Flügel
  o größere Balance notwendig

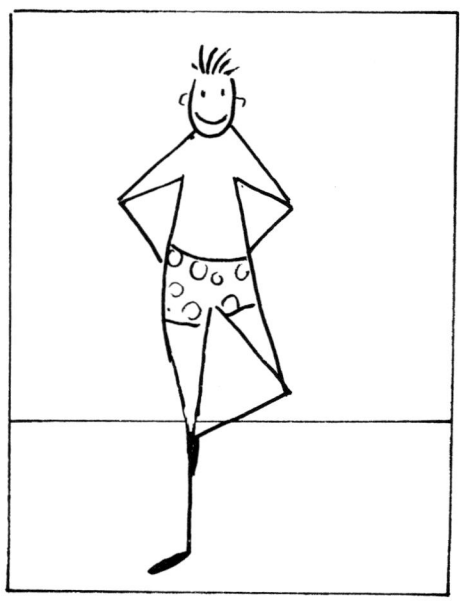

Therapeut schlägt 1 × auf das Tambourin
Gruppenmitglieder wechseln rasch das Standbein:

a hinstellen/anderes Bein anbeugen
b im Sprung wechseln
  wieder ruhig auf einem Bein stehen

Motivation

«Die Flamingos schlafen und stehen ruhig auf einem Bein in ihrem Sumpf.»
«Plötzlich wird die Ruhe der Flamingos gestört – ein Krokodil schwimmt vorbei.»
«Gefahr ist vorbei – es kehrt wieder Ruhe ein.»

Mit Musik

Ausgangsstellung: Stand

1. Schnecke
2. Tanzen um das Lagerfeuer

1. Schnecke

Aspekt

Gleichgewichtsverbesserung

Musik

flotte Tanzmusik
Polonaise
etc.

AS

die Gruppe faßt sich an den Händen und bildet eine lange Schlange

Übung

der Erste der Schlange übernimmt die Führung
alle folgen ihm
zunächst in Schlangenlinie hin- und herlaufen
beginnen sich einzudrehen
der Erste zieht alle hinter sich her
so entsteht eine Schneckenform
langsam wieder ausdrehen
  o unter den Armen von Gruppenmitgliedern durchschlüpfen

2. Tanzen um das Lagerfeuer

Aspekt

Bewegungsfreude fördern

AS

Kreisformation
in der Kreismitte ist ein Phantasie-Lagerfeuer aufgebaut oder es wird sich nur gedacht

Musik

z.B. Trommelmusik

Tanz

a jeder tanzt, springt, hüpft, läuft, stampft, singt, usw. wie er will, um das Lagerfeuer herum
b jeder macht eine Bewegung vor
  o eventuell ein Geräusch dazu
  alle machen es nach

Gangschule

Standbein/Spielbein

Mit Geräten
- o Sandsäckchen
- o Pezziball
- o Schwedenbank
- o Zauberschnur

Geräte

gut geeignet ist weiterhin
- o das Seil
- o das Tuch

Einige Ideen dazu sind unter dem jeweiligen Kapitel
‹Seil› und ‹Tuch› unter der Ausgangsstellung: Stand
zu finden.

Allgemeine Aspekte

Verbesserung der Gewichtsverlagerung bzw.
Gewichtsübernahme
Konzentrationsverbesserung
Koordinationsverbesserung
Reaktionsschulung
Verbesserung der Sprungkraft

Sandsäckchen

Jeder für sich – doch nicht allein

Ausgangsstellung: Stand

1. Umlagern
2. Kreisen
3. Streifzug
4. Kreishüpfer

AS

Kreisformation
ein Sandsäckchen liegt vor den Füßen

1. Umlagern

siehe «Stuhlbein-Umzingeln», S. 10)

Übung

hier wird nun das eigene Bein umzingelt und nicht
das Stuhlbein

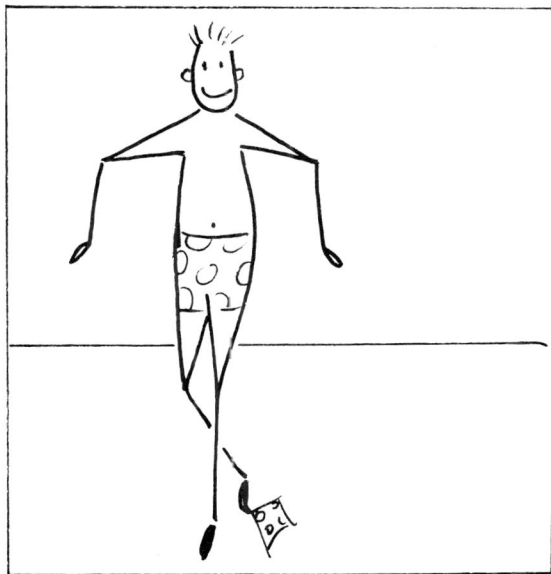

2. Kreisen

Übung

ein Sandsäckchen krallen
mit dem Säckchen auf dem Boden:
a kleine Kreise beschreiben
b Achten schwingen

Variation

das Bein gestreckt abheben
mit dem gestreckten Bein Kreise beschreiben, ohne
das Säckchen zu verlieren

3. Streifzug

Übung

rechter Fuß krallt das Säckchen
damit am linken Unterschenkel hoch- und runter-
streifen
o Fuß in Supination
Standbeinwechsel

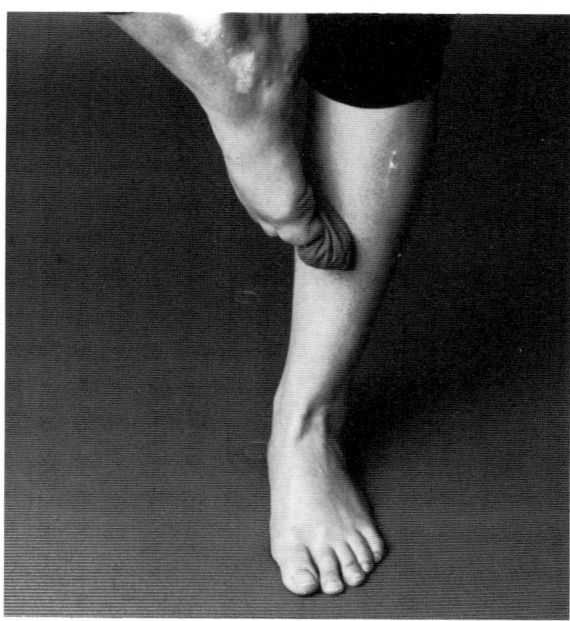

4. Kreishüpfer

Übung

linker Fuß krallt das Säckchen
linkes Bein gebeugt abheben
mit rechtem Bein auf der Stelle im Kreis hüpfen
Standbeinwechsel/Richtungswechsel

Partnerübungen
Ausgangsstellung: Stand
1. Windmühle
2. Zuwerfen
3. Schwungvoller Austausch

1. Windmühle

AS

zwei Partner stehen sich gegenüber
jeder hat ein Sandsäckchen vor den Füßen liegen

Übung

jeder krallt mit rechts sein Sandsäckchen
rechte Hüfte geht in Flexion/Außenrotation
rechte Unterschenkel kreuzen (von hinten
einhaken)
auf linkem Bein im Kreis hüpfen
o ohne sich an den Händen zu halten

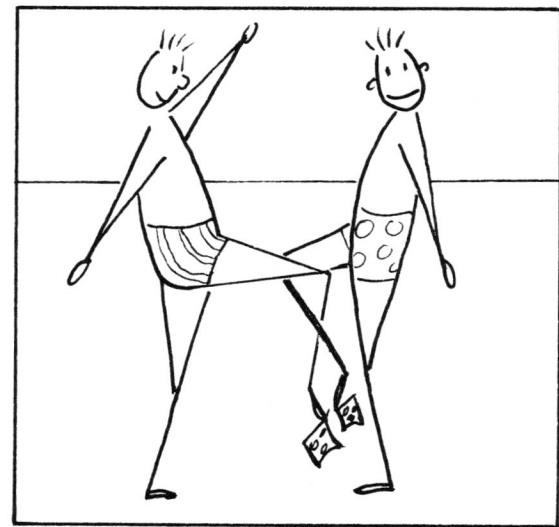

2. Zuwerfen

AS

zwei Partner stehen sich in ca. 2–3 m Entfernung
gegenüber
jeder hat ein Sandsäckchen vor den Füßen liegen

Übung

jeder krallt mit dem rechten Fuß sein Sandsäckchen
o auf den linken Fußrücken legen
die Partner werfen sich die Sandsäckchen zu
a abwechselnd werfen
b gleichzeitig werfen

mit den Händen fangen
vor den linken Fuß werfen
linker Fuß krallt das Säckchen, usw.

Variation

P_1 dreht P_2 den Rücken zu
P_1 wirft P_2 das Sandsäckchen über den Kopf zu

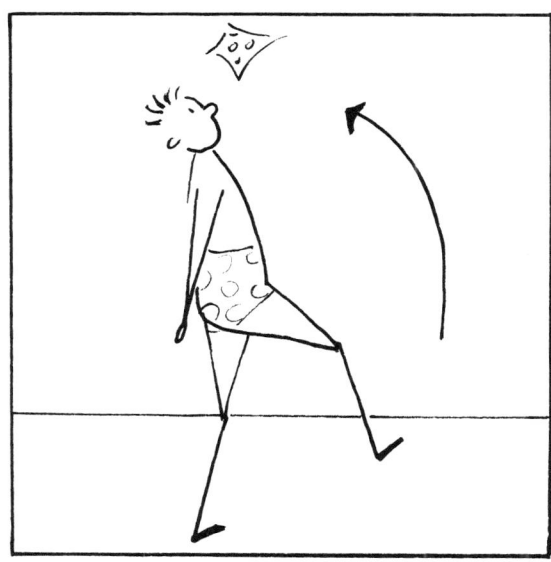

3. Schwungvoller Austausch

AS

zwei Partner stehen sich in ca. 1 m Entfernung
gegenüber
jeder hat vor dem rechten Fuß ein Sandsäckchen
liegen

Übung

	Zähler
linker Fuß tippt:	
o zurück: in Plantarflexion	«1
o vor: in Plantarflexion	2
o Anstellschritt	3/4
rechter Fuß krallt Sandsäckchen	5
o dem Partner vor den linken Fuß legen	6
rechter Fuß tippt:	7
o zurück: in Plantarflexion	8»
o ⅓ vor: in Plantarflexion	
Zehenspitzen haben Bodenkontakt	

Beachte

möglichst synchron ausführen
gut zu Musik auszuführen

Erschwernis

Schnelleres Tempo
Zählen: «1–2–3–4–5–6–7/8»

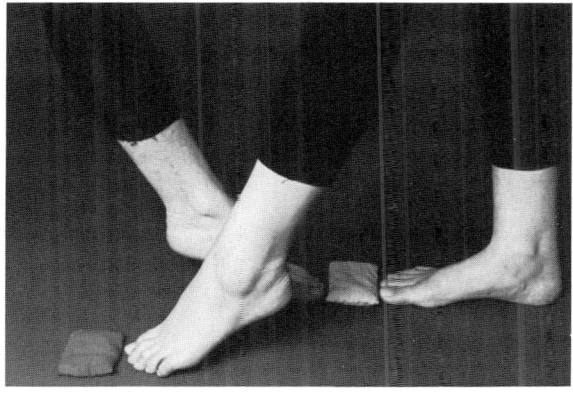

2. Mühle

AS

zu viert einen kleinen Kreis bilden
alle halten sich an den Händen
vor jedem liegt ein Säckchen

Übung

rechter Fuß krallt das Säckchen
die rechten Beine gestreckt zur Mitte halten
o die Unterschenkel kreuzen
gemeinsam im Kreis hüpfen
versuchen, immer schneller zu werden
Beinwechsel/Richtungswechsel

Motivation

«Wir drehen uns im Kreis, wie das Rad einer Mühle.»

3. Türmchen-Bauen

AS

zu viert einen kleinen Kreis bilden
jeder hat zwei Sandsäckchen

Übung

jeder krallt ein Säckchen
nacheinander werden sie in der Kreismitte zu einem Türmchen aufgestapelt
a mit den Zehen krallend wieder abtragen
b «Wer hat den Turm am schnellsten umgestupst?»
c rasch soviele Sandsäckchen zu sich ranholen wie möglich
«Wer hat die meisten Säckchen gefangen?»

4. Druckknopf

AS

Kreisformation
vor jedem liegt ein Sandsäckchen

Übung

linker Fuß krallt das Säckchen
rechte Hand befindet sich über dem Kopf
die flache Hand fällt leicht auf den Kopf =
Auslösung des Druckknopfs:
o linkes Bein schnellt vor/Flexion der Hüfte
o Sandsäckchen loslassen/es fliegt zur Kreismitte
im Ameisengang (S. 110) zur Kreismitte gehen
ein Säckchen krallen
zum Platz zurückhüpfen
mit rechtem Fuß und linker Hand wiederholen
usw.

Motivation

«Wie ein aufgezogenes Spielzeug.»

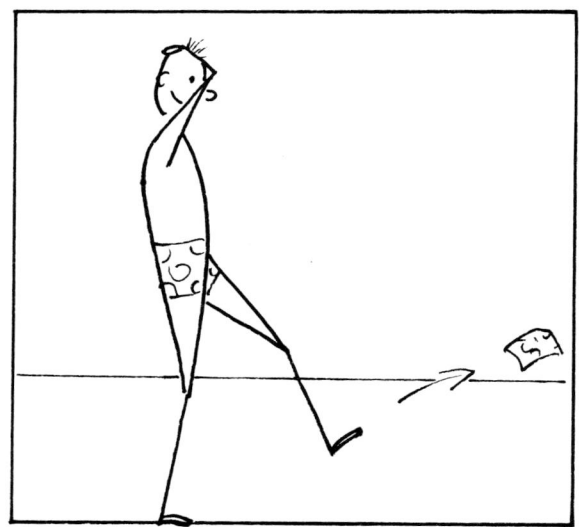

5. Schritt für Schritt

AS

Kreisformation
jeder hat vor den Füßen ein Sandsäckchen liegen
a seitlich zur Kreismitte stehen

Übung

in großer Kreisrunde gehen
a vorwärtsgehen
rechter Fuß krallt das Säckchen
o Fuß in Dorsalextension
a₁ mit Schwung etwas nach vorn werfen
Schritt mit rechts
Säckchen mit links krallen
o Fuß in Dorsalextension
a₂ auf das linke Knie tippen
ca. eine Schrittlänge weiter vor ablegen
a₃ dem Säckchen nachhüpfen/in die Hocke gehen

b rückwärtsgehen
rechter Fuß krallt das Säckchen
rechte Hüfte weit in Extension führen
o Fuß geht in Plantarflexion
Sandsäckchen fallen lassen
Schritt mit rechts
linker Fuß krallt das Säckchen

AS

b Blick zur Kreismitte

Übung

siehe a₁
kurz vor Kreismitte anhalten
alle strecken ihre Beine zur Mitte
gemeinsam die Sandsäckchen schütteln und
versuchen Lärm zu machen

Pezziball

Jeder für sich – doch nicht allein
Ausgangsstellungen
Sitz auf dem Pezzball
Stand

Ausgangsstellung: Sitz auf dem Pezziball/Kreisformation
1. Ballhüpfer
2. Spannungsvolles Abheben

1. Ballhüpfer

Übung

wippen auf der Stelle

a Füße halten Bodenkontakt
b linkes und rechtes Bein im Wechsel nach vorn
wegstrecken

Motivation

«Wir tanzen Kasatschok.»

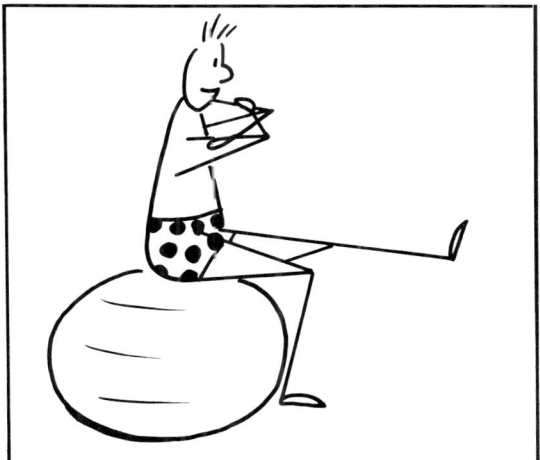

c Füße marschieren auseinander
wieder zusammen
d wippen und um den Ball herumgehen
o um 360° drehen
e 4 × wippen
auf «vier»: «Stehen»
f 4 x wippen
auf «vier»: hochspringen/«Schlußsprung»
«Wie eine Sprungfeder.»

2. Spannungsvolles Abheben

Übung

langsam mit dem Ball etwas nach links rollen

o Gewichtsverlagerung auf den linken Fuß

Po hebt vom Ball ab

o Oberkörper gerade und etwas abgesenkt halten

o Becken aufgerichtet

a mit gebeugten Beinen stehen bleiben

b rechtes Bein vom Boden lösen und in der Luft halten in Zeitlupe zurück in die Ausgangsstellung nach rechts rollen, usw.

Beachte

a mit Kraft, nicht mit Schwung ausführen

   o in Zeitlupe bewegen

b Füße wandern beim Rollen nicht mit

c keine Knickfüße und keine X-Bein-Stellung zulassen

Ausgangsstellung: Stand

1. Ball-Toppen
2. Ball-Prellen
3. Inderin

---

1. Ball-Toppen

AS

Kreisformation

Übung

Hände halten den Pezziball vor dem Körper

linkes Knie beugen

o gleichzeitig den Ball loslassen

o er toppt auf den linken Oberschenkel und hüpft wieder hoch

mit den Händen fangen

o gleichzeitig das Bein abstellen

rechtes Bein anbeugen

o gleichzeitig den Ball loslassen

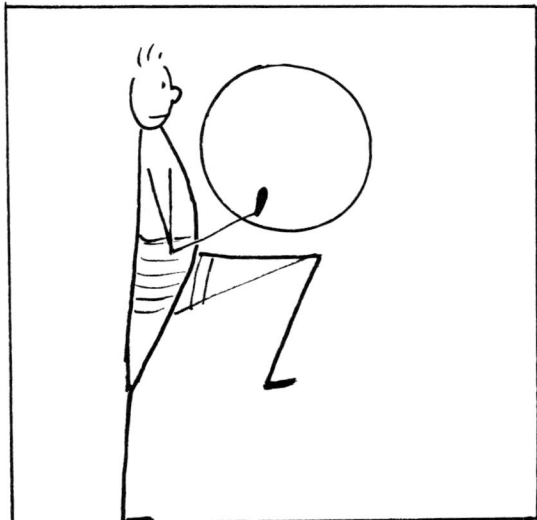

2. Ball-Prellen

Kreisformation

Übung

den Ball auf den Boden prellen
o gleichzeitig linkes Bein schräg nach vorn, am Ball
  vorbeiführen:
o Hüfte in Abduction/Flexion/Außenrotation
o Knie in Extension
Ball wieder fangen
o gleichzeitig Bein abstellen
dasselbe mit dem rechtem Bein
in stetigem Wechsel ausführen

Variation

Ball-Toppen und Ball-Prellen in stetigem Wechsel
ausführen

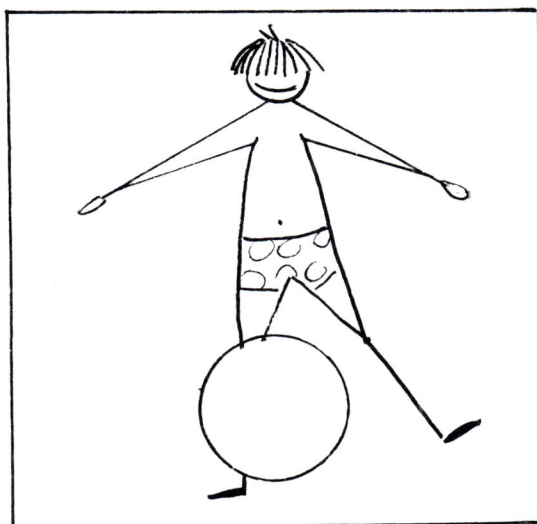

3. Inderin

AS

alle stehen im Raum verteilt
jeder hat einen Pezziball

Übung

den Pezziball auf den Kopf nehmen
mit den Händen festhalten
a mit kleinen, ruhigen Schritten durch den Raum
  gehen

Motivation

«Wir halten den Ball wie einen Wasserkrug oder ein
Riesenbündel Holz.»
«Wir bewegen uns würdevoll und elegant.»
«Die Eleganz des Fernen Ostens.»

b große, hohe Schritte ausführen

Motivation

«Wir steigen über Wurzelgeflechte, große Pfützen,
kleine Bäche, etc.»

1. Platz-Verteidigen

AS

zwei Partner sitzen zusammen auf einem Pezziball
o Rücken zu Rücken

Übung

jeder versucht, den anderen wegzudrücken
a beide Füße stehen auf dem Boden
b ein Bein gestreckt in der Luft halten

Motivation

«Fest drücken! Zeigen, wer der Stärkere ist.»
«Sich nichts gefallen lassen!»

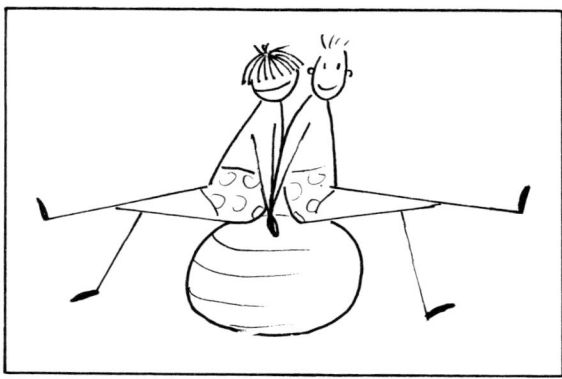

1. Kräfte-Messen

AS

zwei Partner stehen sich gegenüber
zwischen ihnen liegt ein Pezziball

Übung

beide stellen ihren rechten Fuß frontal gegen den
Ball
jeder versucht, den anderen wegzudrücken
o Arme halten Balance
Beinwechsel

Motivation

«Wer ist der Stärkere?»
«Wer hält am längsten durch?»

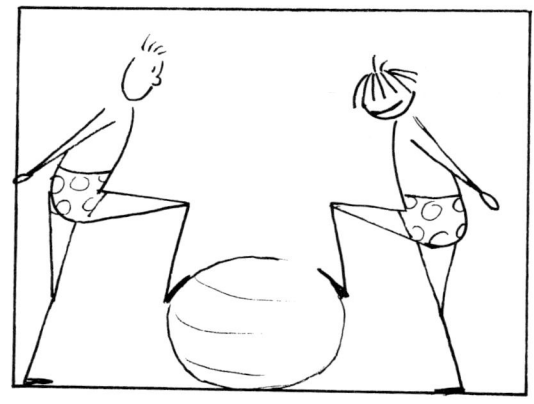

2. «Komm, hüpf mit mir!»

AS

zwei Partner stehen nebeneinander
zwischen ihnen liegt ein Pezziball

Übung

gemeinsam den Ball mit pronierten Füßen fassen
den Ball anheben
willkürlich durch den Raum hüpfen
Beinwechsel

Beachte

keine anderen Paare behindern

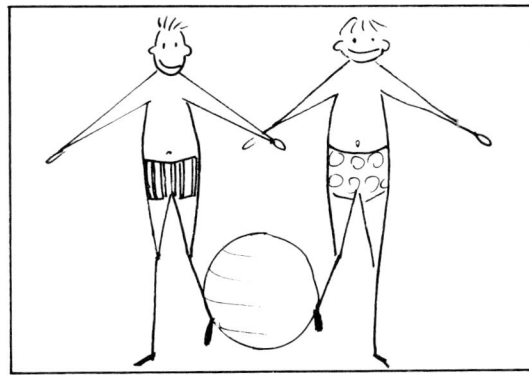

3. «Spiel mir zu!»

AS

zwei Partner stehen nebeneinander
P_1 hat einen Pezziball

Übung

beide laufen los
o P_1 schießt dabei den Ball vor sich her
P_1 schießt den Ball zu P_2
P_2 nimmt den Ball an und schießt ihn zurück
ständiger Ballwechsel, während beide willkürlich
durch den Raum laufen

Beachte

andere Paare nicht behindern

> **Die ganze Gruppe**
>
> **Ausgangsstellung: Stand**
> 1. Hüpfen und Halten
> 2. Hüpfen um den Ball
> 3. Ball-Runde
> 4. Mühle
> 5. «Guten Tag – Auf Wiedersehn»

AS für Übung 1–4

vier Partner stehen um einen Pezziball herum
o Blick zur Mitte
die vier halten sich an den Händen
bei Übung 1 und 2 eventuell die Schultern der
Nachbarn umfassen

1. Hüpfen und Halten

Übung

alle setzen den rechten Fuß an den Ball
zwei Partner, die sich gegenüberstehen. halten den
Ball mit den Füßen fest
die anderen zwei wechseln hüpfend die Füße am
Ball
Aufgabenwechsel der Paare

2. Hüpfen um den Ball

Übung

rechte Beine nach vorn ausstrecken
o die Zehen haben Ballkontakt
gemeinsam um den Ball herumhüpfen
o Ballkontakt nicht verlieren

Beachte

die Partner müssen sich gegenseitig gut festhalten

3. Ball-Runde

Übung

den Ball, mit gestrecktem Bein, von Partner zu Partner rollen
o im Kreis rollen
Richtungswechsel/Beinwechsel

Erschwernis

ohne festhalten

4. Mühle

Übung

alle schieben ihren rechten Fuß unter den Ball
Füße hochziehen
Beine anbeugen
o den Ball abheben
im Kreis hüpfen
immer schneller werden, so schnell es geht
wieder verlangsamen
Richtungswechsel/Fußwechsel

Motivation

«Wir sind ein Mühlrad. Ein Wind kommt auf und der dreht das Mühlrad immer schneller und schneller. Der Wind flaut ab – Windstille.»

5. «Guten Tag – Auf Wiedersehn»

AS

vier Partner stehen Rücken zu Rücken
vor jedem liegt ein Pezziball

Übung

rechte Ferse auf den Ball setzen
o Fuß in Dorsalextension
o Bein gestreckt
$\frac{1}{4}$ Drehung nach links, auf dem Standbein
o Drehung erfolgt auf dem Fußballen
o nun liegt die Fußinnenkante dem Ball auf
$\frac{1}{4}$ Drehung nach links, auf dem Standbein
o nun liegt der Fußrücken dem Ball auf
die vier Partner schauen sich an
o fröhliche Begrüßung: «Hallo», «Guten Tag»
genauso zurückdrehen
o Abschied: «Auf Wiedersehn»
Beinwechsel/Richtungswechsel

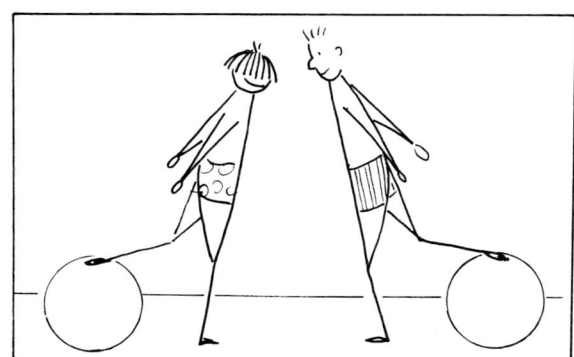

Schwedenbank

Ausgangsstellungen
Stand
Vierfüßlerstand

Ausgangsstellung: Stand
1. Beinschwung
2. Bordsteinhüpfen
3. Bordsteingehen
4. Zick-Zack-Gehen
5. Maschine

1. Beinschwung

AS

alle stehen hintereinander vor der Schwedenbank

Übung

nacheinander gehen alle über die Schwedenbank abwechselnd mit dem linken/rechten Bein runterschwingen
o Standbein geht in Beugung

2. Bordsteinhüpfen

AS

links und rechts der Bank stehen versetzt einige Gruppenmitglieder
o Blick zur Bank

Übung

a rechter Fuß hüpft auf die Bank
rechter Fuß hüpft zurück
o Anstellschritt
Wiederholung mit linkem Fuß
b gleichzeitig linken und rechten Fuß hüpfend wechseln

3. Bordsteingehen

AS

links und rechts am Bankende stehen zwei Riegen

Übung

einer pro Riege stellt einen Fuß auf die Bank
a gemeinsam «humpelnd» vorwärtsgehen
b gemeinsam «humpelnd» rückwärtsgehen
am anderen Bankende angekommen zurückgehen und hinten anstellen

4. Zick-Zack-Gehen

AS

alle stehen hintereinander, vor der Längsseite der Bank

Übung

rechten Fuß auf die Bank stellen
sich hochdrücken
linker Fuß setzt hinter der Bank auf
umdrehen
ein Stückchen weiter den linken Fuß auf die Bank stellen
usw.; im Zick-Zack vom Anfang bis zum Ende über die Bank steigen

5. Maschine

AS

auf jeder Seite, entlang der Bank, steht eine Hälfte der Gruppe
o Blick zur Bank
die Partner stehen sich direkt gegenüber
rechter Fuß auf der Bank

Übung

durchzählen: «1-2-1-2-...»
jede Nr. 1 auf der linken Seite und jede Nr. 2 auf der rechten Seite drückt sich hoch
o linkes Bein in der Luft
absetzen
nun drückt sich jede Nr. 2 auf der linken Seite und jede Nr. 1 auf der rechten Seite hoch
absetzen
im fließenden Wechsel ausführen

Motivation

«Wir sind ein wichtiger Teil einer Maschine. Deshalb müssen wir präzise, sprich synchron, arbeiten.»

Beachte
Beinwechsel nicht vergessen

Palmen-Klettern

AS

zwei Schwedenbänke in der Sprossenwand einhaken
hinter jeder Bank steht, mit etwas Abstand, eine Riege

Übung

der Erste jeder Riege läuft zur Bank
auf ‹allen Vieren› die Bank hoch- und wieder runterkrabbeln
zurücklaufen
der zweite Spieler läuft los
usw.

Tip

als Wettspiel möglich

Motivation

«Wer ist der schnellste Palmenkletterer?»

Variation

einen Gymnastikball als Kokosnuß einsetzen
der erste Spieler nimmt den Ball mit und klemmt ihn oben in der Sprossenwand ein
der zweite bringt ihn wieder mit runter

Zauberschnur

Ausgangsstellung: Stand
1. Spannender Kreis
2. Zauberschnur-Anheben
3. Manege

Beachte

mit der Zauberschnur sollte man sorgsam umgehen
a langsam Spannung aufnehmen – langsam Spannung nachlassen
b nicht plötzlich, ohne Ansage, loslassen

1. Spannender Kreis

AS

Kreisformation
alle halten die Zauberschnur mit den Händen
die Schnur ist etwas gespannt

Übung

alle steigen über die Schnur in den Kreis hinein
die Schnur hinter
a den Po
b die Waden $\rangle$ klemmen
c die Fersen
fest stehen bleiben
versuchen, weiter nach außen zu gehen
o die Schnur vermehrt spannen
in kleinen Schritten zur Kreismitte gehen
o bis die Schnur keine Spannung mehr hat

Erschwernisse

a auf einem Bein stehen; die Schnur halten
b die Schnur nicht vollkommen spannen
ein Bein in Hüftextension führen
o dadurch die Schnur bis zum Letzten spannen
abstellen
Beinwechsel

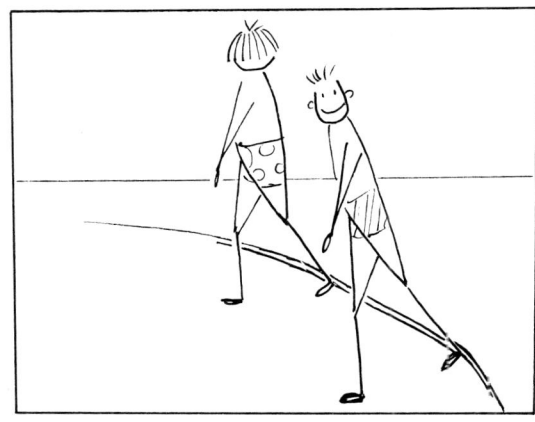

Variationen

a jeder zweite läuft zur Mitte
die anderen halten die Schnur allein
die Läufer kommen rückwärts zurück und übernehmen die Schnur

Motivation

«Wir sind stark! Wir leisten doppelte Arbeit.»

b wenn die Schnur hinter den Fersen verläuft und
fast vollkommen gespannt ist, dann:
o nimmt jeder ein Bein aus dem Kreis heraus
o kurz mit einem Bein halten
o auf Kommando, z.B. «Eins-Zwei-*Jetzt!*», rasch
das zweite Bein rausnehmen
o die Schnur schnurrt zur Kreismitte zusammen

2. Zauberschnur-Anheben

AS

die Schnur liegt als großer Kreis ausgebreitet
alle Füße stehen auf der Schnur
Blick zur Mitte

Übung

jeder schiebt seinen rechten Fuß unter die Zauberschnur
der linke Fuß bleibt stehen
rechten Fuß hochziehen
o die Schnur anheben
o linker Fuß hält gegen
rechten Fuß abstellen
Fußwechsel/Aufgabenwechsel

3. Manege

AS

Kreisformation
seitlich zur Kreismitte stehen
die Zauberschnur läuft an den äußeren Unterschenkeln entlang
die Schnur ist gespannt

Übung

im Kreis gehen
langsam Bein vor Bein setzen
o möglichst gleichzeitig die Beine vorsetzen
die Schnur ständig gespannt halten

Variation

rückwärts gehen

Motivation

«Wir drehen eine stolze Runde in der Manege.»

Verschiedenes Gehen

Gangvariationen
Gehen zum Tambourin

Gangvariationen

1. Storchengang
2. Vogelgang
3. Charlie Chaplin
4. Paßgang/Kreuzgang
5. Gänsemarsch
6. «Immer an der Wand 'lang!»
7. Gehen gegen den Wind
8. «Hacke-Spitze-1-2-3»
9. Rumpelstilzchen

Allgemeine Aspekte

Schulung der Gewichtsverlagerung bzw.
Gewichtsübernahme
Koordinationsschulung
Wahrnehmungsschulung bzw. Bewußtmachung von
Bewegungsabläufen bei verschiedenen Gangarten

Beachte

Die Kontraste der verschiedenen Gangbilder helfen
zur Verdeutlichung des richtigen Gehens!

1. Storchengang

«Der Storch im Salat»

a vorwärtsgehen
b rückwärtsgehen
c seitwärtsgehen

2. Vogelgang

die Zehen einkrallen und die Fersen heranziehen
o Fußgewölbe gut hochziehen
mit eingekrallten Zehen laufen

Motivation

o «Wir laufen wie Vögel auf Krallenfüßen.»

3. Charlie Chaplin

die Beine ganz gestreckt und starr halten
o Hüften in Außenrotation
o Füße in Dorsalextension
watschelnd vorwärts-seitwärts-etc.-gehen
o M. quadratus lumborum einsetzen

4. Paßgang/Kreuzgang

Paßgang

Motivation

«Wir sind im Zoo und gehen wie die Tiere, z.B. wie
ein Tiger oder ein Affe.»

Kreuzgang

Motivation

«Schlendern, wie beim Spazierengehen.»
«Marschieren, wie zum Parademarsch.»

5. Gänsemarsch

alle stehen eng hintereinander
gleichzeitig losmarschieren (Kreuzgang)
ganz kleine Schritte (trippeln)
der Erste der Reihe bestimmt den Weg
o alle anderen folgen
den ersten Läufer ab und zu austauschen

Variation

rückwärts gehen

6. «Immer an der Wand 'lang!»

seitwärts gehen
die Arme durchgespannt nach hinten halten
o Handinnenflächen zeigen nach hinten, so als
streiche man im Gehen mit ihnen an einer
Wand entlang
a im Anstellschritt gehen
b im Kreuzschritt gehen
o vorn kreuzen
o hinten kreuzen
o im Wechsel vorn/hinten kreuzen

7. Gehen gegen den Wind

Oberkörper leicht nach vorn gelehnt
langsam und kräftig vom Boden abdrücken
die entgegengesetzte Hand des Standbeines
stemmt leicht nach vorn (Kreuzgang)
langsam vorwärtsbewegen (Pantomimenähnliches
Gehen)

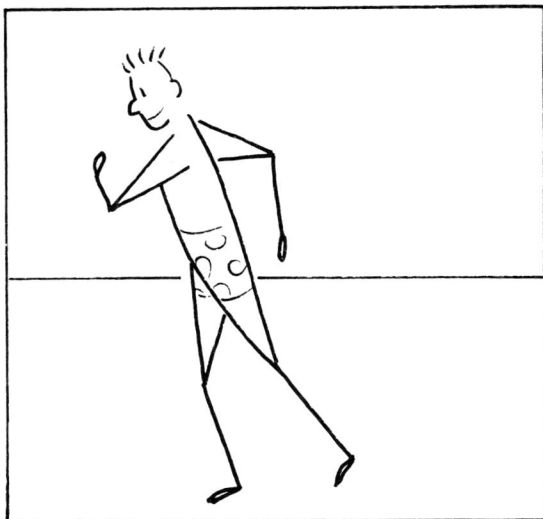

Variation

Oberkörper etwas nach hinten lehnen
Füße setzen langsam nach hinten
langsam Gewicht übernehmen
Arme leicht mitführen (Kreuzgang)

Motivation

«Der Wind drängt uns zurück.»

8. «Hacke-Spitze-1-2-3»

a auf Fersen gehen
b auf Zehen gehen
c im Wechsel:
  o Ferse-Ferse-Zehen-Zehen-Ferse-Ferse-Zehen-
    usw.
  o so kommt es zu einer Auf-Ab-Bewegung
d auf Innenkanten gehen
e auf Außenkanten gehen
f im Wechsel:
  o Innenkante-Innenkante-Außenkante-Außen-
    kante-Innenkante-usw.

9. Rumpelstilzchen

mit den Füßen wippen:
o beide Fersen gehen gleichzeitig hoch/runter/
  hoch/usw.
o die Zehen bleiben stehen
stampfend losmarschieren
nach einer Weile stehen bleiben
wieder wippen

Gehen zum Tambourin
1. Rhythmik und Tempo
2. Gehen

Zusätzliche Aspekte

Schulung des rhythmischen Bewegens
Förderung eines fließenden, harmonischen Bewegungsablaufes

1. Rhythmik und Tempo

Der Therapeut schlägt das Tambourin.
Die Gruppe soll versuchen, genau zu jedem Schlag
Schritte zu setzen.
Schlag und Schritt müssen genau synchron sein,
damit der Rhythmus eingehalten wird.

Mit dem Tambourin vorgeben:
o verschiedene Rhythmen
o verschiedene Tempi
o lange Pausen einbauen (Verlängerung der
  Standbeinphase)

Aufgabenstellung, z.B.:
o bei Tambourin-Pause, auf einem Bein stehen
  bleiben
o bei zwei kräftigen Schlägen auf das Tambourin,
  rhythmisch auf der Stelle hüpfen

2. Gehen

Der Therapeut gibt an, wie die Gruppe gehen soll
o große/kleine Schritte
o laut/leise
o breitspurig/schmalspurig
o vorwärts/rückwärts

Gang – Parcour

Die aufgeführten Parcours können ausgewählt und kombiniert werden, wie der Therapeut es möchte bzw. wie er sie braucht.

Allgemeine Aspekte

Bewußtmachung der Gangspur
Verbesserung der Gewichtsverlagerung bzw.
Gewichtsübernahme
Sensibilitätsschulung der Fußsohlen

Parcours

1. eine breite Spur mit Seilen legen
   breitspurig dazwischen gehen

2. eine schmale Spur mit Seilen legen
   schmalspurig dazwischen gehen

3. Seile legen:
   o in Achten
   o kreisförmig
   o gerade Linien
   a darauf gehen
   b drum herumgehen

4. über eine Schwedenbank steigen

5. auf einer Schwedenbank gehen:
   a breite Seite
   b schmale Seite

6. einen Fuß die Sprossenwand hoch- und runter-
   klettern lassen

7. die Sprossenwand ganz hochklettern

8. Steinchen, Tücher, etc., die in einem Reifen
   liegen, krallen
   beim nächsten Reifen ablegen

9. einen Fuß oder beide Füße auf ein Schaukelbrett
   setzen
   a vor- und zurückschaukeln
   b seitlich schaukeln

10. über ein Schaukelbrett gehen
    o eventuell dabei an der Sprossenwand fest-
      halten

11. auf einer großen, weichen Matte:
    a laufen
    hüpfen
    b allein
    zu zweit
    die ganze Gruppe

12. über eine große, weiche Matte laufen

13. über Rasen gehen

14. Gras rupfen/mit den Zehen

15. sachte über ausgebreitete Steinchen gehen

16. Seile zwischen Hocker spannen
    o in verschiedenen Höhen
    mit Zehen/Ferse im Wechsel am Seil entlang-
    streifen
    dann drübersteigen

17. Radfahren/mit Trimmrad

«Laßt die Füße tanzen!»

1. Aspekte

Ansporn
Konzentrationsschulung
Verbesserung von rhythmischen Bewegungen
Schulung von fließenden Bewegungsabläufen
Spaß am Bewegen

2. Ausgangsstellung

Sitz auf dem Hocker
Kreisformation
Tuch unter den Füßen
beide Füße stehen nebeneinander

Erschwernis

rechter Fuß steht auf dem Tuch
linkes Bein nach vorn gestreckt in der Luft halten

Erleichterung

Beine übereinanderschlagen

3. Übungen

Die Übungen, die man kombinieren möchte, zunächst willkürlich oft zur Musik üben, damit sie der Gruppe geläufig werden. Sind die Übungen einigermaßen klar, dann zu einer rhythmischen Kombination zusammenstellen.
So kommt es zu einem Tanz im Sitzen!

4. Instrumente

Der Therapeut kann, bevor er die Musik einsetzt, das rhythmische Bewegen mittels Rhythmik-Instrumenten üben.
Gut geeignet sind z.B.:
o das Tambourin
o Klanghölzer
o kleine Trommeln
Vorteile dieser Instrumente sind, daß:
a der Therapeut unmittelbar und willkürlich das Tempo verändern kann
o ganz langsam bis sehr schnell/fast treibend
b der Therapeut sich dem Leistungsstand der Gruppe genau anpassen kann

Die Gruppe kann selbst Rhythmen schlagen, z.B.:
1. Hälfte der Gruppe:
o jeder hat einen Stab vor den Füßen liegen
o mit einem Fuß ein Steinchen krallen
o mit dem Steinchen an den Stab schlagen

2. Hälfte der Gruppe:
o sie bewegt die Füße in dem Rhythmus, den die 1. Gruppenhälfte angibt

Aufgabenwechsel

5. Rhythmik und Bewegung

Welche Bewegung zu welcher Musik?

a *flotte, stark rhythmische Musik*
die Füße:
- o hüpfen nach links/rechts/etc.
- o marschieren vor/zurück, nach links/rechts, etc.
- o wippen auf der Stelle
- o wippen und hüpfen hoch

die Zehen:
- o krallen/strecken

b *langsame, softe Musik*
die Füße:
- o kreisen lassen
- o in Supination/Pronation ziehen

Wie halte ich den Takt?

Siehe bei Handgruppe, Kapitel: «Mit Musik geht alles besser!», S. 60
Für die Fußgruppe statt Fausten/Strecken, Spitze/Ferse einsetzen.

6. Kommando

Die Stimme des Therapeuten sollte den Rhythmus der Instrumente und der Musik unterstützen. Dies ist wichtig, um es den Gruppenmitgliedern zu erleichtern, sich rhythmisch und synchron zu bewegen.

Möglichkeiten

Siehe bei Handgruppe, Kapitel: «Mit Musik geht alles besser!», S. 60

7. Musikwahl

Siehe bei Handgruppe, Kapitel: «Mit Musik geht alles besser!», S. 61

Musikvorschläge

a das immer wieder gute: «Pop Corn» von den «Pop Corn Makers» (sehr rhythmisch, mit guten Tempiwechseln)
b «Ekseption», z.B. «Air»
c «Al Jarreau», z.B. «Step By Step»
d Oldies, z.B. «Beiß nicht gleich in jeden Apfel»

e Standard-Tanzmusik, z.B. Foxtrott
f Lateinamerikanische Tanzmusik, z.B. Samba
g Trommelmusik, z.B. «Drums For Jazz Dance»
Dies ist so elementare Musik, daß es leicht fällt, den Rhythmus zu halten und die Bewegungen harmonisch dazu auszuführen.
h «Talking Heads»
- o «Speaking In Tongues»
- o «Girlfriend Is Better»
i Charleston-Musik:
sie setzt gute Akzente; es ist dadurch recht leicht, Rhythmik und Bewegung in Einklang zu bringen
selbst im Sitzen sind Fußbewegungen des Charleston gut auszuführen/Tanz im Sitzen
bekannte Rhythmen
z.T. bekannte Bewegungen
ansprechende Rhythmik, die auch dazu verleitet, die Hände mit einzusetzen! Wenn es mit den Füßen klappt, ruhig mit Händeschütteln kombinieren! (fordert vermehrte Koordination und Konzentration/trotzdem viel Spaß!)

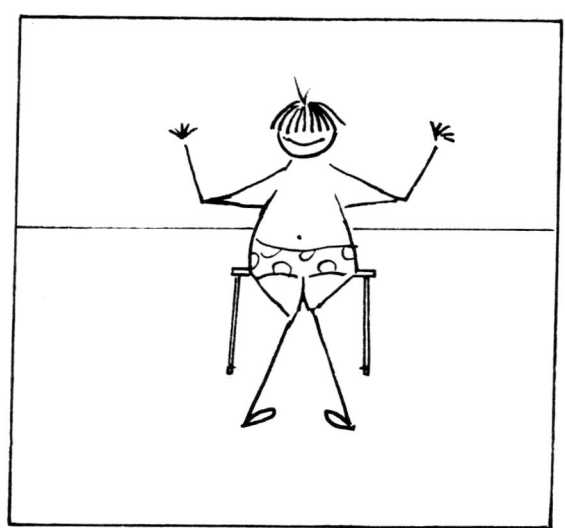

k Folklore:
z.B. «Belfast City» von «The Flying Column»
Diese Form von Musik ist stark rhythmisch und setzt gute Akzente, so daß es nicht schwerfällt, den Rhythmus zu halten. Sie besitzt stark motivierende Wirkung und führt fast jeden zu lebhafter Bewegung.

8. Musik- und Bewegungsbeispiel

Um sich vorstellen zu können, wie man Musik und Bewegung kombinieren kann, möchte ich ein Beispiel aufschlüsseln:
Lied-Titel: «Eins-Zwei-Drei-Vier» (4/4 Takt)
Gruppe: «Comedian Harmonists»

Der Therapeut sollte zusätzlich zur Musik mitzählen, die Bewegungsaufträge mit Sprechgesang einfließen lassen und somit der Gruppe Hilfestellung beim rhythmischen Bewegen leisten.

Dieses Lied ist ein gutes Beispiel, wie man zur Musik zählen kann.

Die Musik und der Text wiederholen sich noch einige Male. Die Bewegungen dazu müssen jedoch nicht die gleichen sein. Der Phantasie freien Lauf lassen! Meine Ausführungen sind nur Bewegungsbeispiele!

In den ersten Stunden mit Musik möglichst nicht so rasch die Bewegungen wechseln und keine zu komplizierten Kombinationen wählen – es sei denn, die Gruppe geht damit sehr geschickt um. Ist die Gruppe mit dieser Behandlungsform vertraut geworden, dann sogar gezielt – als Anreiz – rascher Bewegungen wechseln, anspruchsvollere Kombinationen wählen, etc.:
z.B.:

o Charleston-Schritte/vermehrte Anforderung an Koordination und Konzentration
o verschiedene Hüpfer/Sprungkraft fordern
o Füße vermehrt entgegengesetzt arbeiten lassen/ verstärkte Koordination
o Tempo steigern/vermehrte Anforderung an Koordination und Konzentration
o langsameres Tempo/mehr Haltearbeit und somit verstärkte Kraftschulung

4/4 Takt Takteinheiten (jeweils 1/4)

	1	2	3	4
	pa-pa ‖:pa-pa	pa-pa	pa-pa pa	pa-pa pa-pa:‖4 ×
1	Eins	Zwei	Drei und	Vier
2	glücklich	bin ich	nur mit	Dir
3	so	heißt das	Einmal –	eins mit
4	mir	pa-pa …	.....	.....
5	fünf	sechs	sieben	acht
6	wenn mein	Kuß Dir	Freude	macht
7	dann	zähl ich	weiter	Tag und
8	Nacht pa-pa	.....	.....	.....
9	wenn	ich auf	läng're	Zeit
10	Dir im	Herzen	wohn	–
11	dann	reicht	die Selig-	keit
12	schon bis	zur Mil-	lion	–
13	Eins	Zwei	Drei und	Vier
14	glücklich	bin ich	nur mit	Dir
15	so	heißt das	Einmal-	eins bei
16	mir	.....	.....	.....
17	oh	wie	himmel-	blau
18	ist	mir zu-	mut	–
19	Schnaps	schmeckt	besser	als
20	Futter	–	hm	hm
21	schimpft	auch	meine	Frau
22	ich	sag schon	gut	–
23	heut	ist	alles	in
24	Butter	–	Mutter	–

Nun Bewegungsbeispiele dazu: (jeweils 4 Takte umfassend)

4/4 Takt	Takteinheiten (jeweils 1/4)		
	1	2	3	4

	1	2	3	4
1	Ferse hoch	Ferse runter	Ferse hoch	Ferse runter
2	Vorfuß hoch	Vorfuß runter	Vorfuß hoch	Vorfuß runter
3	Ferse hoch	Ferse runter	Vorfuß hoch	Vorfuß runter
4	Ferse hoch/runter	Vorfuß hoch/runter	Ferse hoch/runter	Vorfuß hoch/runter
5	links und rechts Zehenflexion	Mittelstellung	Zehenflexion	Mittelstellung
6	rechts: PF* Zehenspitzen tippen	DE*: Ferse tippt	PF*	Fußsohle aufstellen
7	links: PF*	DE*	PF*	Fußsohle aufstellen
8	beidseitig: PF*	DE*	PF*	Fußsohlen aufstellen
9	re: Zehenflexion li: Mittelstellg.	li: Zehenflexion re: Mittelstellg.	re: Zehenflexion li: Mittelstellg.	li: Zehenflexion re: Mittelstellg.
10	Wiederholung von 9			
11	beidseitig: Zehenflexion	Mittelstellung	Zehenflexion	Mittelstellung
12	Wiederholung von 11			

	1	2	3	4
13	beidseitige Supination**		beidseitige Pronation**	
14	beidseitige Supination**		beidseitige Pronation**	
15	links: Pronation** rechts: Supination**		links: Supination** rechts: Pronation**	
16	Wiederholung von 15			

* PF = Plantarflexion
* DE = Dorsalextension

** *Zwei* Takteinheiten halten

9. Geräte

Wenn die Gruppe in der Lage ist, gut mit der Musik umzugehen, dann können zusätzlich Geräte eingesetzt werden, z.B.:
das Seil
die Keulen
das Tuch
die Sandsäckchen
etc.
Die Füße können «taktvoll» vor das Seil oder zwischen die aufgestellten Keulen springen oder mit dem Tuch den Boden wischen, etc.

«So – und nun auf! Die Musik ruft!»

Tänzchen

Aspekte

Konzentrationsverbesserung
Koordinationsschulung
Gleichgewichtsschulung
Verbesserung der Gewichtsverlagerung bzw.
Gewichtsübernahme
Förderung der Interaktion
Förderung des Gruppengefühls
Schulung rhythmischer Bewegungen
Spaß und Ablenkung
Verbesserung des Selbstvertrauens

Tanzbeispiel

‹Troika› – russischer Tanz

Troika – russischer Tanz

(= Dreigespann)

AS

Kreisformation
drei Tänzer stehen jeweils nebeneinander in einer
Reihe
o an den Händen fassen
o seitlich zur Kreismitte stehen

Tanz

16 Takteinheiten	vorwärts laufen
8 Takteinheiten	Torbögen
	rechter Tänzer läuft unter dem linken Bogen durch/mittlerer Tänzer dreht mit
8 Takteinheiten	linker Tänzer läuft unter dem rechten Bogen durch/mittlerer Tänzer dreht mit

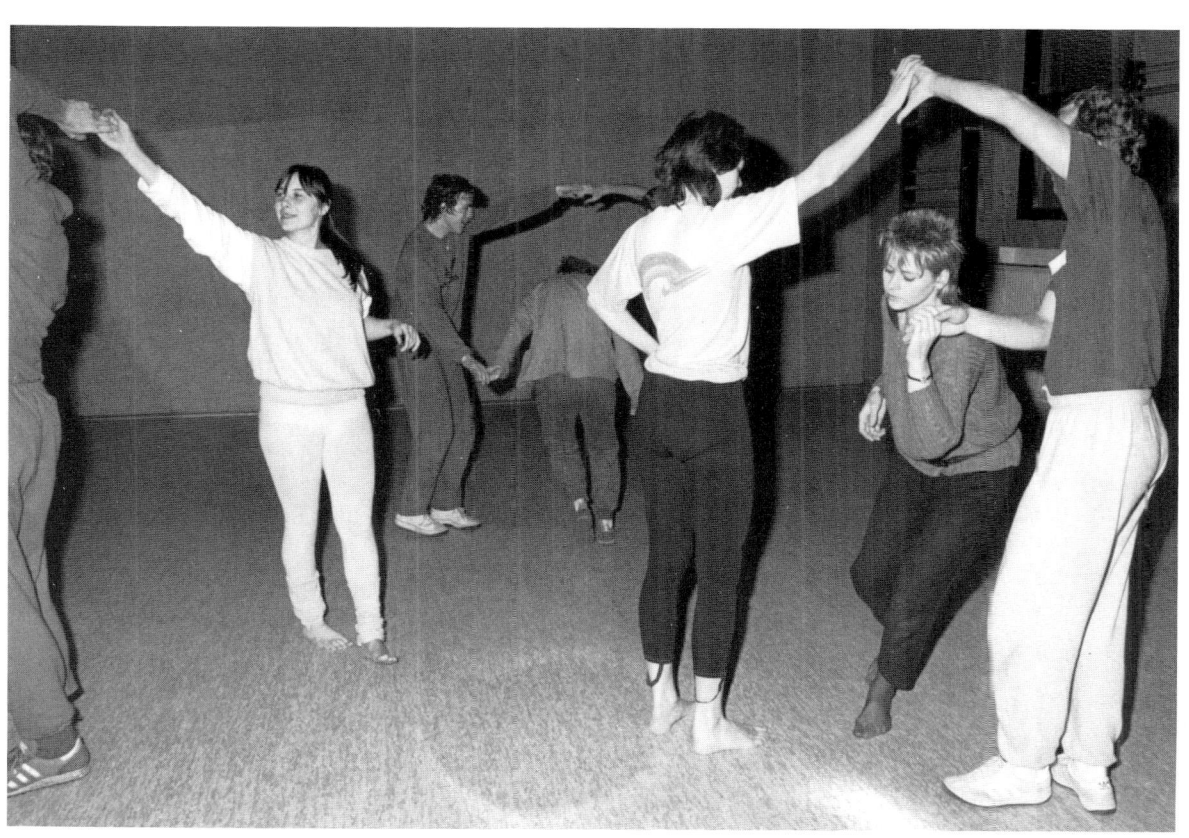

12 Takteinheiten	zum kleinen Kreis fassen links herum laufen
3 Takteinheiten	Stop = beide Füße hüpfen stampfend im Schlußsprung: o Fußspitzen nach links/rechts/links o Rotation in LWS
1 Takteinheit	Pause
16 Takteinheiten	dasselbe rechts herum
16 Takteinheiten	vorwärts laufen/von vorn beginnen

Variation

im 1.–4. Takt Partnerwechsel des mittleren Tänzers beim Vorwärtslaufen
o Überwechseln zum vorderen Dreiergespann

Platte

‹Troika›. siehe Schallplattenvorschläge, S. 318

Tanz-Tips

1. Letkiss
2. Sirtaki
3. Polonaise
4. Standard Tänze
5. Lateinamerikanische Tänze
6. Volkstänze
7. Phantasie Tänze
8. Tanzwünsche

Ein Tanz sollte über etliche Übungsstunden zum Abschluß der Behandlung geübt werden, bis er ohne Fehler getanzt werden kann. Dies stellt einen Ansporn dar und führt schließlich zu einem angenehmen Erfolgserlebnis!

Motivation

«Wir werden ein perfektes Ballett!»
«Beim nächsten Sommerfest können wir auftreten.»

1. Letkiss

Zu Beginn der ‹Tanzstunden› empfiehlt sich z.B. der ‹Letkiss›, da er ein langsames Tempo und einen einfachen Rhythmus hat. Da die Musik den meisten geläufig ist, sind die Schritte schnell erlernbar.

2. Sirtaki

Immer wieder gern getanzt wird der ‹Sirtaki› (griechischer Tanz). Das interessante und reizvolle am ‹Sirtaki› ist das sich steigernde Tempo, welches einen zu immer schnellerem Tanz mitreißt. Dies stellt eine wachsende Anforderung an Koordination und Konzentration dar. Der Therapeut muß genau abwägen, welche Geschwindigkeit er der Gruppe abverlangen kann, damit es noch Ansporn darstellt und nicht Frustration auslöst!

3. Polonaise

Die Polonaise ist eine gute Möglichkeit die Gruppenmitglieder kennenzulernen, da häufig die Tanzpartner gewechselt werden.

Musik

z.B.
«Eine kleine Nachtmusik» von W. A. Mozart
Musik Höfischer Tänze
Klassische Musik, zu der man flott gehen kann
Stimmungsmusik, z.B. «Polonaise nach Blankenese»

4. Standard-Tänze

z.B. Wiener Walzer und Foxtrott
Zum Abschluß einer Behandlung:
«Bühne frei!» und «Das Tanzbein schwingen!»

5. Lateinamerikanische Tänze

z.B. Samba
Die Standard- und Lateinamerikanischen Tänze verlangen keine große Konzentration, da sie allgemein bekannt sind und so klingt eine Behandlungsstunde locker und mit allseits guter Laune aus.

6. Volkstänze

Volkstänze können sehr viel Spaß bereiten und schon allein deshalb lohnt es sich, sie auch in der Therapie aufzugreifen. Sie sind jedoch recht anspruchsvoll, da man sich stark aufeinander einstellen muß. Dies wiederum fördert aber das Gruppenverhalten und stärkt das Gruppengefühl. Der Therapeut sollte zu Beginn leichte Tänze wählen oder komplizierte Tänze etwas abändern. Hat die Gruppe an Tänzen dieser Art Gefallen gefunden, kann man das Tanzen mehr ausfeilen und z.B. gezielt Tänze aus verschiedenen Ländern wählen und Vergleiche anstellen.

Literaturhinweis

(näheres siehe Literaturvorschläge, S. 317)
a   Handbuch des Deutschen Volkstanzes (Bildband)
b   Europäische Tänze

Plattenhinweis

(näheres siehe Schallplattenvorschläge, S. 318)
a   Europäische Tänze
b   «Huly Guly»
c   Rhythmen und Tänze der Völker

7. Phantasie-Tänze

Möglichkeiten

a   der Therapeut denkt sich Schritte und Bewegungsfolgen aus
b   jedes Gruppenmitglied macht eine Bewegung vor
alle Bewegungen zu einem Phantasie-Tanz verbinden

8. Tanzwünsche

Der Therapeut greift Tanzwünsche der Gruppe auf. Die Gruppe kann damit über den Abschluß einer Behandlungsstunde mitbestimmen.

Hockergruppe

Anwendungsbereiche

In der Hockergruppe werden schwerpunktmäßig
behandelt: HWS, BWS, Schultergürtel, obere Extremität.
Kniegelenke können auch beübt werden. Gruppenmitglieder, die sich nur unter großen Schmerzen auf
die Matte legen können, haben die Möglichkeit, auf
dem Hocker ihre Knie zu beüben.
Die Übungen, die in diesem Kapitel aufgeführt werden, können z.B. in folgenden Bereichen angewendet werden:

Orthopädie

Degenerative Veränderungen am Skelett- und
Weichteilsystem, z.B.
o Arthrosen der oberen Extremität
o Schulter-Arm-Syndrom
Rehabilitation nach Prellung etc.

Rheumatologie

Entzündliche Veränderungen am Skelett- und
Weichteilsystem, z.B.
o Arthritiden der oberen Extremität

Chirurgie

nach Synovektomien
nach AO-Versorgung

Neurologie

Rehabilitation und Förderung der Reinnervation
bei Innervationsschwächen (besonders des Schultergürtels z.B. N. thoracicus longus)

Allgemeine Zielsetzung

Mobilisierung der kontrakten Gelenke
Kräftigung der insuffizienten Muskulatur
Verbesserung der Wirbelsäulenaufrichtung
Verbesserung der Koordination
Gruppenaspekte

Beachte

Immer wieder die Ausgangsstellung kontrollieren,
damit sich die ‹legere› Alltagshaltung nicht durch-
setzt. Die korrekte Ausgangsstellung soll zum Auto-
matismus werden!

Ausgangsstellungen

Sitz auf dem Hocker

AS

Knie und Füße hüftbreit auseinander
Unter- und Oberschenkel bilden rechten Winkel
Fersen unter den Knien
Fußspitzen zeigen nach vorn
ganze Fußsohlen haben Bodenkontakt
Rücken aufgerichtet
o Brustbein zieht nach vorn/oben
Hals strecken
o Kinn etwas Richtung Hals ziehen
Arme hängen locker seitlich am Körper

Beachte

wenn Beckenaufrichtung nur schlecht möglich ist
a mehr an der Stuhlkante sitzen
b bei eckiger Sitzfläche über Eck sitzen
c ein Kissen so unter den Po legen, daß eine nach
   vorn abgeschrägte Sitzfläche entsteht

Grundspannung

Füße hochziehen
Fersen stemmen in den Boden
Arme leicht gebeugt
Hände hochgezogen
Finger leicht gebeugt und gespreizt (in Gedanken
einen Ball greifen)
Handwurzeln stemmen nach unten, als wollte man
sich auf zwei Hockern abstützen
Brustbein zieht nach vorn/oben
Hals strecken, als würde jemand den Kopf am
Hinterhaupt fassen und Richtung Decke ziehen

Stand vor dem Hocker

AS

Füße hüftbreit auseinander
Beine gestreckt
o nicht überstrecken
Brustbein zieht nach vorn/oben
Hals gestreckt
o Kinn zieht etwas Richtung Hals
Arme hängen locker neben dem Körper

Schulung der aufrechten Sitzhaltung

AS

Kreisformation

Übung

eine Hand auf das Sternum legen
andere Hand auf die Symphyse
den Rücken rund machen und damit die Hände
annähern
den Rücken aufrichten und damit die Hände
voneinander entfernen
mehrmals langsam wiederholen und der Bewegung
des Rumpfes nachspüren
ohne Auflegen der Hände wiederholen

Motivation

«Zwischen Brust- und Schambein ist ein elastisches
Band gespannt. Dieses Band erschlafft, wenn wir
uns hängen lassen und spannt sich, wenn wir uns
aufrichten.»

Geräte

Außer den Geräten, die vorgestellt werden, sind
auch gut geeignet:
Seil
Stab
Gymnastikball
Reifen

Zu Beginn der Gruppenbehandlung

Begrüßung

AS

Kreisformation

Übung

Handinnenflächen aneinanderlegen
o zusammendrücken
Daumen an das Brustbein legen
Oberarme in Abduction
aufrecht sitzen
Blickkontakt aufnehmen
langsam vor dem ‹Auserwählten› verneigen
wieder langsam aufrichten
nächsten Blickkontakt aufnehmen
usw., bis jeder begrüßt wurde

Motivation

«Still aber herzlich! Und keinen vergessen!»
«Salemaleikum – kommen sie rein, wenn sie mal
vorbeikommen.»

Übungen ohne Geräte

Jeder für sich – doch nicht allein

Ausgangsstellungen

Sitz auf dem Hocker

Stand vor dem Hocker

Ausgangsstellung: Sitz auf dem Hocker

1. Schulterhüpfen
2. Schulterkreisen
3. Ellenbogen- und Armkreisen
4. Armschwünge
5. «Shake-Shake-Shake»
6. Roboter
7. Schränke-Rücken
8. Lifttür
9. Jalousie
10. Tablett-Halten
11. Ausdehnung

Tip

entsprechende Musik wirkt bei diesen Übungen
sehr unterstützend!

o siehe ‹Musikbeispiele›, S. 191

1. Schulterhüpfen

Aspekte

Dehnung des M. trapezius
Mobilisation des Schultergürtels

Übung

a beide Schultern langsam zu den Ohren
hochziehen
halten
langsam runterdrücken
o den Hals zwischen den Schultern lang nach
oben rausschieben

Motivation

«Wir bekommen einen Schwanenhals »

b schneller Wechsel von hoch und runter der
Schultern

Motivation

«Unsere Schultern hüpfen.»

c eine Schulter hochziehen
gleichzeitig die andere Schulter runterdrücken

2. Schulterkreisen

Aspekt

Mobilisation des Schultergürtels

Übung

beide Schultern beschreiben große Kreise
o vorwärts
o rückwärts
o entgegengesetzt

Motivation

«Stellen Sie sich vor, sie haben an jeder Schulter ein
Kreidestückchen. Damit sollen sie an einer Wand
große Kreise malen.»

3. Ellenbogen- und Armkreisen

Aspekt

Mobilisation der Schultergelenke

Übung

a die Hände auf die gleichseitigen Schultern legen mit den Ellenbogen Kreise beschreiben

b die gestreckten Arme beschreiben große Kreise
   o vorwärtskreisen
   o rückwärtskreisen
   o entgegengesetzt kreisen

Beachte

vorwiegend rückwärtskreisen, um in die Aufrichtung zu arbeiten

Motivation

«Nun haben wir das Kreidestückchen am Ellenbogen bzw. in der Hand.»

4. Armschwünge

Aspekt

Mobilisation der Schultergelenke

Übung

a beide Arme schwingen vor und zurück hinter dem Rücken und über dem Kopf in die Hände klatschen

b gestreckte Arme vorn in Schulterhöhe halten
   o Handinnenflächen liegen aneinander
   linker Arm schwingt nach links
   schwingt zurück
   o Hände klatschen zusammen = Impuls für den rechten Arm
   rechter Arm schwingt nach rechts

Beachte

nicht die Schultern hochziehen

Weitere Möglichkeiten

siehe Kapitel ‹Tülltuch›,
Übung ‹Lasso› (S. 164)
Übung ‹Fluglotse› (S. 165)

5. «Shake-Shake-Shake»

Teil 1

Aspekte

Mobilisation der Schulterblätter
Kraftschulung des M. serratus anterior
Kraftschulung des M. deltoideus

Übung

Arme gestreckt vor dem Körper in Schulterhöhe halten
abwechselnd einen Arm länger rausschieben als den anderen (wie beim Jazz-Tanz)

Teil 2

Aspekte

Mobilisation der Schulterblätter
Schulung des mittleren Anteils des M. trapezius
Schulung der Mm. rhomboidei
Kraftschulung des M. deltoideus

Übung

Arme gestreckt seitlich in Schulterhöhe halten
abwechselnd die Arme zu den Seiten rausschieben
   o schiebt der rechte Arm seitlich raus, gleichzeitig das linke Schulterblatt zur Wirbelsäule heranziehen/entsprechend beim linken Arm

Beachte

wirklich die Arme schieben lassen
   o nicht mit dem Rumpf hin- und herschwingen
   o LWS-Becken-Bereich bleibt fixiert

Motivation

«Wir machen uns ganz breit!»
«Versuchen, beim Schieben die Fingerspitzen der Nachbarn zu berühren.»

Teil 3

Aspekte

Mobilisation der Schulterblätter
Schulung des unteren Anteils des M. trapezius

Übung

Arme gestreckt neben den Ohren
abwechselnd die Arme Richtung Decke rausschieben

Motivation

«Wir versuchen, die aufgehängten Lebkuchenherzen zu greifen.»
«Wir wachsen um 10 cm.»

Teil 4

Aspekte

Mobilisation der Schulterblätter
Kraftschulung der Schultergelenks- und Schulterblattumgebenden Muskulatur

Übung

Teil 1–3 willkürlich kombinieren
a fließend, unter ständigem Rausschieben der Arme, von einer Position in die nächste übergehen
b «Stops» einbauen und dort weiter rausschieben

Tip

mit Musik

6. Roboter

Aspekte

Mobilisation der Schultergelenke
Mobilisation der Ellenbogengelenke

Übung

Grundspannung einnehmen
die gestreckten Arme seitlich in Schulterhöhe halten
a Hände in den Nacken legen
a₁ beide Arme strecken
  o in Schulterhöhe halten
  beide Hände hinter den Rücken legen
  beide Arme strecken
a₂ nur einen Arm strecken
  o in Schulterhöhe halten
  zurück in den Nacken legen
  anderen Arm strecken

b eine Hand in den Nacken
  andere Hand hinter den Rücken
  o Ellenbogen gebeugt
  gleichzeitig wechseln
  o Arme zuvor strecken

Tip

mit Musik, z.B. Tina Turner
o «Private Dancer»
o «Show Some Respect»

7. Schränke-Rücken

Aspekt

Stabilitätsverbesserung des Schulter-Nacken-Arm-Bereiches

Übung

Grundspannung einnehmen
Arme in Schulterhöhe nach vorn hochführen
Stemmhaltung beibehalten
o Ellenbogen gebeugt
o Unterarme in Pronation
o Handrücken in etwas Abstand vor dem Brustkorb
o Hände hochgezogen
o Finger leicht gebeugt und gespreizt
langsam, mit viel Spannung, die Arme nach vorn wegstrecken
o geringe Beugung in den Ellenbogengelenken beibehalten

Variationen

die Arme
a in verschiedenen Höhen wegstemmen
b nach links/rechts wegstemmen

Motivation

«Wir schieben einen ganz schweren Schrank durch das Zimmer.»
«Kräftiger schieben! Der Schrank steht noch 2 Meter von der Wand entfernt.»

die Hände fausten
Unterarme in Supination
Arme langsam, mit viel Spannung, wieder beugen

Motivation

«Der Schrank steht noch nicht gut. Wir ziehen ihn wieder ran und stellen ihn an einen anderen Platz.»

8. Lifttür

Aspekt

Stabilitätsverbesserung des Schulter-Nacken-Arm-Bereiches

Übung

Grundspannung einnehmen
Arme in Schulterhöhe nach vorn hochführen
o Unterarme und Hände in Mittelstellung
o Finger «krallen»
die Ellenbogen langsam, mit viel Spannung, über die Seite nach hinten ziehen
o die Ellenbogenstellung bleibt dabei unverändert
gebeugte Arme langsam in Ausgangsposition zurückführen
o Hände dabei hochziehen
o Handwurzeln schieben aufeinander zu

Variation

die Arme in verschiedenen Höhen halten

Motivation

«Schnell die Lifttür aufhalten. Wir wollen noch in den Lift.»
«Die Lifttür schließt nicht mehr richtig, durch das gewaltsame Öffnen. Wir müssen sie zusammenschieben.»

9. Jalousie

Aspekt

Stabilitätsverbesserung des Schulter-Nacken-Arm-Bereiches

Übung

Grundspannung einnehmen
Schultern in Außenrotation
Ellenbogen gebeugt
Hände in Stemmhaltung
langsam, mit viel Spannung, beide Arme zur Decke strecken
o leichte Beugung im Ellenbogengelenk beibehalten
Fausten
Arme beugen und langsam, mit viel Spannung, seitlich runterziehen
o Ellenbogen führen Schub in Verlängerung der Oberarme aus

Motivation

«Wir schieben eine alte Jalousie hoch. Kräftig hochdrücken, damit sie einhakt.»
«Die eingeklemmte Jalousie wieder runterziehen.»

10. Tablett-Halten

Aspekt

Stabilitätsverbesserung des Schulter-Nacken-Arm-Bereiches

Übung

Grundspannung einnehmen
Unterarme in Supination
Arme soweit beugen, bis die Hände ungefähr vor den Schultern sind
o Hände in Dorsalextension
o Finger gestreckt
a Arme in Schulterhöhe gerade nach vorn strecken
Handgelenke gehen dabei in Nullstellung
Arme wieder beugen
o Hände in Dorsalextension ziehen
b dem linken/rechten Nachbarn entgegenstrecken

Motivation

«Auf den Händen ruht ein Tablett.»
«Beiden Nachbarn etwas von dem Tablett anbieten.»

11. Ausdehnung

Aspekte

Verbesserung der Wirbelsäulenaufrichtung
Verbesserung der Kniestreckung

Übung

beide Hände fassen unter den rechten Oberschenkel
o dicht am Knie
die Hände und der Oberschenkel drücken gleichstark gegeneinander
Wirbelsäule richtet sich auf
gleichzeitig streckt sich das Bein
o Fuß hochziehen
o Ferse schiebt nach vorn raus
gestreckt halten
langsam wieder beugen
Beinwechsel

Motivation

«Wir dehnen uns aus wie ein großer Luftballon.»
«Langsam geht die Luft wieder raus und wir schrumpfen.»

Tip

eventuell mit der Atmung verbinden
o beim Ausdehnen einatmen
o beim Lockerlassen ausatmen

Stuhlsteiger

Teil 1

Aspekte

Mobilisation der Kniegelenke
Schulung der Standbeinphase

Übung

abwechselnd einen Fuß auf den Hocker stellen
anderes Bein gestreckt stehen lassen

Teil 2

Aspekt

Kraftschulung des M. quadrizeps femoris

Übung

abwechselnd einen Fuß auf den Hocker stellen
hochstemmen
o Spielbein in der Luft halten
langsam absetzen

Tip

gut als Partnerübung
die Partner halten sich gegenseitig fest
o mehr Sicherheit

Beachte

Vorsicht bei Chondropathia Patellae

Partnerübungen

Ausgangsstellungen

Zwei Partner sitzen sich gegenüber
Zwei Partner sitzen Rücken zu Rücken

Ausgangsstellung: Zwei Partner sitzen sich gegenüber

1. Magnet
2. Schwere Arme
3. Armschwünge
4. Händeklatschen
5. Schwere Beine
6. Beinsäge
7. Kraftbündel

---

1. Magnet

Aspekte

Kraftschulung der oberen Extremität
Reaktionsverbesserung

Übung

jeder legt die Handinnenflächen gegen die seines
Partners
Ellenbogen leicht gebeugt

a P_1 beugt beide Arme
P_2 streckt beide Arme
im stetigen Wechsel ausführen

b P_1 beugt und streckt jeweils einen Arm
P_2 beugt und streckt entsprechend

Motivation

«Wir fahren Eisenbahn.»

c sich gegenseitig wegdrücken wollen
c_1 gleichstark drücken
c_2 einer drückt stärker als der andere

d gemeinsam kreisende Bewegungen ausführen

Motivation

«Wir putzen einen großen Spiegel»

e P_1 bestimmt durch Handdruck die Bewegungsrichtung
P_2 folgt der ‹stummen› Führung
Kommandowechsel

Motivation

«Wir verstehen uns auch ohne Worte!»

Variation

Handinnenflächen halten etwas Abstand
P_1 bestimmt die Bewegung
P_2 muß ganz genau aufpassen, um folgen zu können
Kommandowechsel

Tip

die Arme mal schnell, mal langsam bewegen

Motivation

«Magische Hände»

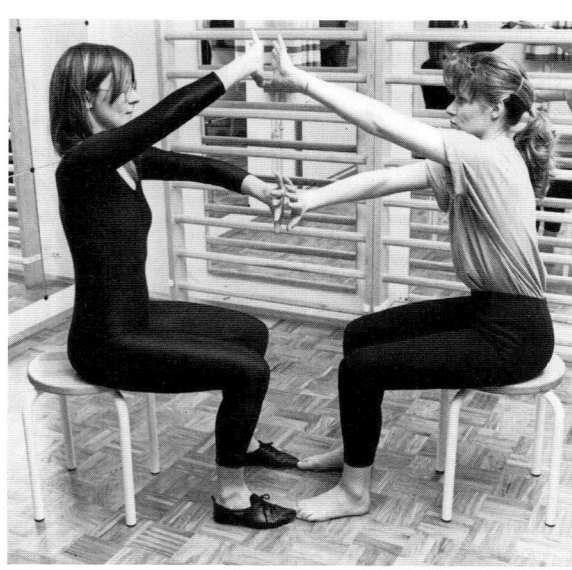

2. Schwere Arme

Aspekte

Kraft- ud Ausdauerschulung des M. deltoideus

Übung

die Partner halten ca. $1^1/_2$ Armlängen Abstand
P_1 + P_2 lassen ihren rechten Arm umeinanderkreisen
o in Schulterhöhe
dasselbe mit dem linken Arm
a kleine Kreise
b große Kreise

Erschwernis

mit beiden Armen gleichzeitig kreisen
o auseinanderkreisen
o zueinanderkreisen

Variationen

a jeder legt seine eigenen Handflächen aneinander
die Armpaare kreisen in immer größer- bzw. kleinerwerdenden Bahnen umeinander
Richtungswechsel
b zwei Partner sitzen seitlich zueinander
die sich zugewandten Arme kreisen gestreckt umeinander
o ohne Rumpfrotation
c die ganze Gruppe sitzt in Kreisformation
beide Arme seitlich in Schulterhöhe halten
jeder kreist mit beiden Armen um die Arme seiner beiden Nachbarn
o besonders harmonischer Ablauf, wenn die Anzahl der Gruppenmitglieder gerade ist

Tip

zusätzlich Geräte einsetzen
jede Hand greift
o eine Keule
o einen Luftballon
o einen Gymnastikball

3. Armschwünge

Aspekte

Mobilisation der Schultergelenke
Kraftschulung der Schultergürtelmuskulatur

Übung

a beide Partner schwingen ihre Arme gestreckt
nach links oben
o leichte Drehung im Rumpf
versuchen, die Arme gemeinsam parallel auf
einer Höhe zu halten
Arme zurückschwingen
nach rechts vorschwingen

b P$_1$ schwingt die Arme gerade nach vorn hoch
b$_1$ in Schulterhöhe halten
b$_2$ so hoch wie möglich schwingen
anhalten und die Handinnenflächen aneinanderlegen
P$_2$ schwingt seine Arme vor und nimmt die
Hände von P$_1$ zwischen die seinen
P$_1$ entzieht dem Partner seine Hände und
klatscht sie hinter dem Rücken zusammen
P$_2$ hält weiterhin seine Arme in Schulterhöhe
P$_1$ schwingt seine Arme vor und nimmt die
Hände des Partners zwischen die seinen
im ständigen, rhythmischen Wechsel ausführen

4. Händeklatschen

Aspekt

Mobilisation der Schultergelenke

Übung

a «Bei Müller's hat's gebrannt!»
o siehe Handgruppe, S. 56
b beide Partner schwingen ihren rechten Arm weit
nach vorn hoch
Hände klatschen weit oben zusammen
zurückschwingen
Wiederholung mit dem linken Arm

Tip

zusätzlich Keulen in die Hände nehmen
Keulen zusammenschlagen

Variation

verschiedene Rhythmen klatschen

5. Schwere Beine

Aspekt

Kraftschulung des M. quadrizeps femoris

Übung

beide Partner strecken das gleichseitige Bein
o Fuß hochgezogen
die gestreckten Beine kreisen umeinander

Variation

die entgegengesetzten Beine kreisen umeinander

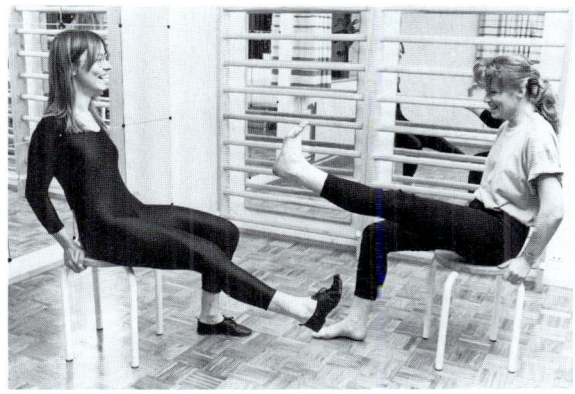

6. Beinsäge

Aspekte

Mobilisation der Kniegelenke
Kraftschulung des M. quadrizeps femoris

Übung

jeder streckt das gleichseitige Bein nach vorn
Vorfuß oder ganze Fußsohle aneinanderlegen
P$_1$ streckt das Bein
P$_2$ beugt das Bein

Motivation

«Wir sind ganz fleißig. Wir sägen auch mit den
Beinen.»

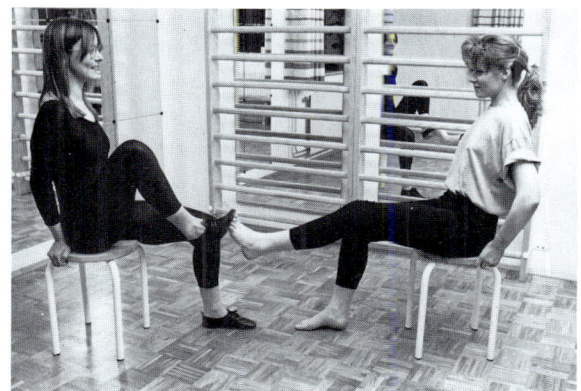

7. Kraftbündel

Aspekte

Verbesserung der Wirbelsäulenaufrichtung
Kraftschulung der Hüftabductoren/Hüftadductoren

Übung

a die Partner stellen ihren rechten Unterschenkel
direkt nebeneinander
o Fußinnenkanten stehen nebeneinander
rechte Handinnenflächen aneinanderlegen
linker Arm in Stemmhaltung
die Knie drücken fest gegeneinander
die Hände stemmen gegeneinander
Wirbelsäule gut aufrichten
o Brustbein zieht nach vorn/oben
Bein- und Armwechsel

Variation

linke Handflächen aneinanderlegen
rechter Arm in Stemmhaltung

Beachte

Spannung möglichst lange halten

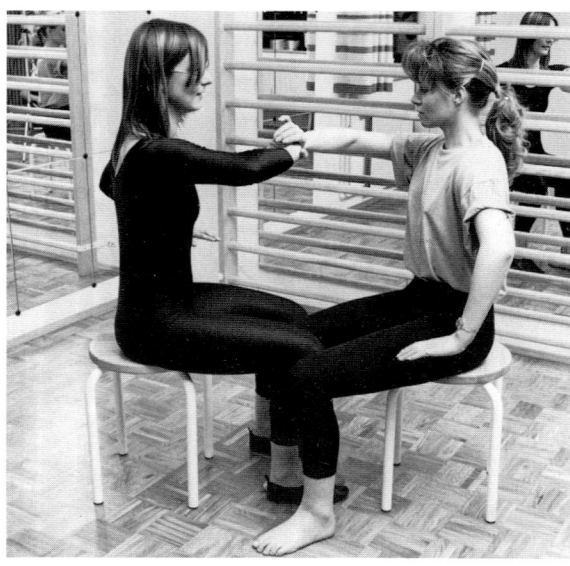

b rechte Unterschenkel direkt nebeneinander-
stellen
o Fußaußenkanten stehen nebeneinander
rechte Handinnenfläche aneinanderlegen
linker Arm in Stemmhaltung

Ausgangsstellung: Zwei Partner sitzen Rücken zu Rücken

Folgende Übungen aus der LWS-Gruppe sind für
die Hockergruppe übertragbar:
«Wiege» (S. 224)
«Abstand halten» (S. 224)
«Lang und länger» (S. 225)

1. Begrüßung
2. Vorhang auf – Vorhang zu
3. Eisenbahn
4. Kreisel
5. Pendel

1. Begrüßung

Aspekt

Mobilisation der Wirbelsäule

Übung

a beide Partner drehen sich zur Seite, um ihren
Partner anzuschauen
freundlich begrüßen
in beide Richtungen mehrmals drehen
b langsam die Wirbelsäule einrollen
o HWS/BWS/LWS nacheinander einrollen
unter dem Hocker durchschauen
o dem Partner freundlich zulächeln
langsam Wirbel für Wirbel wieder aufrollen
o den Kopf als letztes aufrichten

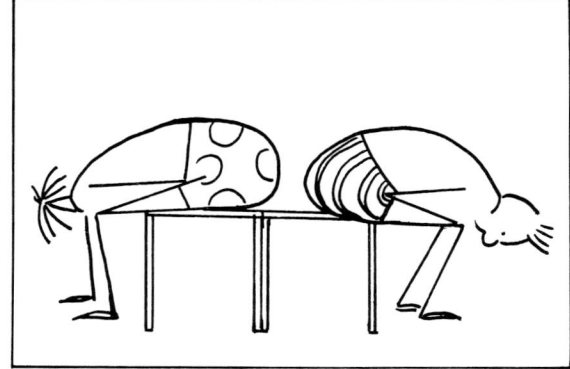

2. Vorhang auf – Vorhang zu

Aspekt

Verbesserung der Abduction im Schultergelenk

Übung

Hände fassen sich unten
gemeinsam die Arme seitlich hochführen
o soweit es geht bzw. auf den Partner abstimmen
langsam runterführen

Beachte

a nicht mit Gewalt hochreißen
b bei verschiedenen Armlängen an den Unterarmen fassen

3. Eisenbahn

Aspekte

Verbesserung der Elevation und Retroversion im
Schultergelenk

Übung

Hände fassen sich unten
einen Arm gerade nach vorn hochziehen
den anderen Arm ziehen lassen
im Wechsel ausführen

Variation

P_1 führt beide Arme nach vorn hoch
P_2 läßt sich ziehen
Aufgabenwechsel

Beachte

vorsichtig miteinander umgehen

4. Kreisel

Aspekte

Verbesserung der Rumpfneigung
Verbesserung der Rumpfrotation

Übung

Hände fassen sich unten
Arme gestreckt seitlich hochführen
o in Schulterhöhe halten
a gemeinsam langsam zur Seite neigen
o so tief wie möglich
o Po soll nicht abheben
aufrichten
zur anderen Seite neigen
b gemeinsam nach rechts drehen
zurück zur Mitte
gemeinsam nach links drehen

5. Pendel

Aspekte

Verbesserung der Rumpfrotation
Schulung des M. deltoideus

Übung

auf einer Seite die Hände fassen
alle Arme gestreckt seitlich in Schulterhöhe führen
die freien Arme schwingen nun in Schulterhöhe
zu den gefaßten Händen rüber
o Rumpfrotation
zurückschwingen
Wiederholung zu der anderen Seite

Erschwernis

Armwechsel erst nach mehrmaligem Schwingen

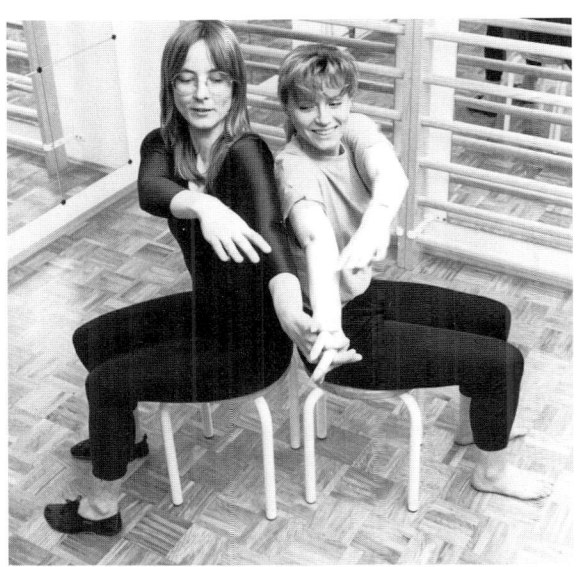

Variation

Knie etwas gebeugt lassen

Tips

a Kommando an Gruppenmitglieder abgeben
b gut zu Musik

Die ganze Gruppe

Ausgangsstellungen

Sitz auf dem Hocker
o Kreisformation
Stand

5. Arm- und Bein-Kick

Aspekte

Mobilisation der Knie- und Ellenbogengelenke
Koordinationsverbesserung

Übung

mehrmals gleichzeitig gleichseitigen/es Arm/Bein strecken
o Bein abheben
o Bein und Arm parallel halten
o Fuß und Hand hochgezogen
Bein abstellen
rhythmischer Seitenwechsel

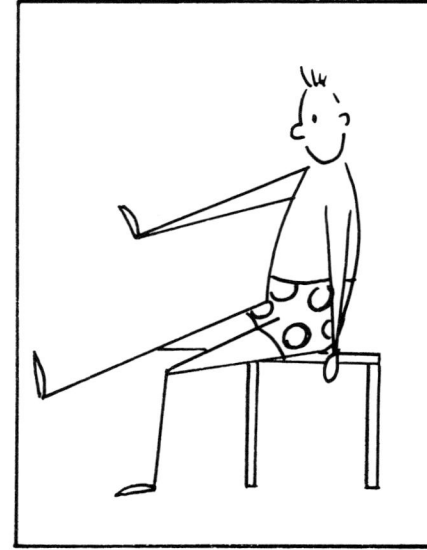

Variationen

a entgegengesetzten/es Arm und Bein strecken
b nach jedem Strecken die Seite wechseln
c beliebig kombinieren

Tip

gut zu Musik z.B.
o Rock'n'Roll
o Kasatschok

3. Schwungvoller Gruß

Aspekt

Mobilisation der Schultergelenke

Übung

jeder erste schwingt beide Arme gestreckt nach links
jeder zweite schwingt die Arme nach rechts
die Partner halten ihre Arme parallel
o freundlich zulächeln
Arme runterführen und zur anderen Seite schwingen
o den anderen Nachbarn schwungvoll begrüßen

4. Füße-Wackeln

Aspekt

Schulung des M. quadrizeps femoris

Übung

jeder streckt ein Bein zur Kreismitte
den Fuß in verschiedene Richtungen und nach verschiedenen Tempi bewegen
der Therapeut gibt Bewegungsrichtungen und das Tempo an

Beachte

a Knie gestreckt halten
   o nicht überstrecken
b alle sollen die Bewegung synchron und rhythmisch ausführen

1. «Die Reise nach Jerusalem»

Aspekte

Gruppenaspekte
Reaktionsschulung

AS

eine Hockerreihe (besser: Stühle)
einen Hocker weniger als Gruppenmitglieder

Spiel

die Gruppenmitglieder gehen hintereinander um
die Hocker herum
dazu spielt Musik
setzt die Musik aus, muß jeder versuchen, einen
Sitzplatz zu erwischen
derjenige der keinen Sitzplatz bekommen hat scheidet aus
ebenfalls muß ein Hocker aus dem Spiel

Erschwernisse

a Hände in den Nacken legen
b Hände hinter den Rücken legen

2. Hockerrennen

Aspekt

Schulung der Armmuskulatur

AS

zwei Riegen
vor jeder Riege steht ein Hocker

Spiel

der erste Spieler greift den Hocker und hebt ihn
rückenschonend an
er hält den Hocker so hoch wie möglich
o am besten über dem Kopf
er läuft bis zum Spielfeldende
o Hocker abstellen
o zurücklaufen
der zweite Spieler holt den Hocker genauso zurück

3. «Hoch das Bein!»

Aspekte

Mobilisation der oberen Extremität
Aktivierung der unteren Extremität
Koordinationsschulung

AS

Kreisformation
alle fassen sich an den Händen

Übung

alle Arme schwingen gemeinsam zur Kreismitte
dann nach außen
zusätzlich beim 2. Schwung zur Kreismitte das linke
Bein gebeugt abheben
beim 3. Mal das linke Bein gestreckt abheben
beim 4. Mal nur die Arme
beim 5. Mal das rechte Bein gebeugt abheben
beim 6. Mal das rechte Bein gestreckt abheben
von vorn wiederholen

Beachte

a die Gruppe soll synchron arbeiten
b zuerst gibt der Therapeut die Bewegungen an,
dann soll es die Gruppe allein versuchen

Tip

gut zu Musik

Übungen mit Geräten

Handtuch

Gerät

das Handtuch hat gegenüber dem Tülltuch folgende Vorteile
a) griffiger, da fülliger
b) mehr Vertrauen an die Stabilität des Tuches und somit mehr Mut kräftig zu ziehen
Damit ist das Handtuch besonders für Widerstandsübungen und statisches Arbeiten geeignet.

Jeder für sich – doch nicht allein

Ausgangsstellung: Sitz auf dem Hocker

1. Ein- und Aufrollen (S. 166)
2. Zerreißprobe
3. Kreuz und quer
4. «Wir wachsen!»
5. «Rund um den Kopf»
6. Kniestrecker

Erschwernis für alle Übungen

mit dem Deuserband üben

Variation für alle Übungen

mit mehrfachgelegtem Seil üben

2. Zerreißprobe

Aspekte

Kraftschulung des M. trapezius
Kraftschulung der Mm. rhomboidei
Verbesserung der Wirbelsäulenaufrichtung
Schulung der Innenrotation/Außenrotation
Verbesserung der Elevation
Kraftschulung des M. deltoidei

Übung

das Tuch mit beiden Händen schulterbreit fassen
Arme bis in Schulterhöhe abheben
o Oberarme in Abduction
die Hände spannen das Tuch
o die Ellenbogen schieben zu den Seiten raus
Wirbelsäule aufrichten
o Brustbein zieht nach vorn/oben
o Kinn ran, Hals lang

Motivation

«Kräftig ziehen, als wollte man das Tuch zerreißen.»

a langsam die Arme mit dem gespannten Tuch nach vorn wegstrecken
langsam beugen
o ohne an Spannung zu verlieren
b die Arme mit dem gespannten Tuch langsam zur Decke strecken
langsam zurückholen:
b₁ zum Brustbein

b_1 zum Brustbein
b_2 hinter den Kopf
eine Hand gibt dem Zug der anderen Hand nach
o abwechselnd einen Oberarm zum Kopf heranziehen

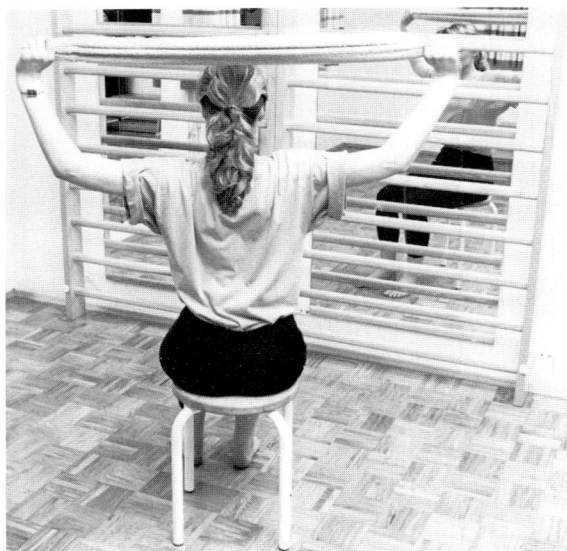

Beachte

den Oberarm zum Kopf und nicht den Kopf zum
Oberarm führen

c Ellenbogen gebeugt halten
gespanntes Tuch Richtung Kopf führen
o Außenrotation in den Schultergelenken
mit Spannung das Tuch zurückführen
o in Schulterhöhe anhalten
gespanntes Tuch Richtung Bauch führen
o Innenrotation in den Schultergelenken
mit Spannung das Tuch zurückführen

d eine Hand gibt dem Zug der anderen Hand
langsam nach
o Oberkörper dreht entsprechend mit

e die Hände halten das Tuch hinter dem Rücken
e₁ Tuch waagerecht auseinanderziehen
o Arme gestreckt
o Schultern zurück
o Wirbelsäule aufgerichtet
e₂ das Tuch am Rücken hochziehen
wieder runterschieben

3. Kreuz und quer

Aspekte

Verbesserung der Wirbelsäulenaufrichtung
Verbesserung des Schürzengriffes
Verbesserung des Nackengriffes
Kraftschulung des M. trapezius
Kraftschulung des M. serratus anterior
Kraftschulung des M. trizeps brachii

Übung

das Tuch verläuft diagonal über den Rücken
linke Hand greift das Tuch unten
o Schürzengriff
rechte Hand greift das Tuch oben
o Nackengriff
beide Hände ziehen das Tuch kräftig in Verlängerung auseinander
Rücken gut aufrichten
o Brustbein zieht nach vorn/oben
o Kinn zieht etwas Richtung Hals
o beide Ellenbogen führen Schub in Verlängerung
der Oberarme aus
langsam Spannung lösen
Armwechsel

Variation

«Rücken schrubben»
o Bewegung ausführen, als würde man sich den
Rücken abtrocknen

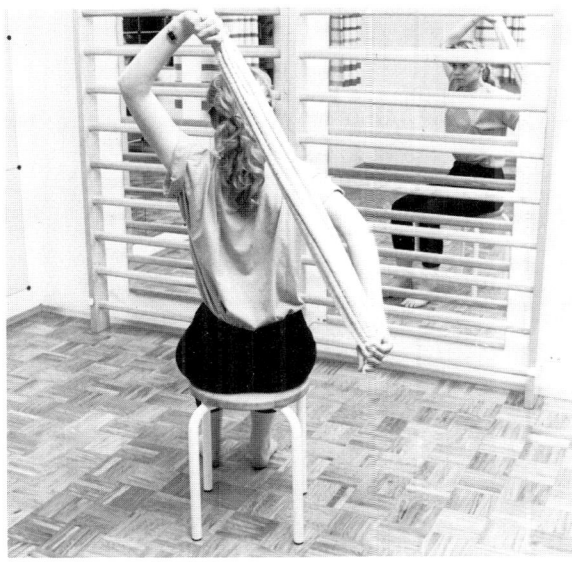

4. «Wir wachsen!»

Aspekt

Verbesserung der Wirbelsäulenaufrichtung

Übung

das Handtuch verläuft über dem Kopf
beide Hände fassen je ein Handtuchende
die Arme hängen locker, ohne zusätzlich aktiven
Zug auszuüben, gebeugt an den Tuchenden
den Kopf langsam senkrecht, Richtung Decke,
herausschieben
o gegen den Druck von Tuch und Armen angehen
o Kinn etwas Richtung Hals ziehen
Streckung möglichst lange halten

Tip

im Wasser mit kleinen Reifen ausführen

Motivation

«Der Hals wird lang und länger – wir wachsen.»

5. «Rund um den Kopf»

Aspekt

Kraftschulung der Halsmuskulatur

Übung

beide Hände halten je ein Tuchende
das Tuch verläuft direkt am Kopf

Beachte

alles statisch, also ohne Bewegung, ausführen

a Tuch geht am Hinterkopf entlang
Kopf nach hinten gegen das Tuch drücken
o Kinn etwas zum Hals ziehen
gesamte Wirbelsäule gut aufrichten
b das Tuch verläuft entlang der Stirn
Kopf nach vorn gegen das Tuch drücken
o so, als wollte man den Kopf senken

6. Kniestrecker

Aspekte

Mobilisation der Kniegelenke
Kraftschulung des M. quadrizeps femoris

Übung

jede Hand hält ein Tuchende
einen Fuß in die Tuchschlinge stellen
langsam das Bein strecken/beugen
o die Hände halten das Tuch fest gespannt
Beinwechsel

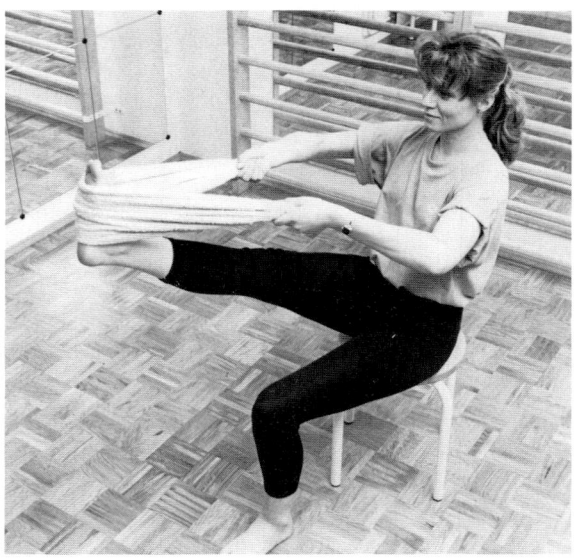

Variation

Partnerübung
zwei Partner sitzen seitlich zueinander
mit der mittleren Hand gemeinsam ein Handtuch
halten
die mittleren Füße auf die Tuchschlinge stellen
gemeinsam die Beine beugen/stecken

Variation bei allen Übungen

mehrfachgelegtes Seil benutzen

1. Tuch-Spannen

Aspekt

Schulung der Schulterblattfixation

AS

zwei Partner sitzen sich gegenüber
P_1 hat ein Handtuch

Übung

a P_1 und P_2 greifen jeweils zwei Handtuchecken
  o mit ganzer Hand greifen
  sie spannen gemeinsam das Tuch in der Waagerechten
  Arme in Schulterhöhe
  o Ellenbogen schieben zu den Seiten raus
  Unterarme in
  o Mittelstellung
  o Pronation
  o Supination
  Spannung halten
  langsam locker lassen

Motivation

«Das Handtuch straff spannen, wie ein Trampolin.»

Variationen

a₁ P_1 versucht P_2 das Tuch wegzuziehen
  P_2 läßt es nicht zu
a₂ abwechselnd dem Widerstand des Partners
  nachgeben = Sägen
a₃ Arme beim Spannen höher halter

b P_1 und P_2 fassen eine entgegengesetzte Tuchecke
  das Tuch in der Diagonalen spanren
  o Arme in Schulterhöhe
  o Ellenbogen schieben zu den Seiten raus
  Wirbelsäule aufrichten
  o Brustbein zieht nach vorn/ober
  o Kinn etwas Richtung Hals ziehen
  Unterarme in
  o Mittelstellung
  o Pronation
  o Supination
  Spannung halten
  langsam locker lassen
  Armwechsel

Variationen

siehe $a_1 – a_3$

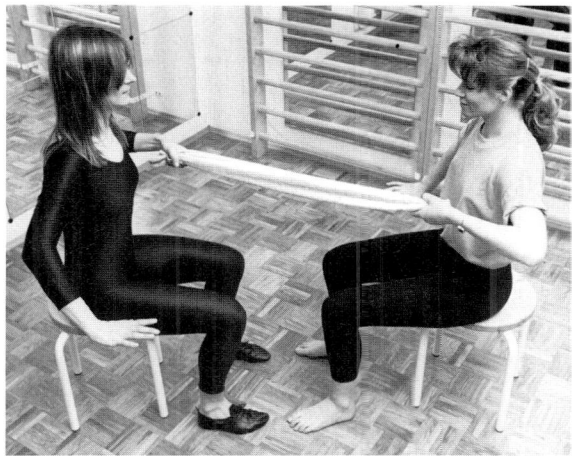

2. Kurbel

Aspekte

Aktivierung der oberen Extremität
Koordinationsschulung

AS

zwei Partner sitzen sich gegenüber
P_1 hält mit jeder Hand ein Tuchende
P_2 greift mit beiden Händen die Handtuchmitte
o das Handtuch hat nun U-Form

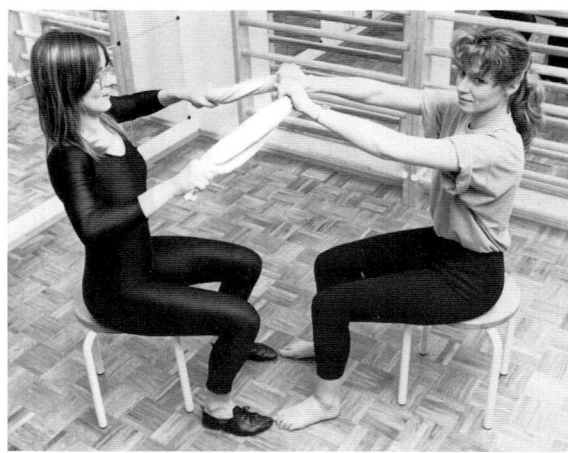

Übung

beide führen kreisende Bewegungen aus
o vom Körper wegdrücken
o zum Körper heranziehen
o die Arme dabei beugen/strecken
die Bewegungen der Partner verlaufen entgegengesetzt
o P_1 dreht rückwärts
o P_2 dreht vorwärts

Beachte

a nicht mit dem Rumpf mitgehen
b Spannung nicht verlieren

Motivation

«Wir drehen gemeinsam eine große Kurbel.»

3. Schwanenhals

Aspekt

Verbesserung der HWS-Streckung

AS

zwei Partner sitzen sich gegenüber
P_1 hält mit jeder Hand ein Handtuchende

Übung

P_1 legt die breite Handtuchschlinge um das Hinterhaupt von P_2
o Arme etwas gebeugt
o er gibt P_2 leicht steigernden Widerstand
P_2 drückt den Kopf gegen das Tuch
o HWS strecken
o Kinn etwas Richtung Hals ziehen

Beachte

a nicht zu starken Widerstand geben
    P_1 muß sich an der Kraft von P_2 orientieren
b nicht zu ruckartig Widerstand geben
    o Widerstand und Spannung langsam auf- und
    abbauen
c P_1 achtet auf die Haltung von P_2

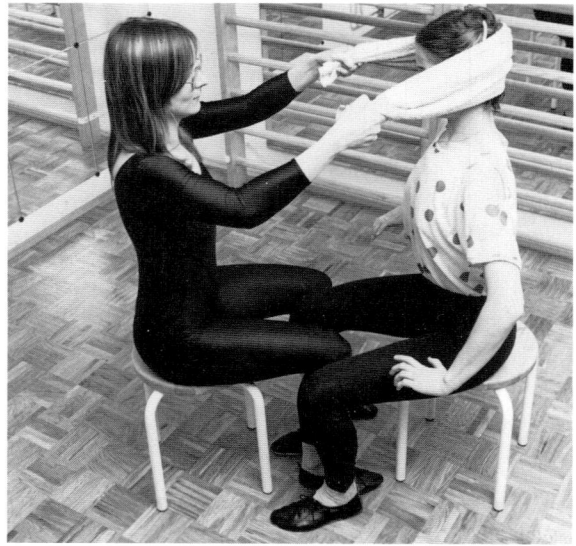

Variation

P_2 versucht den Kopf gegen den Widerstand des
Tuches zu drehen
o statisch
P_1 gibt nicht nach

4. Einhaken

Aspekt

Kraftschulung der Kniebeuger

AS

zwei Partner sitzen sich gegenüber
P₁ hält mit jeder Hand ein Handtuchende

Übung

P₂ streckt sein rechtes Bein
o Bein abheben
P₁ legt die Handtuchschlinge hinter die Ferse von P₂
P₂ versucht, das Bein zu beugen
a P₁ hält gegen
    Ellenbogen gebeugt
    o sie ziehen nach hinten
    aufrechte Haltung
b Bewegung langsam, gegen Widerstand, zulassen
    Beinwechsel
    Aufgabenwechsel

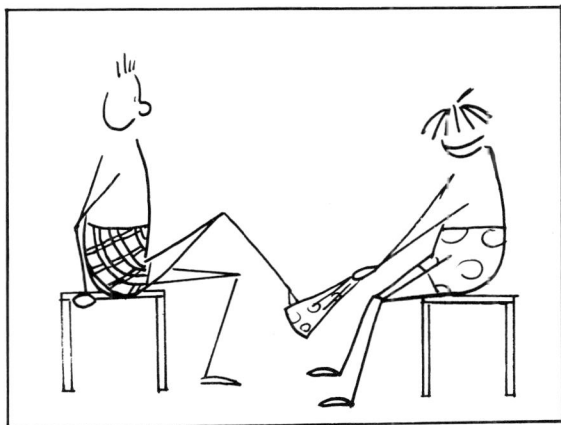

5. Kreuzen – Entkreuzen

Aspekt

Mobilisation der Schultergelenke

AS

zwei Partner sitzen oder stehen Rücken an Rücken
sie fassen gemeinsam pro Seite ein parallel zum
Boden verlaufendes Handtuch
jeder hat die Unterarme gekreuzt
o P₁ hat den linken Arm als oberen
o P₂ den rechten Arm

Übung

gleichzeitig führen beide Partner ihre Arme nach
vorn hoch

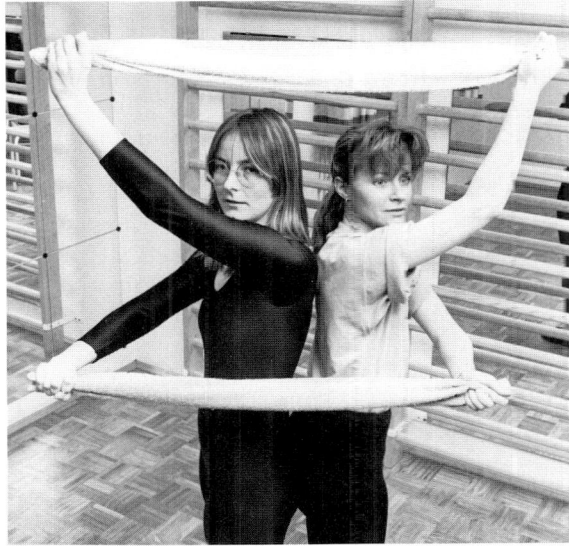

langsam zueinanderdrehen
o dabei die Arme öffnen = entkreuzen und nach
    unten führen
a Arme hochführen
    genauso kreuzen wie zuvor
    in dieselbe Richtung zurückgehen aus der man
    gekommen ist
    Arme gekreuzt vor den Körper runterholen
    wir haben ½ Drehung ausgeführt
b Arme andersherum kreuzen
    in die andere Richtung weiterdrehen
    wir haben eine ganze Drehung ausgeführt

Beachte

die Tücher müssen lang sein

6. Schaufelrad

Aspekt

Mobilisation der Schultergelenke

AS

zwei Partner sitzen nebeneinander
ein Tuch verläuft waagerecht über den Knien von P$_1$
o beide Partner greifen es mit der linken Hand
ein zweites Tuch verläuft waagerecht hinter dem
Rücken von P$_2$
o beide Partner greifen es mit der rechten Hand

Übung

mit Schwung das vordere Tuch gemeinsam über
den Kopf von P$_1$ schwingen
o bis hinter den Rücken
o zurück nach vorn
mit Schwung das andere Tuch über den Kopf von
P$_2$ nach vorn schwingen
o zurück hinter den Rücken
im stetigen schwungvollem Wechsel ausführen

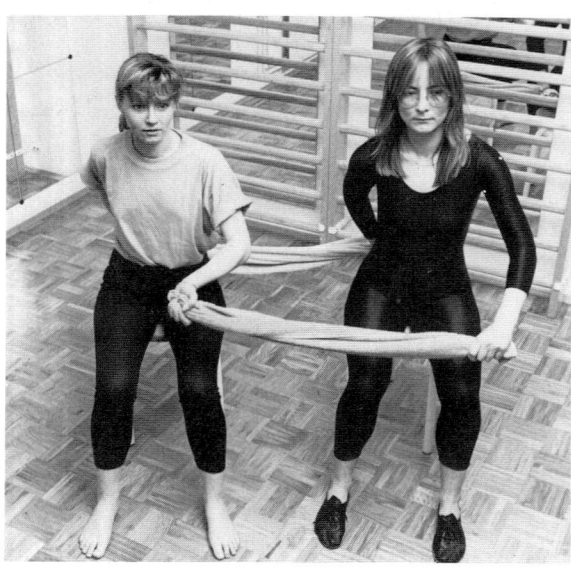

Die ganze Gruppe

Ausgangsstellung: Sitz auf dem Hocker

1. «Und immer eins mehr!»
2. Verbeugung

1. «Und immer eins mehr!»

Übung

siehe Handgruppe, S. 55

AS

Handtuch gespannt vor dem Brustbein halten
Unterarme in Pronation
Ellenbogen schieben zu den Seiten raus

Variation

mit mehrfachgelegtem Seil ausführen

Tip

gut zu Musik, z.B.
«Stevie Wonder»
o «Superstition»
a auf zwei Takteinheiten eine Bewegung = zwei
Bewegungen pro Takt
b auf jede Takteinheit eine Bewegung = vier
Bewegungen pro Takt

Therapeut

er gibt das Bewegungskommando rhythmisch an,
um die Gruppe in ihrer synchronen bzw. harmonischen Ausführung zu unterstützen; z.B. beim 4/4
Takt

1	2	3	4	
«vor	und	ran	und	2 Bewegungen
links	und	rechts	und»	2 Bewegungen

1	2	3	4	
«vor	ran	vor	ran	4 Bewegungen
links	ran	rechts	ran»	4 Bewegungen

2. Verbeugung

Aspekte

Verbesserung der Schulterblattfixation
Verbesserung der Rückenstabilität

AS

Kreisformation
die Gruppenmitglieder sind durch Tücher
verbunden
o von Gruppenmitglied zu Gruppenmitglied ein
  Tuch
o jeder faßt ein Tuchende, so daß ein geschlossener Kreis entsteht

Übung

jeder erste führt den linken Arm nach vorn hoch,
den rechten Arm nach hinten
jeder zweite genau entgegengesetzt
Gewicht auf die Füße verlagern
o Po abheben
o Arme in Verlängerung bzw. parallel des Rumpfes
  halten
langsam setzen
Armwechsel

Tülltuch

Gerät

Das Tülltuch hat gegenüber dem Handtuch den
Vorteil der federleichten Beschaffenheit.
Somit ist das Tülltuch besonders für Schwung-
übungen geeignet.

Jeder für sich – doch nicht allein

Ausgangsstellung: Sitz auf dem Hocker

1. Elfe
2. Lasso
3. Fluglotse
4. Ein- und Aufrollen
5. Tuchständer
6. Kleine Wolke

Musiktip bei zarten Schwüngen

«Alan Parsons Project»
o «Turn Of A Friendly Card»
o «Time»

1. Elfe

Aspekt

Verbesserung der Elevation

Übung

jede Hand greift eine Tuchecke der Längsseite
a beide Arme schwungvoll in Elevation führen
  halten, bis das Tuch nachgeschwungen ist
  die Arme langsam wieder runterführen
  o das Tuch sachte sinken lassen

Motivation

«Das Tuch schwebt wie ein Elfenflügel.»

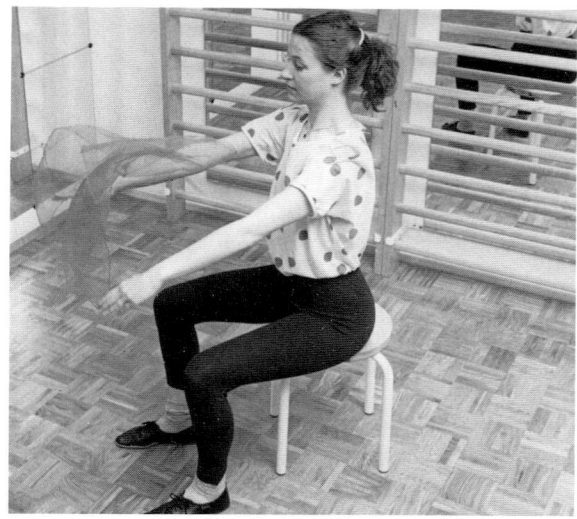

Aspekte

Mobilisation der Schultergelenke
Koordinationsverbesserung

Übung

eine Tuchecke mit einer Hand greifen

a vor dem Körper große Kreise schwingen
  o links herum/rechts herum
  o der Arm ist gestreckt
  das Tuch schwingt nach und bildet Kreise
b über dem Kopf kreisen
c 1 × über dem Kopf kreisen
  1 × vor dem Bauch kreisen, in entgegengesetzte Richtung
  ö horizontale Kreise beschreiben
  immer im Wechsel ausführen
d neben dem Körper große Kreise beschreiben
e vor dem Körper ‹Achten› schwingen
  o liegende ‹Acht›
  o stehende ‹Acht›
f neben dem Körper ‹Achten Schwingen›

Erschwernis

jede Hand hält ein Tuch
  o entgegengesetzt schwingen
  o parallel schwingen

Variationen

a mit mehrfachgelegtem Seil schwingen
b mit langem Seil schwingen
  zwischendurch laut und schwungvoll auf dem
  Boden knallen lassen

Variation

auf dem Rückweg nach links unter den linken Arm
ziehen
o linken Arm gestreckt in Schulterhöhe halten
o das Tuch dem Arm der Länge nach anlegen
o rechte Hand an linker Achsel
in Elevation schwingen
nach rechts runterholen
o Tuch dem rechten Arm anlegen

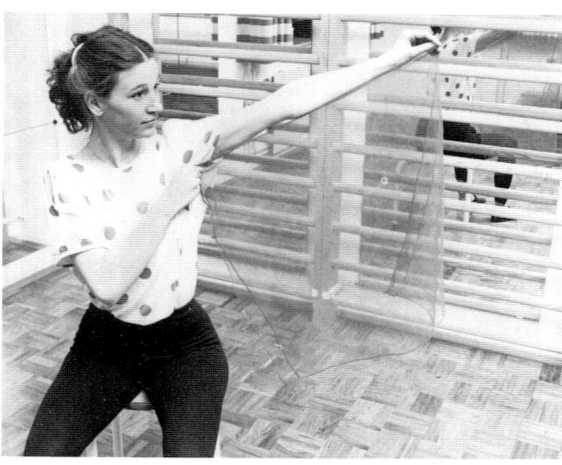

b jede Hand hält je ein Tuch an einer Ecke
  beide Arme schwingen in Elevation
  o abwechselnd
  o gleichzeitig
b₁ kurze, rasche Bewegungen
  o Arme fast parallel halten
b₂ weit ausladende Bewegungen

3. Fluglotse

Aspekte

Verbesserung der Elevation/Retroversion
Verbesserung der Abduction/Adduction
Koordinationsverbesserung

Übung

jeder hält mit jeder Hand ein Tuch an einer Ecke
beide Arme schwingen

a in Elevation/Retroversion
b in Abduction/Adduction
c ein Arm schwingt in Retroversion
gleichzeitig schwingt der andere Arm in
Elevation
dem hinteren Arm nachschauen
o Rumpf dreht etwas mit
d rechter Arm schwingt in Elevation
gleichzeitig schwingt der linke Arm in Abduction
zurückführen
linken Arm in Elevation schwingen
rechten Arm in Abduction
e beide Arme schwingen nach rechts hoch
o Arme parallel
beide Arme schwingen nach links hoch
f in Abduction schwingen
f₁ Oberarme zum Kopf heranholen
Ellenbogen beugen
o Unterarme über den Kopf
o Tücher schwingen zur anderen Seite
Arme strecken
gestreckt zurückführen
f₂ die Arme führen die Bewegung abwechselnd aus

Beachte

den Arm zum Kopf führen und nicht den Kopf zum
Arm

g abwechselnd linken/rechten Arm gestreckt in
Elevation schwingen
oben angekommen
o Ellenbogen beugen
o das Tuch zum Rücken schlagen
Arm strecken
o Oberarm bleibt neben dem Ohr
Arm gestreckt runterführen

Beachte

aufrechte Haltung beibehalten
o Kopf nicht mitbewegen

Zusätzlicher Aspekt von f und g

Mobilisation der Ellenbogengelenke

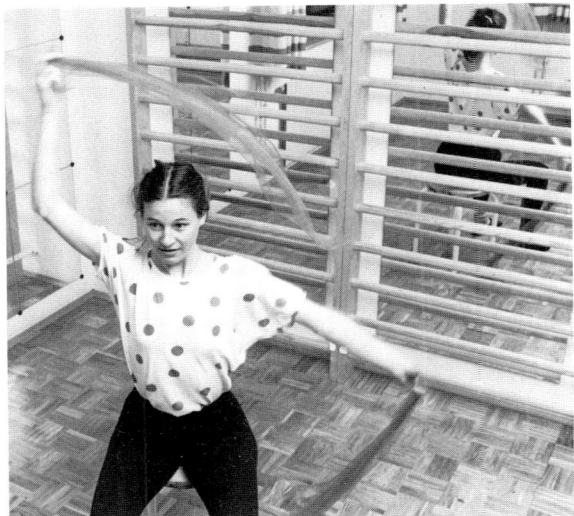

4. Ein- und Aufrollen

Aspekte

Schulung des M. deltoideus
Mobilisation im Handgelenk

AS

jede Hand greift eine Tuchecke der Längsseite
Arme in Schulterhöhe halten
Ellenbogen etwas gebeugt

Übung

schnelles, kurzes Beugen in den Ellenbogen und
Drehen der Hände
das Tuch schwingt von vorn über die obere Kante
zum Körper
○ es rollt sich ein
durch schnelles, kurzes Strecken der Ellenbogen
und Drehen der Hände wieder aufrollen

Variation

mit Handtuch ausführen

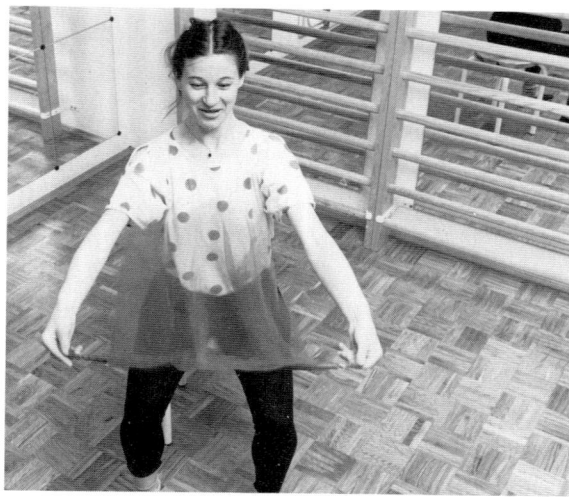

5. Tuchständer

Aspekte

Aktivierung der oberen Extremität
Mobilisation der Wirbelsäule

Übung

beide Arme gestreckt in Abduction halten
jede Hand hält ein Tuch an einer Ecke
Rumpfrotation
○ Arme unverändert
○ Tücher wehen hin und her

Variation

Arme gehen dabei hoch und runter
○ jeder Arm macht dasselbe
○ jeder Arm macht etwas anderes

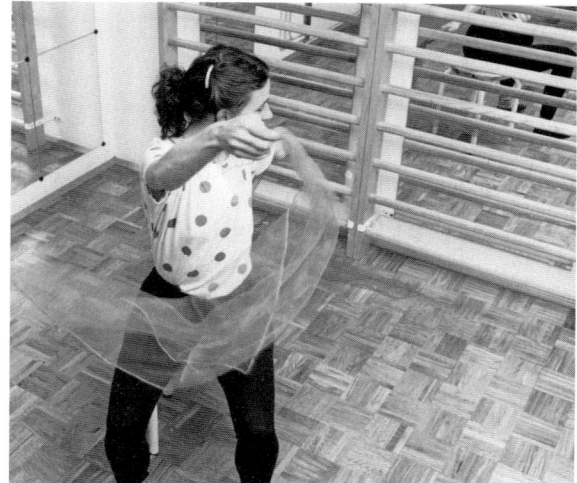

6. Kleine Wolke

Aspekte

Aktivierung der oberen Extremität
Reaktionsschulung

Übung

a zusammengeknülltes Tülltuch mit einer Hand
weit hochwerfen
andere Hand schnappt es im Hochflug
o nicht erst, wenn es schon tief abgesunken ist!

b versuchen, einem der Nachbarn das schwe-
bende Tuch wegzuschnappen

Beachte

kräftig hochwerfen, damit das leichte Tuch hoch
fliegt

Motivation

«Wölkchen vom Himmel holen.»

Variation

zusammengeknülltes Seil hochwerfen

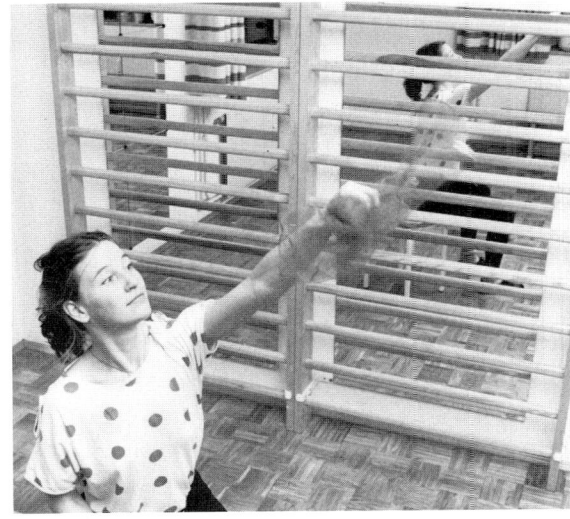

Partnerübungen

Ausgangsstellung: Zwei Partner sitzen sich gegenüber

1. Schwere Arme (S. 150)
2. Armschwünge (S. 151)
3. Buntes Tücherwedeln (S. 274)
4. Vormachen – Nachmachen
5. Liane

4. Vormachen – Nachmachen

Aspekt

Mobilisation der Schultergelenke

AS

jeder hält pro Hand ein Tuch

Übung

P_1 führt beliebige Schwünge aus
P_2 versucht, den Schwung gleichzeitig spiegelbildlich
mitzumachen
Armwechsel
Aufgabenwechsel

Erschwernisse

a beide Arme schwingen gleichzeitig

b P_2 versucht, die Bewegung entgegengesetzt
nachzumachen

5. Liane

Aspekte

Mobilisation der Schultergelenke
Mobilisation der Ellenbogengelenke

Übung

a P_1 hält ein Tuchende in der rechten Hand
er schwingt das Tuch zu P_2 rüber
P_2 schnappt das andere Tuchende mit der linken
Hand
gemeinsam hin- und herziehen, wie beim Sägen
P_1 läßt das Tuch los

b das Tuch ohne Sägen schwungvoll übergeben

c das Tuch diagonal, zur anderen Hand rüber-
schwingen

Variation

mit mehrfachgelegtem Seil ausführen

Ausgangsstellung: Sitz auf dem Hocker

1. Schwungvoller Gruß (S. 154)
2. Arm- und Bein-Kick (S. 154)
3. Entschlingung (S. 170)
4. Buntes Tücherwedeln (S. 274)
5. Doppelter Schwung
6. Ballett
7. Geschlossener Tuchkreis

5. Doppelter Schwung

Aspekt

Mobilisation der Schultergelenke

AS

vier Partner sitzen im Karree
Blick zur Kreismitte
in jeder Hand ein Tülltuch

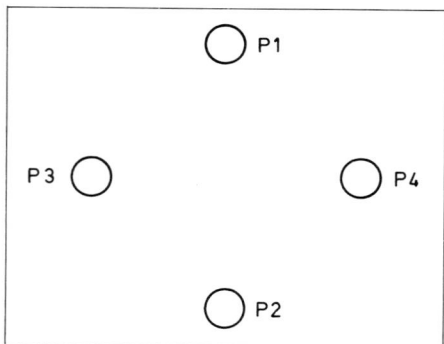

Übung

P_1 und P_2 schwingen die Arme und Tücher
zueinander
o weit hochschwingen
P_3 und P_4 schwingen die Arme zueinander, wenn
die anderen Partner ihre Arme zurückschwingen
im stetigen, rhythmischen Wechsel ausführen

Tip

mit Musik

6. Ballett

Aspekte

Mobilisation der Schultergelenke
Koordinationsverbesserung

AS

Kreisformation
jeder hat zwei Tülltücher

Übung

verschiedene Armschwünge willkürlich kombinieren
o z.B. ‹Elfe›, S. 163 und ‹Fluglotse›, S. 165

Beachte

a die Schwünge sollen synchron ausgeführt
werden
b nahe genug zusammenrücken, damit sich die
Tücher beim Schwingen berühren können =
Einheit
fliegen die bunten Tücher zur Mitte, bilden sie
gemeinsam eine bunte Blüte

7. Geschlossener Tuchkreis

Aspekt

Mobilisation der Schultergelenke

AS

Kreisformation
die Gruppenmitglieder sind durch Tücher
verbunden
o von Gruppenmitglied zu Gruppenmitglied ein
Tuch
o jeder faßt ein Ende, so daß ein geschlossener
Kreis entsteht

Variation

zusätzlich hält jeder ein weiteres Tuch an einem
Ende
o das Tuch hängt runter

Übung

a vor- und zurückschwingen
b gemeinsam mit den Armen und Tüchern große
Kreise schwingen
o vor/zurück
c jeder erste schwingt vor
jeder zweite schwingt zurück
o Pendelbewegung

Variation

im Stand ausführen

3. Tanzende Reihe

Aspekte

Mobilisation der Schultergelenke
Koordinationsschulung

AS

alle Gruppenmitglieder stehen nebeneinander in
einer Reihe
o die Reihe befindet sich mitten im Raum, parallel
  zu den Wänden
jeder erste ist zu der einen Wand gedreht
jeder zweite zu der anderen Wand
in jeder Hand ein Tuch
Arme hängen locker

Übung

a jeder geht einen Schritt vor
  o es entstehen zwei Reihen
  o gleichzeitig die Tücher weit nach vorn hoch-
    schwingen
  zurück in die Reihe
  o Arme dabei runterführen
  jeder geht einen Schritt zurück
  o gleichzeitig die Tücher nach hinten schwingen
  zurück in die Reihe
  o Arme dabei ranholen

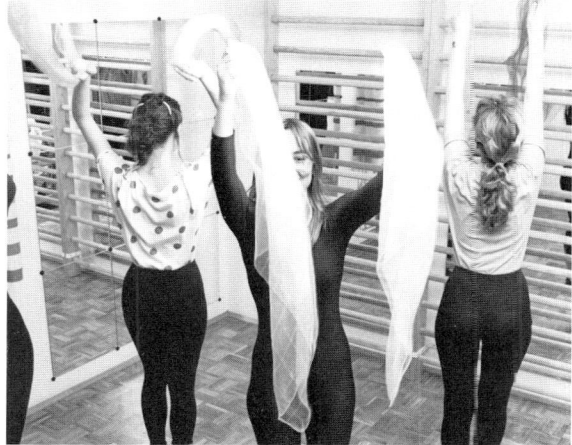

b alle gehen einen Schritt in dieselbe Richtung
  o also jeder erste vor, jeder zweite zurück
  die Tücher entsprechend schwingen
  zur Mitte zurück
  o Arme ranholen
  in die andere Richtung gehen
c längere Schrittfolgen und komplizlertere Armschwünge

Variationen

alle stehen in einer Reihe hintereinander
o mitten im Raum
o alle blicken in eine Richtung
a alle schwingen
a₁ vor/zurück
a₂ links/rechts
a₃ linken Arm vor
  rechten Arm zurück
b jeder erste schwingt beide Arme nach links
  jeder zweite schwingt beide Arme nach rechts
c die Arme über die Seite nach oben schwingen
  die Tücher treffen sich über dem Kopf
  langsam runterführen
d jeder erste schwingt die Arme über die Seite
  nach oben
  jeder zweite führt sie gleichzeitig runter

Motivation

«Wir sind die wogenden Wellen des Meeres. Der
Wind hält uns in Bewegung.»

4. Rollmops

Aspekte

Mobilisation der Schultergelenke
Koordinationsschulung

AS

Kreisformation
jeder hält mit seinen beiden Nachbarn je ein Tuch
o an den Tuchenden greifen
o es entsteht ein geschlossener Kreis

Übung

a ein Kreismitglied
   o führt den linken Arm nach vorn hoch
   o ½ Drehung nach rechts
   o dabei den linken Arm und das Tuch über den
     Kopf nach vorn runterführen
   genauso zurück in die Ausgangsstellung
   nacheinander macht es jedes Kreismitglied
   o Kettenreaktion
b alle drehen sich gleichzeitig ein
   o einmal unter den linken Arm/einmal unter
     den rechten Arm

Tip

mit Musik

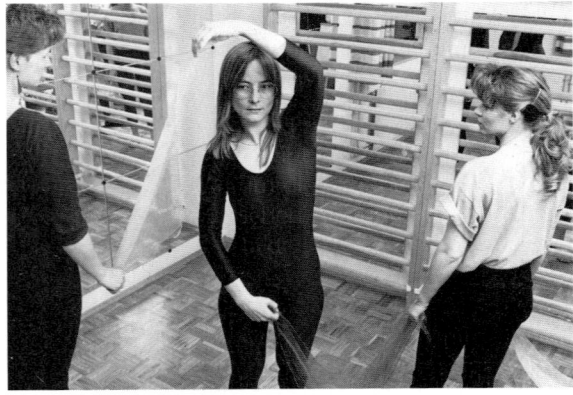

5. Entschlingung

Aspekt

Schulung des M.deltoideus

AS

Kreisformation
Blick zur Kreismitte

Übung

alle Gruppenmitglieder verschlingen ihre Tücher mit
ihren jeweiligen Nachbarn und drehen sie locker
zusammen, wie zu einer Kordel
jeder faßt ein Ende der verschlungenen Tücher
Arme seitlich, bis Schulterhöhe, hochführen
alle kreisen mit den Armen in dieselbe Richtung
o die Tücher entschlingen sich
Tücher umkreisen lassen, ohne daß sie sich
verschlingen

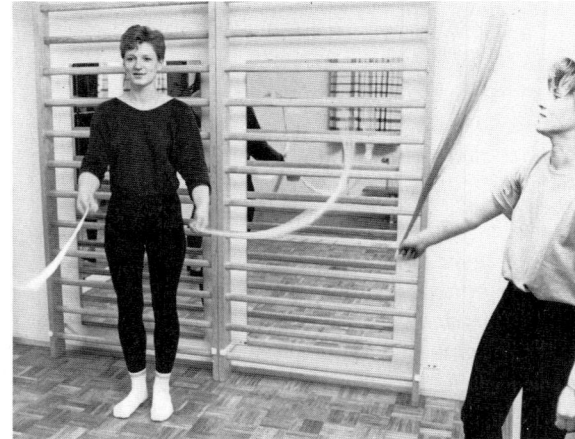

Variation

im Sitz auf dem Hocker ausführen

Luftballons

Jeder für sich – doch nicht allein

Folgende Übungen aus der Handgruppe sind
auch hier gut geeignet:
Ball-Rollen (S. 33)
«Wir machen Geräusche!» (S. 38)
Vibrieren (S. 38)
Balancieren (S. 38)
Ballon-Werfen (S. 39)

Ausgangsstellung: Sitz auf dem Hocker

1. «Hoch lebe der Ballon!»
2. Ballon-Tippen
3. «Quetsch den Ballon!»
4. Achtertouren
5. «Wer ist stark genug?»
6. Trommeln
7. Der Ballon wandert
8. Ballon im Wind

1. «Hoch lebe der Ballon!»

Aspekte

Aktivierung der oberen Extremität
Kraftschulung der Hüftadductoren

Übung

den Ballon mit beiden Händen greifen
Arme gestreckt senkrecht hochführen
o Ballon über dem Kopf
Ballon zwischen die Knie klemmen
beide Arme kreisen 1 × rückwärts
o ohne Ballon
Ballon wieder greifen

Motivation

«Der Ballon steigt in die Luft. Hoch rausschieben!»
«Große Kreise beschreiben! Und Schwung!»

2. Ballon-Tippen

Aspekte

Mobilisation der Schultergelenke
Mobilisation der Ellenbogengelenke

Übung

Ballon mit der Hand greifen
a den Arm in Schulterhöhe wegstrecken
  o nach vorn
  o links/rechts
  anbeugen und den Ballon kräftig auf die Schulter
  drücken
  o gleichseitige Schulter
  o entgegengesetzte Schulter
b Arm beugen/strecken und dabei:
  2 × vorn gegen die gleichseitige Schulter tippen
  1 × hinten gegen die entgegengesetzte Schulter
  tippen
  o Arm hinter dem Kopf
  2 × gleichseitige Schulter
  usw.
c beliebige Kombinationen
d den Ballon auf das entgegengesetzte Knie tippen
  Arm in Elevation/Abduction/Außenrotation
  führen
  o dem Ballon nachschauen
  auf das Knie tippen
  die Bewegung fließend und geschmeidig ausführen

Therapeut

a er unterstützt die Bewegung mit rhythmischem
  Bewegungsauftrag
b die Bewegungsrichtung mit Sprache unterstützen, z.B.
  o «Tippen und hoooch!»

3. «Quetsch den Ballon!»

Aspekte

Kraftschulung des M.bizeps humeri
Schulung der Adductoren
Kraftschulung des M.pectoralis major

Übung

a den Ballon in die Ellenbeuge legen
kräftig den Arm beugen und den Ballon einquetschen

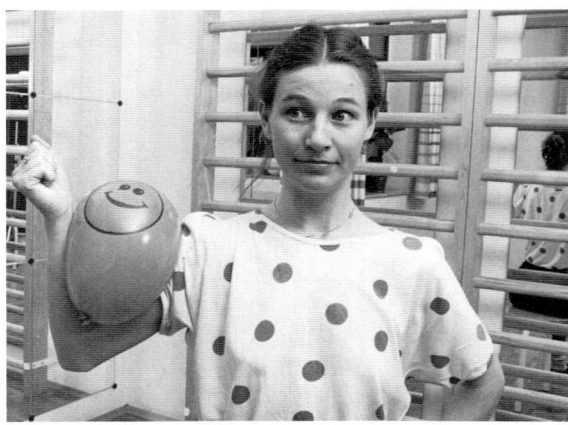

b den Ballon in die Achselhöhle legen
b₁ den gestreckten Arm kräftig anspreizen
b₂ den gebeugten Arm kräftig anspreizen

c die Arme in Schulterhöhe halten
o gebeugt
den Ballon vor dem Brustbein halten
Hände in Dorsalextension
Handwurzeln stemmen kräftig in den Ballon
o Wirbelsäule aufrichten

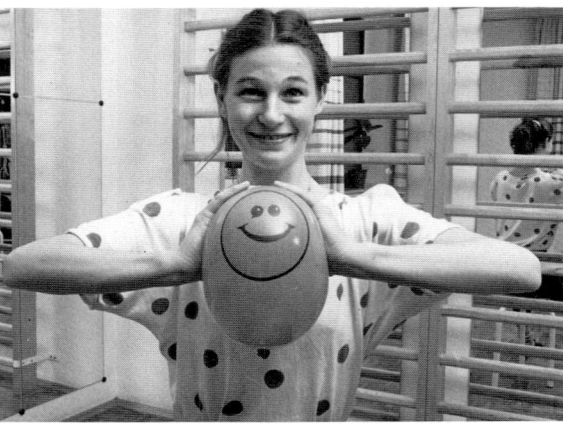

c₁ Fingerspitzen zum Körper drehen
o Druck beibehalten
Fingerspitzen vom Körper wegdrehen
Arme strecken
Fingerspitzen wieder hochdrehen
Arme beugen
c₂ Arme mit Ballon senkrecht strecken
o Druck beibehalten
langsam zurückholen

Motivation

«Na – wer bringt den Ballon zum Platzen?»

4. Achtertouren

Aspekte

Mobilisation der Schultergelenke
Aktivierung der unteren Extremität

Übung

a einen Ballon in Achtertouren um die Knie führen
  ○ dazu abwechselnd ein Bein gestreckt
    abheben
  ○ den Ballon von innen nach außen übergeben
  ○ die Bögen immer größer werden lassen / weit
    Schwung holen
b Ballonübergabe
  Reihenfolge:
  ○ vor dem Kopf
  ○ hinter dem Kopf
  ○ vor dem Bauch
  ○ hinter dem Bauch
  ○ vor dem Kopf
  ○ usw.
c Ballonübergabe:
  die rechte Hand übergibt von innen nach außen,
  unter dem linken Knie
  ○ linkes Bein gestreckt abgehoben
  beide Arme gestreckt über die Seite hochführen,
  bis über den Kopf
  ○ keine Übergabe
  linke Hand gibt den Ballon unter dem rechten
  Knie an die rechte Hand ab
  usw.

5. «Wer ist stark genug?»

Aspekt

Kraftschulung der Hüftgelenksadductoren

Übung

Ballon zwischen den Knien einklemmen
mit beiden Händen versuchen, den Ballon:
a wegzudrücken
  ○ Unterarme in Pronation
  ○ Handteller an den Ballon legen
b wegzuziehen

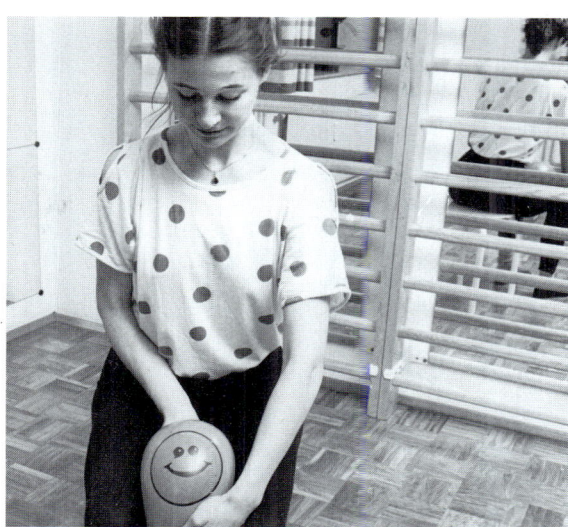

6. Trommeln

Aspekte

Kraftschulung der Hüftadductoren
Aktivierung der oberen Extremität

Übung

Ballon zwischen den Knien einklemmen
auf dem Ballon trommeln
○ mit den Armen weit ausholen

7. Der Ballon wandert

Aspekt

Mobilisation der Wirbelsäule

Übung

beide Hände rollen den Ballon am linken Bein runter, bis zum Fuß
o Bein bleibt stehen
wieder hochrollen
weiterrollen über Bauch, Brustbein, Kinn, Nase, Stirn
die Arme mit dem Ballon senkrecht hochstemmen
o Ballon über dem Kopf
Arme wieder beugen
Ballon auf dem Kopf aufsetzen
runterrollen, über Stirn, Nase, Kinn, Brustbein, Bauch
am rechten Bein runterrollen, bis zum Fuß
usw.

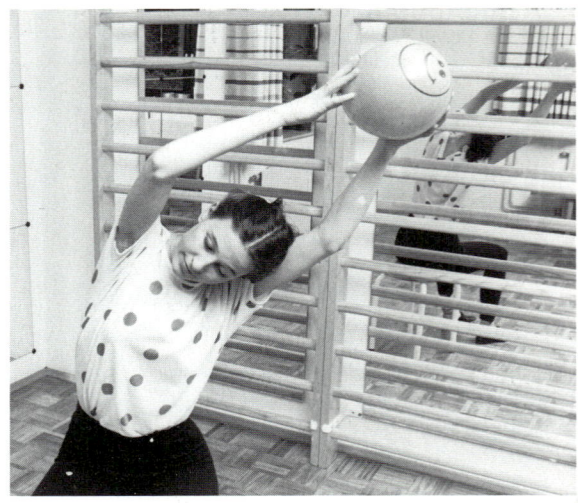

8. Ballon im Wind

Aspekt

Mobilisation der Wirbelsäule

Übung

a_1 beide Arme gestreckt vorn, in Schulterhöhe, halten
die Fingerkuppen beider Hände halten den Ballon
leichtes Schwingen der gestreckten Arme
o nach links/rechts
o aufgerichteter Rumpf schwingt etwas mit

Motivation

«Es kommt ein schwacher Wind auf. Unser leichter Ballon schwebt hin und her.»

a_2 kurz beim Schwingen den Ballon loslassen
gleich wieder fassen

b_1 Ballon über dem Kopf
Arme gestreckt
Fingerkuppen fassen den Ballon
leichtes Neigen der Arme und des Rumpfes
o links/rechts

Motivation

«Vorsicht! Wind von der Seite!»

Beachte

auf beiden Pobacken sitzen bleiben

b_2 kurz beim Neigen den Ballon loslassen
gleich wieder fassen

c_1 Ballon über dem Kopf
Arme gestreckt
leichtes Vor- und Zurückwiegen des Rumpfes
o Arme und Rumpf bilden eine
mehrmals wiederholen
die Mitte finden und anhalten

Motivation

«Nun kommt Wind von vorn und v

Beachte

nicht in's Hohlkreuz gehen

c_2 kurz beim Wiegen den Ballon los
gleich wieder fassen

...ngen aus der Handgruppe sind gut
...ar für die Hockergruppe:
...ampfchen (S. 39)
Magischer Ballon (S. 40)
Rhythmus mit Ballon (S. 40)
(leichte Abwandlung: statt auf den Tisch, nun
auf die Knie tippen)

Ausgangsstellungen

Zwei Parter sitzen sich gegenüber
Zwei Partner sitzen nebeneinander
Zwei Partner sitzen Rücken zu Rücken

Ausgangsstellung: Zwei Partner sitzen sich gegenüber

1. Ballon-Verfolgung
2. Ballon-Drücken
3. Verdrängung
4. Spiegel
5. Ballon-Stapeln
6. Zwei-Takt-Motor

Beachte

a korrekte Ausgangsstellung immer wieder kontrollieren
b während der Übungen nicht die Schultern hochziehen

Allgemeine Aspekte

Kraftschulung der Armmuskulatur
Kraftschulung der Schultergürtelmuskulatur

1. Ballon-Verfolgung

siehe ‹Schwere Arme›, S. 150

Variationen

a den Ballon ganz greifen
b den Ballonverschluß greifen
o der Ballon bekommt mehr Bewegung

Motivation

«Die Ballons verfolgen sich. Wer erwischt wen?»

2. Ballon-Drücken

AS

jeder hält einen Ballon mit beiden Händen
o Ballon vor dem Brustbein
o Ellenbogen zeigen nach außer

Übung

die Arme strecken
o leichte Beugung beibehalten
beide Ballons kräftig gegeneinanderdrücken
o gleichstark drücken
a nach vorn strecken
a₁ in Schulterhöhe
a₂ weit oben

b nach links/rechts strecken
b₁ in Schulterhöhe
b₂ weit oben

Tip

zwischendurch, zum Lockern, die Luftballons nur
kurz zusammentippen
o es entsteht ein ‹Blong›-Geräusch

3. Verdrängung

AS

beide Partner strecken ihre Arme nach vorn
o in Schulterhöhe
a alle vier Handflächen liegen an einem Ballon
b zwischen den gegenüberliegenden Händen
befindet sich je ein Ballon

Übung

versuchen, durch Druck gegen den Ballon bzw. die
Ballons, den Partner vom Hocker zu drängen
Druck nach vorn/oben/usw.
o je nach Taktik

4. Spiegel

AS

jeder Partner hält pro Hand einen Luftballon

Übung

P_1 führt mit Armen und Ballons willkürliche
Bewegungen aus
P_2 versucht, die vorgegebenen Bewegungen spiegelbildlich mitzumachen
die Partner haben keinen Kontakt
Führungswechsel

Variation

die vorgegebenen Bewegungen seitenentsprechend,
also nicht spiegelbildlich, nachmachen
o am besten erst mit einem Arm

Motivation

«Der Spiegel ist kaputt.»

5. Ballon-Stapeln

AS

jede Hand hält einen Ballon

Übung

P_1 streckt einen Arm tief nach vorn
P_2 streckt ebenfalls einen Arm tief nach vorn
o die Ballons befinden sich übereinander
P_1 streckt den zweiten Arm nach vorn
o Ballon über die anderen zwei Ballons
P_2 führt den vierten Ballon über die anderen drei
P_1 zieht den unteren Arm weg und streckt ihn über
die drei Ballons
im fließenden Wechsel ausführen

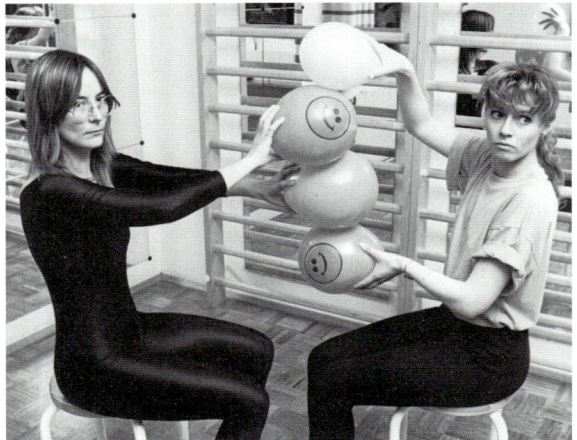

6. ‹Zwei-Takt-Motor›

AS

jeder hält in jeder Hand einen Ballon
alle vier Arme gestreckt in Schulterhöhe halten
alle vier Ballons nebeneinander
o abwechselnd ein Ballon von P_1, ein Ballon von P_2

Übung

P_1 führt seine Arme nach oben
P_2 gleichzeitig nach unten
im Wechsel ausführen
a in Schulterhöhe kurz anhalten
   o Ballons in einer Reihe
b fließend aneinander vorbeiziehen

Motivation

«Auf und Nieder, wie die Zylinder eines Zwei-Takt-
Motors.»

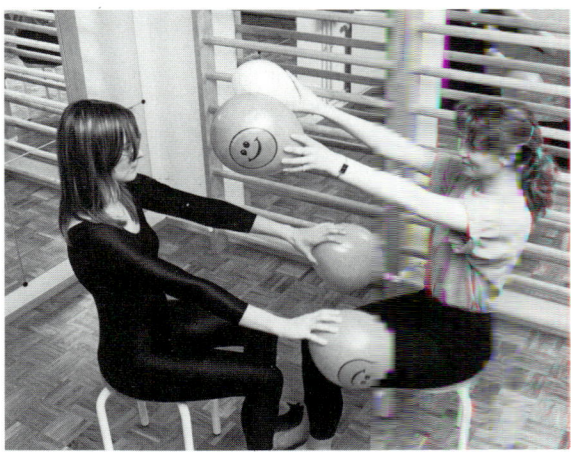

Erschwernis

jeder führt den linken Arm hoch und gleichzeitig
den rechten Arm runter

Beachte

im gleichen Tempo bewegen

2. Ballon-Einklemmen

AS

Arme gestreckt in Nullstellung
zwischen den Handrücken der beiden Partner
befindet sich ein Luftballon

Übung

Hände drücken gegen den Ballon
solange wie möglich die Spannung halten
Seitenwechsel

Variation

als Gruppenübung in Kreisformation möglich
von Gruppenmitglied zu Gruppenmitglied ein Ballon, so daß ein geschlossener Kreis entsteht
so stark wie möglich drücken, bis alle Ballons zu vibrieren beginnen = «Vibrierender Kreis»

Ballonzange

AS

zwischen den Schulterblättern beider Partner ist ein Luftballon eingeklemmt
Arme seitlich gestreckt
die Partner halten auf beiden Seiten gemeinsam einen Luftballon
o in Hüfthöhe

Übung

Brustbein anheben
o nach vorn/oben schieben
Ballons etwas zusammendrücken

Variation

Arme willkürlich bewegen
o hoch/runter
o etc.
aufrechte Haltung beibehalten
o Rumpf geht nicht mit

Beachte

Ballonkontakt nicht verlieren

Ausgangsstellung: Sitz auf dem Hocker

1. Ballon-Verfolgung (S. 175)
2. Ballon-Einklemmen (S. 177)
3. «Weitergeben»
4. Ballonberührung
5. Trommeln
6. Ballon-Reihe

Allgemeine Aspekte

Mobilisation und Kraftschulung der oberen
Extremität
Kraftschulung der Schultergürtelmuskulatur

3. «Weitergeben»

AS

Kreisformation
jeder zweite hält einen Ballon

Übung

dem rechten Nachbarn den Ballon
o zuwerfen
o zupritschen
im Kreis herum, bis jeder seinen Ballon wieder hat
Richtungswechsel

4. Ballonberührung

AS

Kreisformation
jeder hält pro Hand einen Ballon

Übung

a jeder erste beugt die Arme
   o Ballons tippen an die eigenen Schultern
   jeder zweite streckt die Arme seitlich weg
   o die Ballons berühren die Schultern seiner
      Nachbarn
   dieses im Wechsel ausführen
   dann jeder für sich:
   die Arme nach vorn strecken
   o Ballons auf die Knie tippen
   zurück zu den Schultern
   nach oben strecken
   o Ballons über dem Kopf zusammenführen
   zurück zu den Schultern
   von vorn wiederholen
b die Ballons an den Verschlüssen fassen
   jeder erste führt die Arme nach vorn
   o in Schulterhöhe halten
   jeder zweite führt die Arme seitlich hoch
   o in Schulterhöhe halten
   alle schwingen gleichzeitig ihre Arme nach vorn
   bzw. nach hinten, so daß die Ballons zusammen-
   knallen
   zurückführen
   im stetigen Wechsel wiederholen

5. Trommeln

AS

die Gruppe sitzt sich in zwei Reihen gegenüber
jeder hat einen Ballon
a zwischen den Knien
b unter einem gebeugten Arm

Übung

a die eine Reihe trommelt mit einer Hand bzw.
beiden Händen auf dem Ballon, je nach Ausgangsstellung
    o ganz laut
    o ganz leise
    o von leise nach laut steigern
die andere Reihe hört zu
verebbt die 1. Gruppe, beginnt die 2. Gruppe zu
trommeln
b ein Gruppenmitglied gibt eine Schlagfolge vor
alle machen die Schlagfolge nach

z.B. 1	2	3	4	5	6
beide	beide	beide	rechte	linke	beide
Hände	Hände	Hände	Hand	Hand	Hände

Beachte

a kräftig auf den Ballon schlagen
b mit den Armen weit ausholen

6. Ballon-Reihe

AS

zwei Riegen
die Gruppenmitglieder sitzen hintereinander
zwischen Rücken, Bauch, Rücken, etc. befindet sich
je ein Ballon

Übung

a gemeinsam mit dem Oberkörper vor- und zurückwiegen
b gemeinsam Seitneigung ausführen
Arme seitlich gestreckt halten
oder
auf die Schultern des Vordermannes/der Vorderfrau legen

Variation

zusätzlich einen Ballon mit dem Vordermann/der
Vorderfrau und einen Ballon mit dem Hintermann/
der Hinterfrau halten

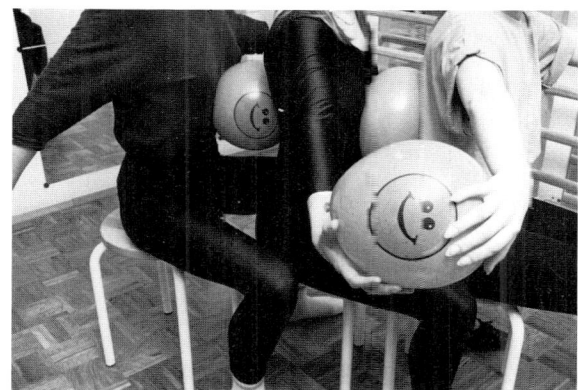

Luftballons und Tuch

1. Ballon-Tanz

Aspekt

Schulung des Körpergefühls

AS

Paarweise im Raum verteilt
die Paare halten gemeinsam einen Luftballon
a mit der Stirn
b mit je einer Schulter

Übung

alle Paare bewegen sich willkürlich zur Musik
Ballon soll nicht runterfallen
während Musikpausen:
o Schulterwechsel
o Partnerwechsel

Variationen

a zu dritt in einer Reihe tanzen
der mittlere Tänzer hat an jeder Schulter einen
Ballon
Positionswechsel
b siehe LWS-Gruppe, S. 280 (Luftballonkontakt)

2. «Schnapp den Ballon!»

Aspekt

Aktivierung der oberen Extremität

AS

die Gruppenmitglieder stehen verstreut im Raum
jeder hat einen Luftballon

Übung

a jeder versucht, durch ständiges Hochstupsen mit
einer Hand, den Ballon so lange und so hoch
wie möglich in der Luft zu halten
o andere Hand ist auf dem Rücken
b versuchen, dabei anderen Gruppenmitgliedern
den Ballon wegzuschnappen
o den eigenen Ballon nicht festhalten

1. Schwungvolle Polonaise

Aspekt

Mobilisation der oberen Extremität

AS

die Gruppe steht gleichmäßig verteilt an den Längsseiten des Tuches
alle Hände am Tuch

Übung

gemeinsam das Tuch ganz hochschwingen
o es entsteht ein Tunnel
die Ersten jeder Seite laufen sich entgegen und
fassen sich an den Händen
o sie laufen durch den Tunnel und stellen sich
hinten an
die anderen rutschen auf
o das Tuch senkt sich währenddessen
Tuch wieder hochschwingen
das nächste Paar rennt los

Tip

mit Musik

2. Fliegende Ballons

Aspekte
Mobilisation und Kraftschulung der oberen Extremität

AS
Kreisformation
die ganze Gruppe hält gemeinsam, mit beiden Händen, ein ganz großes Tuch
o leichtes Laken
o Fallschirmtuch
o Schwungtuch
auf dem Tuch liegen etliche, möglichst bunt gemischte, Luftballons

Variation
große Folie verwenden

Übung
die Gruppe schwingt das Tuch hoch und runter
a Luftballons sollen Tuchkontakt halten
  o Luftballons vorher am Tuch reiben; sie laden sich auf und haften besser am Tuch

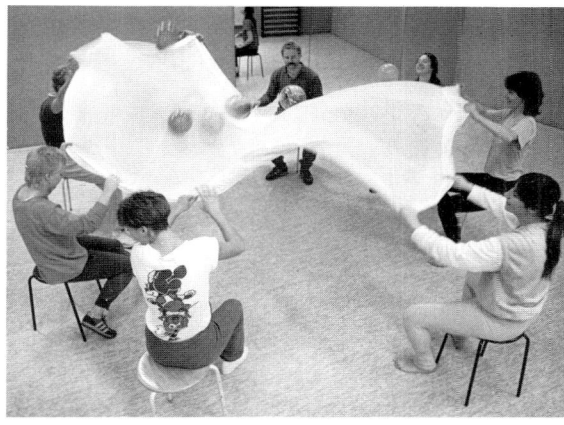

b Luftballons sollen ganz hoch fliegen
warten, bis die Ballons sich wieder auf dem Tuch niedergelassen haben
von neuem schwingen

Variation
a im Stand ausführen
b jeder hat nur eine Hand am Tuch

Tip
als Partnerübung vorüben
zwei Partner sitzen sich gegenüber
sie halten gemeinsam ein kleines Tuch
auf dem Tuch liegt ein Luftballon

Folie

Material
dünne Tapezierfolie

Partnerübungen

Gewölbe

Aspekt
Mobilisation der oberen Extremität

AS
zwei Partner halten mit beiden Händen gemeinsam eine ausgebreitete Folie

Übung
aufeinander zulaufen
Arme gehen in FLEX/ABD/AR
o Folie fliegt hoch und bildet ein Gewölbe
auseinanderlaufen
Folie wieder ausbreiten

Die ganze Gruppe

Supermann/Superfrau

Aspekt
Kraftschulung der oberen Extremität

AS
zwei Riegen

Wettspiel
Sp_1 läuft los
er hält über seinem Kopf die Folie
o sie weht hinter ihm her
am Spielfeldende läuft er um ein Hindernis
(z.B. Reifen)
zurück zur Riege
Folienübergabe
Sp_2 läuft los
etc.

Keulen

Jeder für sich – doch nicht allein

Ausgangsstellung: Sitz auf dem Hocker
1. Windrad
2. Bremse
3. Anstups
4. Echo

Allgemeine Aspekte

Mobilisation der Schultergelenke
Kraftschulung der Armmuskulatur
Kraftschulung der Schultergürtelmuskulatur
Koordinationsverbesserung

AS

in jeder Hand eine Keule
o Keule in Verlängerung der Arme halten

1. Windrad

siehe ‹Schwere Arme›, S. 150

Motivation

«Kräftig drehen. Wir sind ein großes Windrad, welches der Wind langsam in Bewegung setzt.»

2. Bremse

Übung

a die Arme schwingen mit den Keulen vor/zurück
immer höher schwingen
oben anhalten = bremsen
o lange halten
langsam die gestreckten Arme und Keulen
absenken
b die Arme schwingen gegengleich
o ein Arm vor, der andere zurück
ganz hoch schwingen
in maximaler Stellung anhalten = bremsen
langsam absenken

Variationen

a Therapeut sagt willkürlich «Stop»
Gruppenmitglieder müssen «Bremsen» = in der
Stellung halten, in der sie sich gerade befinden
b ein Gruppenmitglied sagt willkürlich «Stop»

3. Anstups

siehe ‹Armschwünge›, Teil b, S. 151
Hier klatschen nicht die Hände, sondern die Keulen zusammen.

Variation

unter einem Knie zusammenschlagen
o Bein gestreckt abgehoben
rechter Arm ‹fliegt› zur rechten Seite hoch
er sinkt langsam wieder runter
Keulen unter dem anderen Knie zusammenschlagen = Anstups
linker Arm ‹fliegt› zur linken Seite hoch

Beachte

im fließenden Wechsel ausführen

4. Echo

Übung

die Arme gestreckt über die Seite hochführen
oben die Keulen kräftig zusammenschlagen
langsam über die Seite runterführen
a Bein gebeugt abheben
b Bein gestreckt abheben
o Fuß hochziehen
o Ferse schiebt lang raus
die Keulen unter dem Knie leise! zusammenschlagen = Echo

Variation

unter dem Knie laut zusammenschlagen
über dem Kopf leise zusammenschlagen = Echo

zusätzliche Aspekte der Übungen 3 und 4

Aktivierung der unteren Extremität
Schulung der Kniestreckung

Allgemeine Aspekte

Mobilisation der Schultergelenke
Kraftschulung der Armmuskulatur
Kraftschulung der Schultergürtelmuskulatur

2. Hänsel und Gretel

Übung

jeder hat zwei Keulen

a beide Arme schwingen nach vorn hoch
weit oben schlagen die Partner ihre Keulen
zusammen
Arme schwingen zurück
hinter dem Rücken zusammenschlagen
o Arme fast gestreckt
o Schultern zurück

b den gleichseitigen Arm vorschwingen
Keulen weit oben zusammenschlagen
den anderen Arm gleichzeitig zurückschwingen
im Wechsel ausführen

Beachte

ohne Rumpfrotation

c rechten Arm in IR/ADD/EXT
Arm geht in AR/ABD/FLEX
oben schlagen die Keulen zusammen
Armwechsel

Motivation

«Die Keulen erklingen dumpf wie ein Stück Holz,
welches gegen einen Baumstamm schlägt.»

3. Neandertaler

AS

jeder hat eine Keule
P_1 fast mit jeder Hand ein Ende der Keule
P_2 hält sie in Verlängerung eines Armes

Übung

P_1 hält seinem Partner die Keule waagerecht hin
o in verschiedenen Höhen
o mit verschiedenem Tempo
P_2 versucht, mit seiner Keule die Keule des Partners
zu treffen
o kräftig schlagen, daß es knallt
o Wechsel der linken/rechten Hand

Motivation

«Die Neandertaler begrüßen sich mit Keulenschlag.»

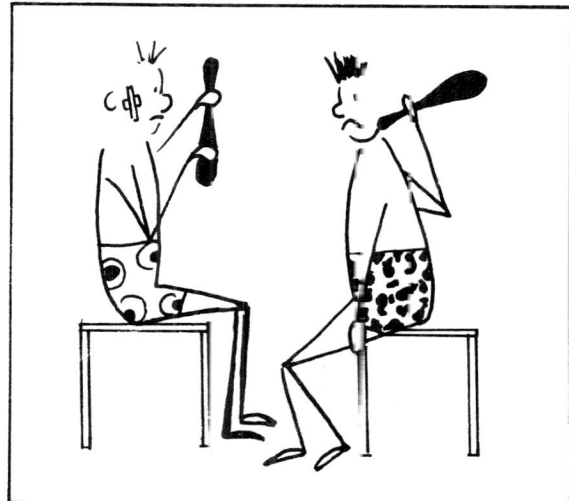

Variationen

a im Stand ausführen
b in der Fortbewegung ausführen

4. Kraftprobe

AS

beide Partner halten gemeinsam eine waagerechte
Keule
P$_1$ greift außen
o P$_2$ greift in der Mitte

Übung

jeder zieht die Keule zu sich heran
a gleichstark
b einer gibt dem anderen mit Widerstand nach
c jeder versucht, dem anderen die Keule wegzu-
    ziehen

Variation

Keule wegstemmen

Beachte

Armkraft einsetzen und sich nicht an die Keule
dranhängen!
aufrechte Haltung beibehalten

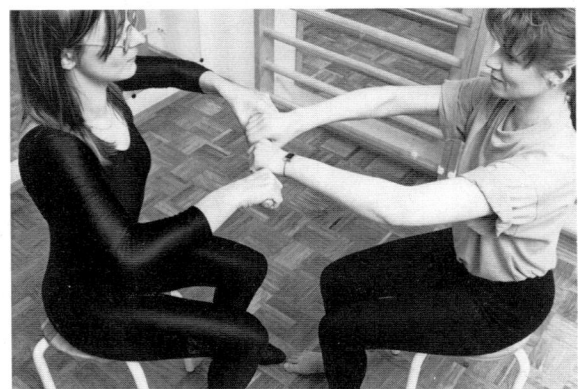

5. Boden an Boden

AS

jeder hält pro Hand eine Keule

Übung

die Keulen der rechten Hand zusammenführen
o Boden an Boden legen
gemeinsam die Arme bewegen
o Keulenkontakt halten!

Erschwernis

beide Keulen nach vorn führen
beidseitig die Böden aneinanderlegen

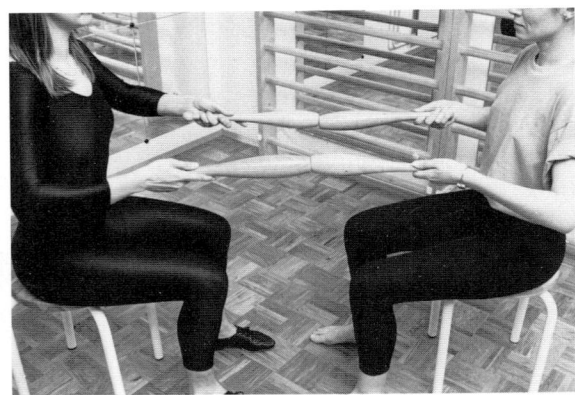

«Wie Du mir – so ich Dir»

Zusätzliche Aspekte

Verbesserung der Wirbelsäulenaufrichtung
Dehnung der Brustmuskulatur

AS

die Partner halten gemeinsam über jeder Schulter
eine Keule

Übung

P_1 zieht an den Keulen
P_2 läßt sich ziehen
Aufgabenwechsel

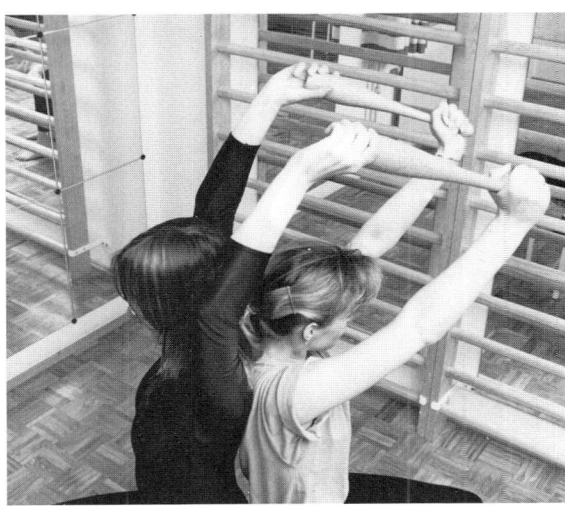

Variationen

a ‹Vorhang auf – Vorhang zu›, S. 153
b ‹Eisenbahn›, S. 153

AS

gemeinsam neben den Hüften je eine Keule greifen

Die ganze Gruppe

Ausgangsstellung: Sitz auf dem Hocker/Kreisformation

1. Schwere Arme (S. 150)
2. Zusammenstoß (I)
3. Zusammenstoß (II)
4. Keulen-Kette
5. Lokomotive
6. Ziehen und Ziehen lassen
7. Keulen-Wirbel

Allgemeine Aspekte

Mobilisation der Schultergelenke
Kraftschulung der Arm- und Schultergürtel-
muskulatur
Koordinationsverbesserung

Zusätzlicher Aspekt der Übung 6

Dehnung der Brustmuskulatur

2. Zusammenstoß (I)

AS

Blick zur Mitte
jeder hat pro Hand eine Keule

Übung

a die eigenen Keulen vorn zusammenschlagen
   o in Schulterhöhe
   zur Seite schwingen
   o mit den Keulen des Nachbarn zusammen-
     schlagen
   nach vorn schwingen

Variation

jeder erste schwingt die linke Keule zur Seite
jeder zweite die rechte Keule
die Partner schlagen die Keulen zusammen
Wiederholung zur anderen Seite

Beachte

die Gruppe soll möglichst synchron arbeiten

Therapeut

er gibt zur Unterstützung rhythmisches Kommando
z.B.
   o «Vor – Seite – vor – Seite»
   o «Vor – links – vor – rechts»

b jeder schlägt die Keulen unter seinem linken
   Knie zusammen
   o Bein gestreckt abheben
   vorn zusammenschlagen
   o in Schulterhöhe
   seitlich mit den Keulen der Nachbarn zusammenschlagen
   unter dem rechten Knie zusammenschlagen

Erschwernis

vorn wie seitlich die Arme immer höher führen

c Arme vor dem Körper kreuzen
   o IR/ADD/EXT
   entkreuzen
   o AR/ABD/FLEX
   dabei gegen die Keulen beider Nachbarn
   schlagen
   wieder kreuzen

3. Zusammenstoß (II)

AS

Blick zur Kreismitte
jeder hat eine Keule

Übung

zwei Partner finden sich zusammen
‹inneres› Bein gestreckt abheben
o Keulen darunter zusammenschlagen
o Keulen in der entgegengesetzten Hand halten
Bein abstellen
Keulen weit oben zusammenschlagen
mehrmals wiederholen
von dem Partner verabschieden und dem anderen
Nachbarn zuwenden
o anderen Arm und anderes Bein einsetzen

Zusätzlicher Aspekt

Schulung der Kniestreckung

4. Keulen-Kette

AS

jeder faßt mit seinen beiden Nachbarn gemeinsam
je eine Keule, so daß ein geschlossener Kreis
entsteht
a Blick zur Kreismitte
b Rücken zur Kreismitte

Übung

a gemeinsam die Arme und Keulen Richtung
   Kreismitte schwingen
   gemeinsam nach außen schwingen
   Schwung langsam vergrößern
b die Keulen gegengleich schwingen
   o jede erste Keule schwingt nach innen
   o jede zweite Keule schwingt nach außen
   im fließenden Wechsel ausführen

Motivation

«Und Schwung und hoch, bis zur Decke.»

Variationen

a gestreckten Oberkörper etwas absenken
   dann die Arme nach vorn hochführen
b mit Luftballons
   o nicht voll aufpusten, damit man die Ballons
     besser greifen kann

5. Lokomotive

AS

seitlich zur Kreismitte sitzen
mit dem Vorder- und Hintermann bzw. der Vorder-
und Hinterfrau jeweils gemeinsam eine Keule fassen
nach einigen Zügen umgreifen

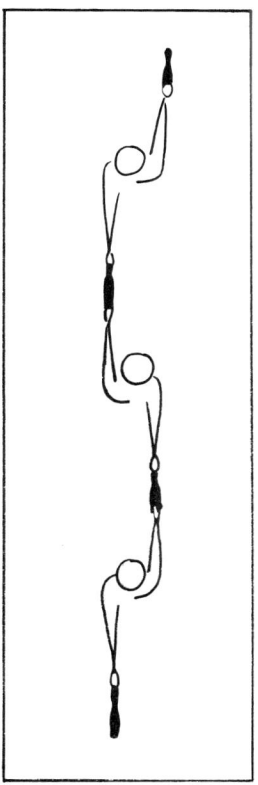

Übung

einmal zieht man die Arme der Partner zu sich
heran
das andere Mal läßt man sich selber ziehen
im ständigen Wechsel ausführen

Motivation

«Wir sind die Kolbenstangen einer Lokomotive.»

6. Ziehen und Ziehen lassen

AS

seitlich zur Kreismitte sitzen
jeder zweite (P_2) hat pro Hand eine Keule

Übung

P_2 beugt die Arme und führt die Keulen über die
Schultern
P_1 greift die Keulen
a er zieht abwechselnd einen Arm von P_2 nach
   hinten
b er zieht beide Arme nach hinten
   P_1 übernimmt die Keulen und führt sie über
   seine Schultern
   usw.

7. Keulen-Wirbel

AS

Blick zur Kreismitte
jeder zweite hat eine Keule

Übung

Arme in Schulterhöhe
Ellenbogen etwas gebeugt
jede Hand greift ein Keulenende
Keule 2 × drehen
o dabei ständig umgreifen

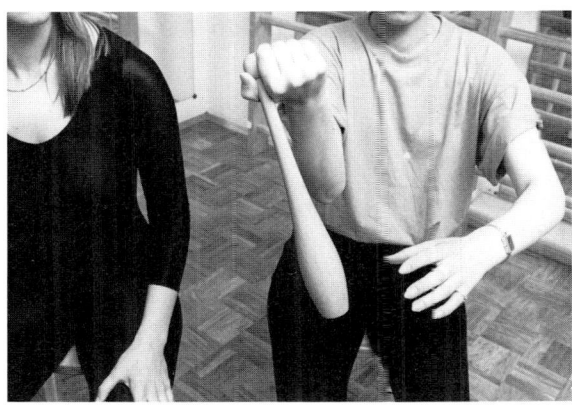

dann an den linken Nachbarn weitergeben
vom rechten Nachbarn die Keule annehmen
Keule 2 × drehen
usw.
Richtungswechsel

Beachte

Arme ob mit oder ohne Keule stets in Schulterhöhe
halten

Schleuderbälle

Partnerübungen

Ausgangsstellungen

Sitz auf dem Hocker
o Gesicht zu Gesicht
o Rücken zu Rücken
Stand
o Gesicht zu Gesicht
o Rücken zu Rücken

Allgemeine Aspekte

Mobilisation der oberen Extremität
Koordinationsschulung

Anmerkung

Verläuft die Schlaufe des Schleuderballs um das Handgelenk, ist nur noch ein leichtes Greifen des Gerätes nötig. Dies führt zu einer leichten Traktion im Schultergelenk und kann z.B. auch bei Oberarmschaftfrakturen als Zug genutzt werden.

Ausgangsstellung: Sitz auf dem Hocker
o Gesicht zu Gesicht

Verschiedene Schwünge

AS

1. P_1 hält den Schleuderball in der rechten Hand
P_2 in der linken Hand

Übung

a langsam gemeinsam beginnen, seitlich locker zu pendeln
die Bewegung immer größer werden lassen
a₁ P_1 schwingt vor
P_2 gleichzeitig zurück
die Bälle weichen einander aus
a₂ beide Schwingen gleichzeitig vor/zurück
die Bälle berühren sich letztlich
o nur leicht berühren, damit der Schwung nicht abgebremst wird

b der Ball umkreist den Rumpf
b₁ beide Partner übergeben synchron ihren Ball vor dem Bauch, dann hinter dem Rücken
b₂ P_1 übergibt seinen Ball vor dem Bauch
P_2 übergibt seinen Ball gleichzeitig hinter dem Rücken

AS

2. beide greifen ihren Ball mit der rechten Hand

Übung

a schwungvolle Ballübergabe an die linke Hand
schwungvolle Ballübergabe zurück
synchron ausführen
b der Ball umkreist den Rumpf
o siehe oben
spiegelverkehrt ausführen

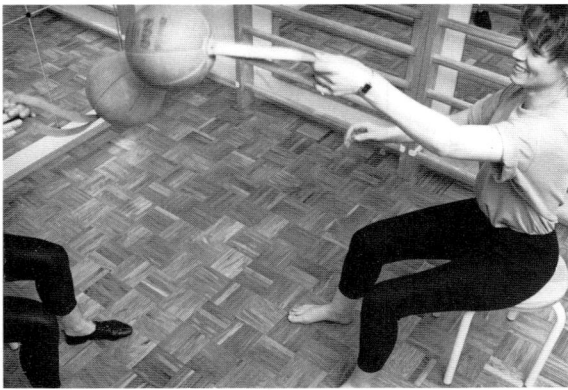

AS

3. beide Hände halten die Ballschlinge

Übung

der Ball hängt zwischen den Oberschenkeln
Schwung nach vorn hoch
o die Bälle berühren sich
nach links runter, am linken Bein vorbei
hochschwingen
o Bälle berühren sich
zwischen die Knie
hochschwingen
rechts runter
usw. / willkürlich kombinieren

Ausgangsstellung: Sitz auf dem Hocker	Ausgangsstellung: Stand
o Rücken zu Rücken	o Gesicht zu Gesicht

Die Übungen von ‹Gesicht zu Gesicht› sind übertragbar. Durch die fehlende Augenkontrolle ist das synchrone Arbeiten erschwert. Es bedarf mehr Partnerabsprache.

Zu Übung 1a

hinter dem Ball herschauen
o Schultergürtel dreht mit
dem Partner einen Blick zuwerfen

Zu Übung 3

nun treffen sich die Bälle unter den Hockern
o beim Schwung zwischen die Knie

Die Schwünge aus dem ‹Sitz auf dem Hocker› sind übertragbar. Im Stand bieten sich zusätzlich größere Schwünge (Kreis- und Achterschwünge) an.

Verschiedene Schwünge

Übung

a P_1 und P_2 beschreiben Kreise seitlich des Körpers
o synchron schwingen
a_1 spiegelbildlich
a_2 entgegengesetzt

b hinter dem Rücken, dann vor dem Bauch übergeben
unten beginnen
o die Übergabe immer höher durchführen =
sich hochschrauben
b_1 gleichzeitig ausführen
b_2 entgegengesetzt ausführen

c 1 × vor dem Körper einen Kreis beschreiben
o parallel zum Boden
1 × über dem Kopf kreisen
wiederholen
c_1 gleichzeitig
c_2 entgegengesetzt

d beide Partner beschreiben synchron eine
liegende Acht vor dem Körper

e eine liegende Acht neben dem Körper beschreiben
e_1 spiegelbildlich
e_2 entgegengesetzt

f wie ein Uhrpendel vor dem Körper schwingen
f_1 spiegelbildlich
f_2 entgegengesetzt

g die Partner stehen etwas versetzt voreinander
jeder hält den Ball in der rechten Hand
die Bälle aneinander vorbeikreisen lassen
o gleichzeitig vorschwingen
die Bälle sollen oben und unter direkt aneinander vorbeischwingen
Armwechsel

Beachte

mit gleichem Tempo schwingen!

Die Schwünge vom ‹Sitz auf dem Hocker› sind entsprechend übertragbar; z.B.:

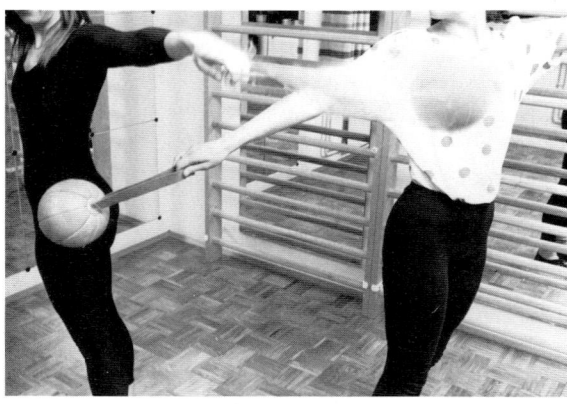

Zu Übung 3

die Beine soweit grätschen, daß der Ball gut durch die Beine geschwungen werden kann

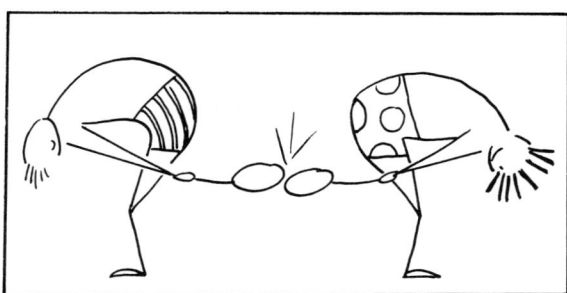

Die Schwünge a und b aus dem ‹Stand – Gesicht zu Gesicht› sind ebenfalls entsprechend übertragbar.

Wogende Reihe

AS

alle stehen in einer Reihe
jeder zweite steht anders herum als jeder erste
jeder hält pro Hand einen Schleuderball

Übung

a jeder schwingt seine Bälle vor
   o in der Höhe langsam steigern
   o versuchen, synchron mit den anderen zu steigern
b jeder erste schwingt seine Bälle vor
   jeder zweite schwingt seine Bälle zurück
c jeder schwingt im Wechsel seinen linken/rechten Arm und Ball vor
d zusätzlich beim Vorschwingen beider Arme:
d₁ einen wiegenden Schritt vor
d₂ Anstellschritt vor
   beim Rückschwingen einen Schritt zurückwiegen bzw. zurückstellen

Musikbeispiele

Die Musik soll die Bewegungen erleichtern! Musik und Bewegung müssen sich deshalb entsprechen. Background-Musik sollte besser fortgelassen werden, da sie eher ablenkende als unterstützende Wirkung hat.
Beispiele für Bewegungen mit Musik:

1. Schulterhüpfen (S. 145)

Jazz-Tanz-Rhythmen
Irische Folklore:
o «Belfast City», The Flying Column
Pop-Musik:
o «Puttin' On The Ritz», Taco

2. Schulterkreisen/ebenso Ellenbogen- und Armkreisen (S. 145, S. 146)

«Once Upon A Time in The West», Dire Straits
«Footbridge To Heaven», Tangerine Dream

3. Armschwünge (S. 146, S. 151)

Ob mit oder ohne Gerät

Wiener Walzer
«El Cóndor Pasa», Los Incas
o besonders schön mit Tülltüchern

«Water of Love», «Down to the Waterline», «Setting me up» – Dire Straits
«Private Dancer», Tina Turner
«I Ain't Gonna Stand For It», Stevie Wonder
o besonders schön mit Schleuderbällen

4. «Shake-Shake-Shake» (S. 146)

Jazz-Tanz-Rhythmen
Cha-Cha-Cha
Pop Musik:
o «Cherry-Cherry-Lady», Modern Talking
o «One for you-one for me», «Big Bamboo» – Musik zum Bewegen/zum Tanzen/zur Gymnastik (LP)

5. Spannungsübungen, z.B. Lifttür (S. 148)

Spannungsübungen können durch langsame, spannungsvolle oder gespenstisch wirkende Musik in ihrer Intensität verstärkt werden, z.B.:
«Sommerabend», Novalis
«For Ever Young», Alpha Ville
«Tales Of Mystery And Imagination» – Edgar Allan Poe, Alan Parsons Project

6. Keulen Klänge, z.B. Zusammenstoß (I) (S. 185)

Es bietet sich an, das rhythmische Zusammenschlagen der Keulen mit entsprechender Musik zu unterstützen, z.B.
Südamerikanische Folklore:
o «El Cóndor Pása», «Achachau» – Los Incas
Beim Schlagen der Keulen kann man sich an dem Trommeln und dem Klatschen der Musiker orientieren.

Spielerische Sachen

Allgemeine Aspekte

Mobilisation und Kraftschulung der oberen
Extremität
Mobilisation der unteren Extremität
Schulung des Körpergefühls
Abbau von Aggressivität
Schulung der eigenen Kreativität

Ohne Geräte

1. Gefühle im Rücken
2. Wachsfigurenkabinett
3. Roboter und Elfe
4. «Ping-Pong-Du»
5. Entwirrung

1. Gefühle im Rücken

AS

die Hälfte der Gruppe sitzt in einer Reihe auf
Hockern
die zweite Hälfte der Gruppe sitzt oder steht mit
einigen Metern Abstand hinter den anderen

Übung

die Hintermänner rufen der ersten Reihe Gefühle,
Zustände, etc. zu, z.B.
○ Verliebtsein, Hektik, Wut, «Auf dem Sprung»,
   usw.
die erste Reihe versucht, die Gefühle, etc. mit dem
Rücken, den Schultern, dem Kopf auszudrücken
○ ohne zu sprechen!
○ ohne aufzustehen

Beachte

a nicht durcheinanderrufen
b den Darstellern Zeit zum ausgiebigen Bewegen
   lassen

2. Wachsfigurenkabinett

AS

Kreisformation
paarweise zusammenfinden
○ P_1 sitzt
○ P_2 steht

Übung

P_1 ist ‹Wachs› in den Händen von P_2
P_2 gestaltet P_1 zu einer beliebigen Figur, z.B.
○ Kraftprotz, Nachtwandler, gestreßte Hausfrau
Aufgabenwechsel

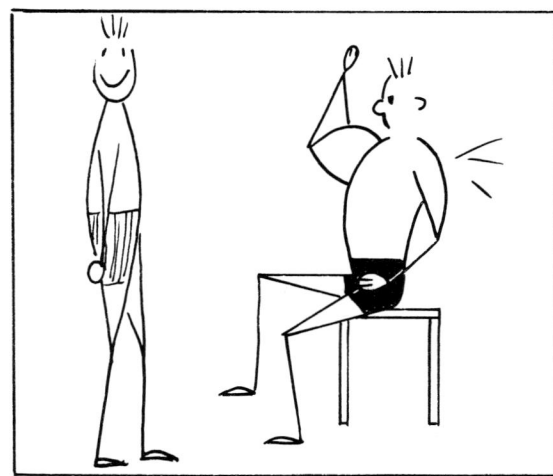

Variation

P_2 geht im Uhrzeigersinn weiter und gestaltet die
dort sitzende/stehende ‹Wachsfigur› weiter

3. Roboter und Elfe

AS

zwei Partner sitzen sich gegenüber

Übung

die beiden Partner unterhalten sich mittels
Bewegung der Arme
abwechselnd führt jeder:

a runde Bewegungen aus (Elfe)

b eckige Bewegungen aus (Roboter)

Beachte

a nur durch Bwegung ‹ohne Worte› kommunizie-
ren

b durch die Bewegungen Stimmungen, etc. auszudrücken
   o die Bewegung von P_2 ist die Reaktion auf P_1
   und umgekehrt

Variationen

a P_1 führt eckige, P_2 führt runde Bewegungen aus
Aufgabenwechsel

b im Stand oder in der Fortbewegung ausführen

Tip

mit Musik
im gleichmäßigen Wechsel zusammenstellen:
runde Bewegungen
o softe Musik
eckige Bewegungen
o aggressive bzw. stark rhythmische Musik

4. «Ping-Pong-Du»

AS

Kreisformation
Sitz oder Stand

Spiel

ein Spieler (Sp_1) dreht einem anderen Spieler (Sp_2)
sein Hinterhaupt zu und sagt «Ping»
Sp_2 dreht einem weiteren Spieler (Sp_3) sein Hinterhaupt zu und sagt «Pong»
Sp_3 zeigt mit der Hand auf einen weiteren Spieler
(Sp_4) und sagt «Du»
Sp_4 fängt von vorn an (siehe Sp_1)
usw.
   o das «Ping-Pong-Du» wechselt kreuz und quer wie
   ein Ping-Pong-Ball

Beachte

den Kopf nicht zu ruckartig bewegen
wenn Schwindel auftreten sollte: aufhören!

5. Entwirrung

AS

alle Gruppenmitglieder stehen dicht beieinander
sie schließen die Augen und greifen mit jeder Hand
eine andere Hand

Spiel

Augen wieder öffnen
versuchen, ohne(!) die Hände loszulassen, sich zu
entwirren und einen Kreis zu bilden

Mit Geräten

- o Seil
- o Zauberschnur
- o Reifen
- o Pezziball / Spastikerball
- o Gymnastikball

Seil

1. Spinnennetz
2. Geschlossener Seilkreis
3. Katz' und Maus

1. Spinnennetz

AS

mehrere Kleingruppen sitzen im Raum verteilt
jeweils in Kreisformation
jede Kleingruppe hat eine Rolle Paketschnur
oder ein Wollknäul

Spiel

ein Gruppenmitglied hält die Rolle Paketschnur
der Rollenbesitzer wirft seinem Gegenüber die Rolle
zu und hält den Schnuranfang fest
Arme in leichter Beugestellung
o etwas weniger als Schulterhöhe
der Fänger hält mit einer Hand die Schnur fest und
wirft mit der anderen Hand die Rolle einem
weiteren Mitspieler zu
usw. / kreuz und quer den Faden ‹verspinnen›

Motivation

«Wir spinnen der Spinne ein Netz.»

Rückweg

ein Spieler rollt die Schnur auf
die anderen Spieler lassen nach und nach ihre
Fäden los/je nachdem wo die Schnur verläuft
so kann die Rolle ohne Verknotungen entwirrt
werden

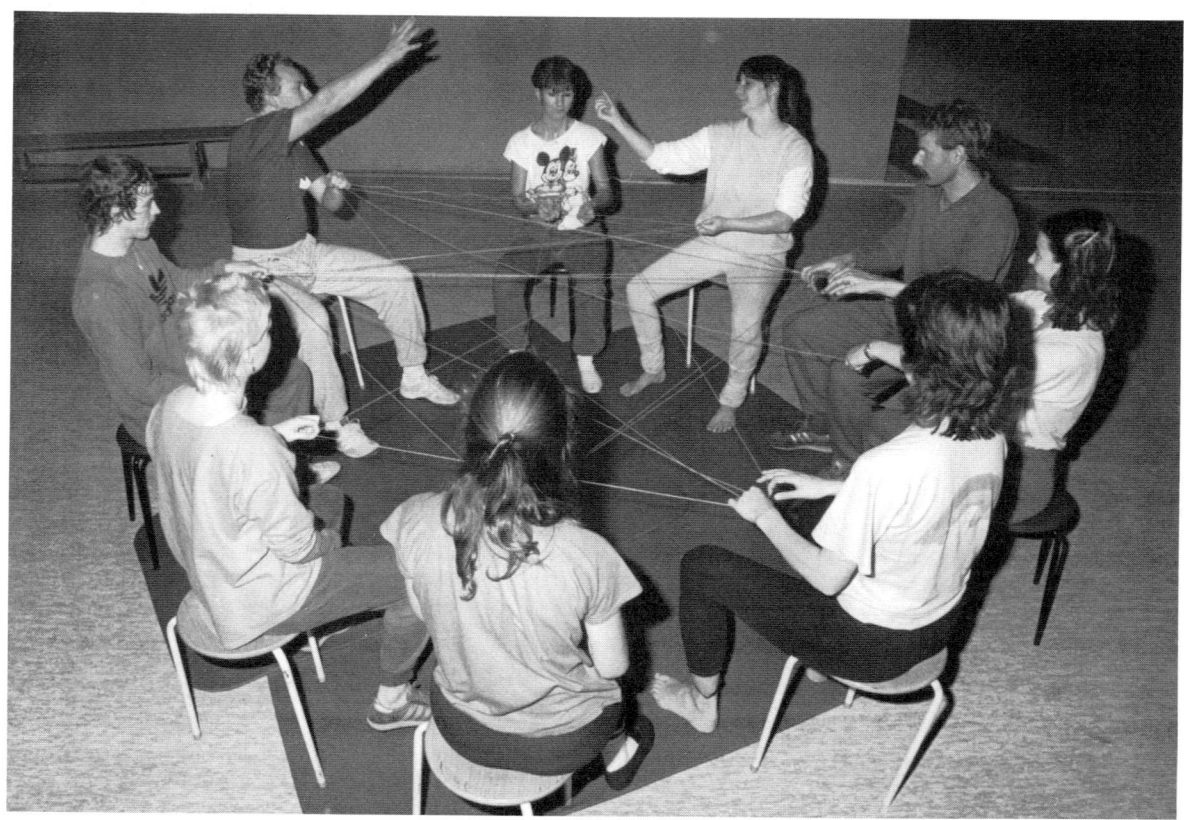

2. Geschlossener Seilkreis

AS

Kreisformation
viele Seile zusammenknoten, so daß ein großer Seilkreis entsteht
jeder hat beide Hände an dem Seilkreis

Übung

gemeinsam den Seilkreis anheben und

a   in den Nacken legen

b   das Seilstück, welches jeder greift, kräftig
    spannen
    o vor dem Brustbein halten

b₁ gemeinsam nach vorn wegstrecken

b₂ gemeinsam nach oben wegstrecken
    o ohne an Spannung zu verlieren
    zum Brustbein zurückholen

c   den linken Fuß auf das gehaltene Seilstück
    stellen
    Arme und das Bein strecken
    Beinwechsel

d   ‹Wanderndes Seil›, siehe ‹Handgruppe›, S. 44

3. Katz' und Maus

AS

Kreisformation
jeder greift mit seinen beiden Nachbarn jeweils ein
zwei- oder vierfach gelegtes Seil
o geschlossener Kreis
o die Seile hängen locker runter
ein Spieler (P₁) steht im Kreis = Maus
ein Spieler (P₂) steht außerhalb des Kreises = Katze

Spiel

die Katze soll die Maus fangen
die Gruppe beschützt die Maus, indem sie die Arme
entsprechend hoch- und runterbewegt und der
Katze mit den Seilen den Weg versperrt
die Katze darf über die Seile steigen oder unter den
Seilen durchschlüpfen
o je nach Seilhöhe
o je nach Können
hat die Katze die Maus gefangen, wird die Maus zur
Katze

Tip

im Wasser ausführen
die Gruppenmitglieder fassen sich an den Händen
oder fassen als Verbindungsglieder jeweils einen
Stab oder einen kleinen Reifen
o eventuell unter den Armen durchtauchen

Zauberschnur

Die ganze Gruppe

Ausgangsstellung: Sitz und Stand
1. Zauberhafte Verbundenheit
2. Spannungsvoller Spaziergang

---

1. Zauberhafte Verbundenheit

AS

Kreisformation
1 Blick zur Kreismitte
beide Hände an der Schnur
○ die Schnurenden sind zusammengebunden,
so daß ein Kreis entsteht

Übung

a siehe ‹Geschlossener Seilkreis›, S. 43
die Übungen werden durch die Spannkraft der
Zauberschnur erschwert
b jeder erste drückt die Schnur Richtung
Kreismitte
jeder zweite zieht sie zu sich heran
c jeder erste zieht die Schnur nach oben
jeder zweite drückt die Schnur Richtung Boden
d siehe ‹Kurbel›, S. 160
e gemeinsam Kreisen
○ zur Kreismitte hin
○ zu sich heran
f Unterarme in Supination
Ellenbogen beugen/strecken

AS

2 Seitlich zur Kreismitte
innere Hand an der Schnur

Übung

a gemeinsam vor- und zurückschwingen
b jeder erste zieht nach vorne
jeder zweite zieht die Schnur nach hinten
Aufgabenwechsel
c gemeinsam die Schnur anheben und senken
d die Schnur zur äußeren Schulter rüberziehen
langsam zurückführen
e zum äußeren Knie rüberziehen
langsam zurückführen
f jeder erste drückt die Schnur zur Kreismitte
jeder zweite zieht die Schnur nach außen

2. Spannungsvoller Spaziergang

AS

Kreisformation
1 Blick zur Kreismitte
alle Hände an der Zauberschnur

Übung

zur Kreismitte gehen
langsam rückwärts gehen und dadurch die Schnur
spannen
○ so stark wie möglich spannen
halten
a langsam zur Mitte zurück
b einen Schritt vor, damit die Spannung geringer
wird
jeder zweite läßt die Schnur los
alle anderen müssen nun doppelt soviel halten

AS

2 Seitlich zur Kreismitte
innere Hand an der Schnur

Übung

a siehe oben / entsprechend umsetzen
b zur Kreismitte gehen
○ Schnur locker
losmarschieren und dabei langsam immer weiter
nach schräg außen gehen
○ die Schnur spannt sich immer mehr
○ bei größtmöglicher Spannung anhalten
langsam zurück zur Kreismitte
○ nach schräg/innen gehen

1. Hamsterrad

AS

zwei Partner sitzen sich gegenüber
sie halten gemeinsam einen Reifen in der Waagerechten
jeder greift mit einer Hand von oben, mit der
anderen Hand von unten

Übung

den Reifen in der Frontalebene kreisen lassen
Hände greifen ständig um

Motivation

«Der Reifen kreist wie ein Hamsterrad.»

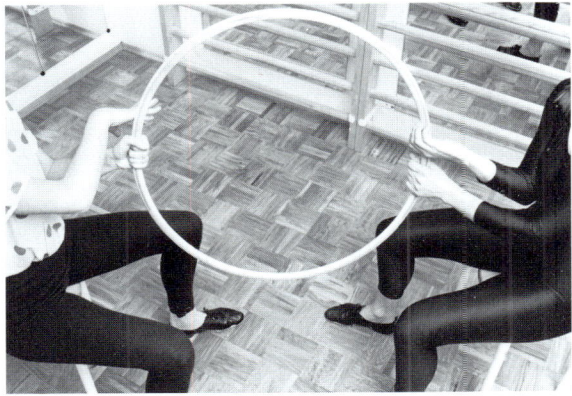

2. Reifen-Hüpfer

AS

zwei Partner sitzen sich gegenüber
zwischen ihnen liegt ein Reifen

Übung

a beide Füße hüpfen in den Kreis
a₁ nebeneinander
a₂ frontal
a₃ P_1 grätscht
     P_2 hüpft geschlossen dazwischen
b P_1 hüpft gegrätscht vor
     o Füße außerhalb des Reifens
     P_2 hüpft mit beiden Füßen in den Reifen
     im Wechsel ausführen

Pezziball/Spastikerball

1. Ballweitergabe
2. Ballrinne
3. «Hoch soll er leben!»

1. Ball-Weitergabe

AS

Kreisformation
Sitz auf dem Hocker

Übung

a jeder zweite hat einen Pezziball
a₁ den Ball im Uhrzeigersinn an den Nachbarn
weitergeben
a₂ den Ball 1 × um den Hocker herumrollen
dem rechten Nachbarn zurollen
den Ball vom linken Nachbarn annehmen
b die Ballanzahl richtet sich nach Größe der
Gruppe
alle rutschen ganz eng zusammen
die Bälle werden über die Oberschenkel weiter-
gerollt
Richtungswechsel

Erschwernis

ganz schnell rollen

2. Ballrinne

AS

enger Kreis
seitlich zur Kreismitte sitzen oder stehen
ein Spieler hält einen Pezziball hoch
alle Arme senkrecht in der Luft

Übung

der Ballbesitzer gibt den Ball rollenderweise nach
hinten weiter
der Ball ‹rollt› von Handpaar zu Handpaar, wie
durch eine Rinne

3. «Hoch soll er leben!»

AS

alle stehen eng zusammen
zwischen ihnen liegt ein Spastikerball

Übung

alle Hände am Ball
gemeinsam den Ball so hoch wie möglich heben
a lange oben halten
b gemeinsam hochwerfen
gemeinsam fangen

Gymnastikball

Partnerübungen

Aufgepaßt (I)

AS

zwei Partner stehen mit ca. 5 Meter Abstand
hintereinander
der Hintermann/die Hinterfrau (P_2) hat einen Gymnastikball

Übung

der Therapeut gibt Wurfsignal
o Pfiff oder Tambourinschlag
P_2 wirft
P_1 dreht sich schnell um und fängt
P_2 dreht P_1 den Rücken zu
usw.
Partnerwechsel

Die ganze Gruppe

Ausgangsstellung: Stand

1. Ball durch den Reifen
2. Ballschleuder
3. Aufgepaßt (II)
4. Hoher Ball
5. Ball über die Schnur
6. Korbball
7. Blitzschnelle Bälle

1. Ball durch den Reifen

AS

drei Spieler stehen mit jeweils 2—3 Meter Abstand
hintereinander
der mittlere Spieler hält über dem Kopf einen
großen Reifen (Sp_3)
die äußeren Spieler (Sp_1 und Sp_2) blicken zum
mittleren Spieler
Spieler$_1$ hält einen Gymnastikball

Spiel

Sp_1 wirft den Ball durch den Reifen
Sp_2 fängt ihn und wirft ihn durch den Reifen zurück
der Reifenhalter
a hält den Reifen in unveränderter Position
b er bewegt den Reifen so, daß der Ball durchfliegt

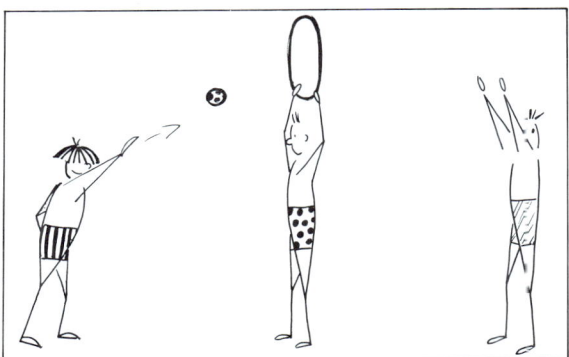

2. Ballschleuder

AS

Stand
zwei Partner (P₁ und P₂) halten gemeinsam mit
beiden Händen ein gespanntes Handtuch
in einiger Entfernung steht P₃ und hält einen
Gymnastikball

Spiel

P₃ wirft den Ball gegen das Handtuch
P₁ und P₂ fangen den Ball mit dem Tuch
o mit dem Tuch den Ball zurückschleudern
P₃ fängt
nach einigen Wiederholungen tauschen die Partner
ihre Positionen

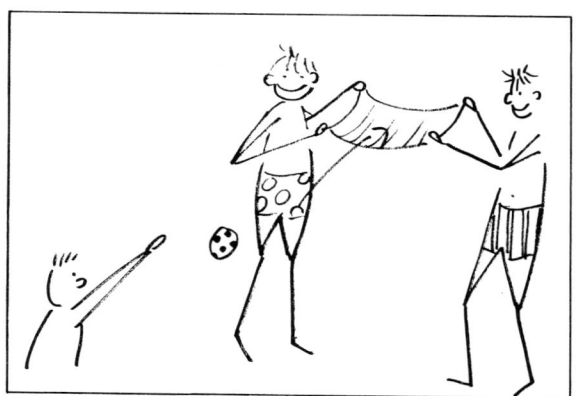

3. Aufgepaßt (II)

AS

zwei Riegen
erster Spieler hat einen Gymnastikball

Wettspiel

erster Spieler läuft los
‹Stop› ca. 2 Meter vor der Wand
Ball an die Wand prellen
schnell um 360° drehen und den Ball fangen
zurücklaufen
Ballabgabe an den Nächsten

4. Hoher Ball

AS

zwei Riegen stehen mit beliebigem Abstand vor
zwei Sprossenwänden
jeder erste Spieler hat einen Gymnastikball

Wettspiel

der erste Spieler läuft zur Sprossenwand
er steckt den Ball, so hoch er kann, zwischen zwei
Sprossen
zurücklaufen/hinten anstellen
der Nächste läuft los

Beachte

a Bälle, die niedriger als möglich eingeklemmt
   werden, sind ungültig
b Riegen etwas nach Körpergrößen ordnen

5. Ball über die Schnur

AS

zwei Riegen stehen sich gegenüber
o einige Meter Abstand
zwischen den Reihen ist eine Schnur gespannt
o Höhe variieren
in einer Reihe hat jeder einen Ball

Spiel

Ball:
a rüberwerfen
b Druckwurf·
   andere Reihe fängt und wirft dann gleichzeitig
   zurück

6. Korbball

AS

a Kreisformation
in der Mitte steht ein Behälter (Korb oder
ähnliches)
jeder hat zwei Gymnastikbälle

Spiel

jeder versucht, seine Bälle in den Behälter zu
werfen
jede Hand soll einen Ball werfen

AS

b alle sitzen oder stehen nebeneinander in einer
Reihe
in einiger Entfernung ist eine Schnur gespannt
o Höhe variieren
hinter der Schnur steht ein Behälter

Spiel

die Bälle in den Behälter werfen

7. Blitzschnelle Bälle

AS

acht Spieler stehen im Karree
an den Ecken stehen die Ballbesitzer
dazwischen stehen die Reifenhalter
gleichmäßige Abstände sind wichtig

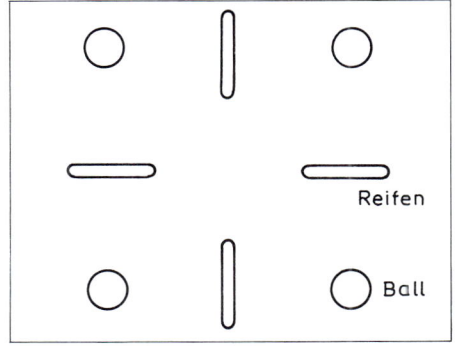

Spiel

die Ballbesitzer werfen auf Kommando ihren Ball
durch den Reifen ihres Vordermannes/ihrer Vorderfrau
blitzschnell eine $\frac{1}{4}$ Drehung nach links und den
heranfliegenden Ball fangen
zurückdrehen
auf Kommando werfen

> **Mit Musik**

> **Jeder für sich – doch nicht allein**
>
> **Ausgangsstellung: Sitz auf dem Hocker**
> 1. Einfrieren
> 2. Eckig und rund
> 3. Zeitlupe

1. Einfrieren

Musik

Musik, auf die man gut schwingen kann, z.B.:
Walzer
Dire Straits:
o «Dire Straits» (LP)

AS

Kreisformation

Übung

a Therapeut gibt Armschwünge Armkreisen etc.
vor
die Gruppe macht die Bewegungen nach
b ein Gruppenmitglied macht Bewegungen vor
alle machen sie nach
c jeder bewegt die Arme wie er will

bei Musikstop nicht weiterbewegen
o die Arme in der Position halten, wie sie
gerade sind
bei Musikeinsatz weiterbewegen

Motivation

«Ohne Musik frieren wir ein. Erst wenn die Musik
von neuem ertönt, tauen wir auf»

Erschwernis

pro Hand eine Keule, in Verlängerung der Arme,
halten

2. Eckig und rund

Musik

rhythmische und sanfte Musik im gleichmäßigen Wechsel, z.B.

a Trommelmusik/Walzermusik
   o Trommelmusik, z.B. «Drums For Jazz Dance»; Henri Guédon, «Retour»
b ‹Planet Claire› / ‹Time›
   o ‹Planet Claire›
   LP «Tanzen – Bewegen – Darstellen»
   o ‹Time›
   Alan Parsons Project, «The Turn Of A Friendly Card»

AS

Kreisformation

Übung

bei sanfter Musik: runde, weiche Bewegungen ausführen
bei rhythmischer Musik: eckige Bewegungen ausführen
betont Arme und Schultern einsetzen

Variation

siehe ‹Roboter und Elfe›, S. 193

3. Zeitlupe

Musik

langsame, sanfte Musik, z.B.
The Moody Blues:
o «Voices in the Sky»
o ‹Nights In White Satin›

Übung

Therapeut gibt Bewegungen vor
die Gruppe macht die Bewegungen im Zeitlupentempo nach

Variationen

a zwischendurch ‹Stops› einbauen = Zeitstillstand
b ein Gruppenmitglied gibt Bewegungen und ‹Stops› an
c jeder bewegt seine Arme, wie er will

Variationen zu den Übungen 1 und 3

zwei Partner sitzen sich gegenüber
a beide Partner fassen sich an den Händen
b die Partner legen ihre Handflächen aneinander
c Handinnenflächen mit etwas Abstand voreinanderhalten
   sie bewegen ihre Arme synchron und stoppen gleichzeig

Streit und Versöhnung

Musik

sanfte Musik und stark rhythmische bzw. aggressive Musik im gleichmäßigen Wechsel einsetzen

a sanfte Musik, z.B.
   o «Dreamer», Supertramp
   o «Kaleigh», «Lavender», Marillion
   o «Nights In White Satin», The Moody Blues
   o «Time», Alan Parsons Project
   o Walzermusik
b stark rhythmische bzw. aggressive Musik, z.B.
   o «Show Some Respect», Tina Turner
   o «Into The Fire», Deep Purple

AS

P_1 sitzt auf einem Hocker
P_2 steht hinter ihm

Übung

P_2 faßt die Arme von P_1

a zu sanfter Musik die Arme langsam, weich, harmonisch führen
   o P_1 läßt sich führen
b bei stark rhythmischer bzw. aggressiver Musik statisch arbeiten
   P_1 hält die Arme durchgespannt in verschiedenen Positionen
   P_2 gibt an den Armen Widerstand
   o länger anhaltenden Widerstand geben
   o hat P_1 gute Körperspannung aufgebaut, kürzere, rascher wechselnde Widerstände geben
   P_1 hält kräftig gegen

Variationen

a am Rumpf und Kopf Widerstände geben
b beide Partner stehen hintereinander

Beachte

P$_2$ hat ständigen Hand-Körper-Kontakt

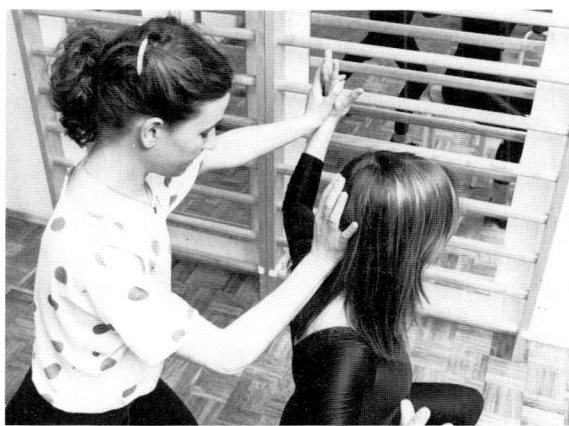

Marionettentheater

Musik

siehe «Eckig und rund», S. 202

AS

Kreisformation

Übung

a jeder bewegt sich möglichst eckig
 o wie z.B. eine Marionette, ein Roboter oder ein Break-Dancer
 jeder bewegt sich wie er selber will
b ein Gruppenmitglied macht eine eckige Bewegung bzw. eine Bewegungskombination vor
 alle anderen machen sie nach
 reihum ist jeder mal der ‹Vortänzer›

Variation

dasselbe mit runden Bewegungen

«Schwingt das Tanzbein!»

In der Hockergruppe sollte der Therapeut Tänze auswählen, bei denen viel Armbewegung (Schwünge, Armkreisen, etc.) gefordert wird; z.B. «Troika», S. 137.
Die korrekte Haltung und Armführung muß immer wieder kontrolliert bzw. korrigiert werden.
Sehr schön lassen sich Tülltücher einsetzen. Es bereitet viel Freude, einen eigenen Tüchertanz zu choreographieren. Therapeut und Gruppe können gemeinsam Schritt- und Schwungkombinationen entwickeln und zu einem Tanz zusammenstellen.

Aspekte

Aktivierung der oberen Extremität
Koordinationsschulung
Konzentrationsverbesserung
Spaß und Ablenkung

Tanzbeispiel: Tüchertanz

Musik

z.B. Südamerikanische Folklore
o LP ‹El Cóndor Pasa›

Teil 1

siehe ‹Sommerschlußverkauf›, S. 275

Teil 2

jeder erste bleibt stehen
o auf der Stelle drehen
o Arme seitlich in Schulterhöhe halten
o Tücher fliegen im Windzug
jeder zweite läuft zur Mitte
in der Mitte alle Tücher zusammenschlagen
zurücklaufen
Aufgabenwechsel

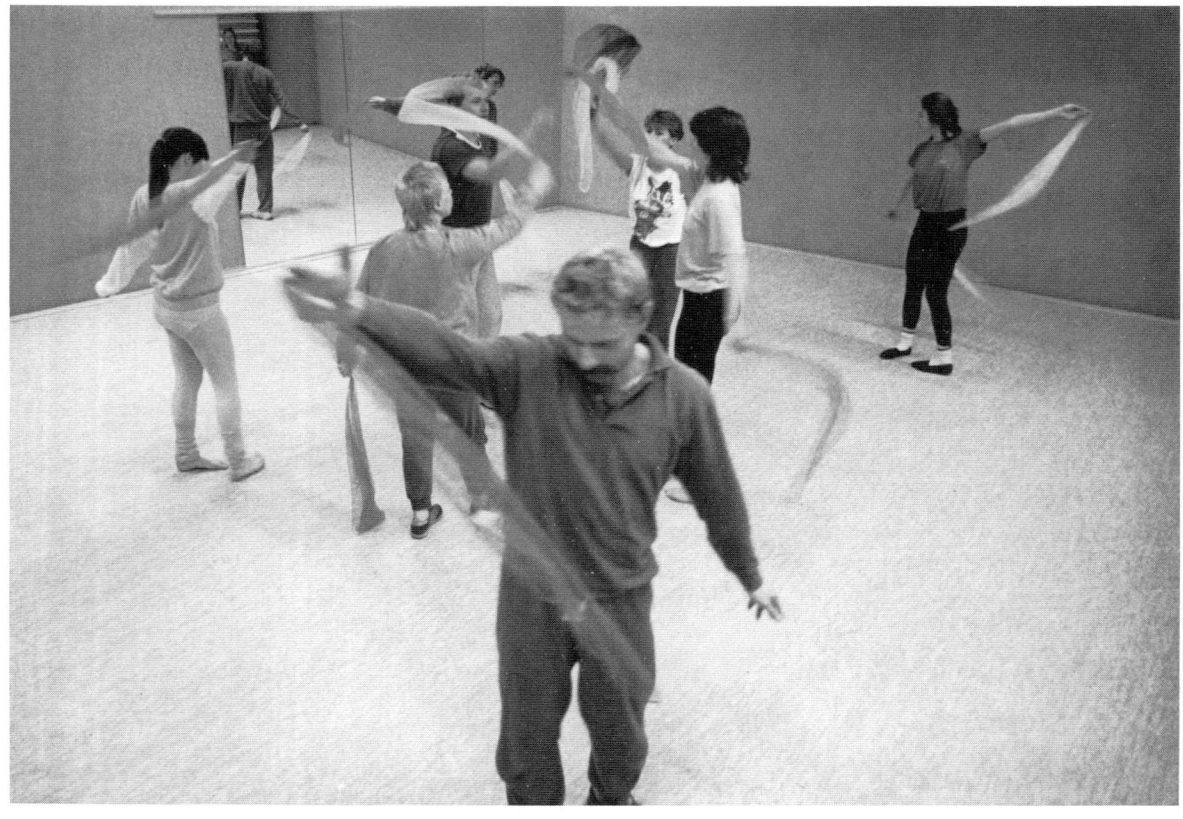

Teil 3

jeder zweite läuft zur Mitte
in der Mitte kleinen Kreis bilden
alle drehen sich auf der Stelle
o innerer Kreis dreht sich entgegengesetzt des
   äußeren Kreises
alle halten ihre Arme so, daß sie eine Diagonale
bilden
o Arme seitlich gestreckt; einen Arm schräg hoch,
   den anderen schräg runter halten

Teil 4

‹Geschlossener Tuchkreis›, S. 168

Teil 5

Anstellschritt nach vorn
o wie Sambaschritt
gleichzeitig den Oberkörper etwas nach hinten
neigen
o Tücher nach hinten schwingen und hinter dem
   Rücken zusammenführen
Sambaschritt nach hinten
gleichzeitig Oberkörper etwas nach vorn neigen
o Tücher nach vorn schwingen und vorn
   zusammenführen
Schritt nach vorn

Teil 6

linkes Bein tippt gestreckt nach links
beide Arme schwingen mit den Tüchern nach links,
parallel zum Bein
Anstellschritt
rechtes Bein tippt gestreckt nach rechts
Arme schwingen entsprechend
Anstellschritt

Teil 7

zum linken Nachbarn drehen
mit ihm Schwungkombinationen ausführen
zum rechten Nachbarn drehen

Fast alle Übungen mit dem Tülltuch können für
einen Tanz kombiniert werden. Der Therapeut sollte
die Übungen daraufhin durchschauen wie sie am
besten in die Fortbewegung, sprich in Kombination
mit den Beinen, umgesetzt werden können.
Siehe z.B. ‹Tanzende Reihe› (S. 169); diese Übung ist
ausbaufähig zu einem Tanz.

LWS-Gruppe

Anwendungsbereiche

Die Übungen, die in diesem Kapitel aufgeführt werden, können z.B. in folgenden Bereichen angewendet werden:

Orthopädie

Degenerative Veränderungen am Skelett- und Weichteilsystem der Wirbelsäule
o Lumbago, etc.
Haltungsschwäche
Rehabilitation bei konservativer Bandscheibenbehandlung

Neurologie

bei nervalen Irritationen, z.B.
o Lumboischialgie

Neurochirurgie

Spätrehabilitation nach Bandscheibenoperation

Allgemeine Zielsetzung

Stabilitätsverbesserung des Rumpfes
Verbesserung des Körpergefühls
Verbesserung der Koordination
Bewußtes Verhalten im Alltag, z.B. in Bezug auf rückenschonendes Bewegen
Gruppenaspekte

Beachte

Die Übungen müssen sorgsam, je nach Krankheitsbild bzw. an Hand der auftretenden Symptome, ausgewählt werden.
Bei den Übungen aus der Rückenlage den Oberkörper in der Regel höchstens bis etwas über die Schulterblattspitzen aufrichten. Ab dann werden die Bandscheiben zu stark belastet.

Ausgangsstellung

Die Ausgangsstellung sollte je nach Beschwerden, Kondition und Alter der Gruppenmitglieder gewählt werden.
Der Therapeut muß darauf achten, daß der Wechsel von einer Ausgangsstellung in die andere korrekt bzw. rückenschonend vorgenommen wird.

Geräte

Außer den Geräten, die vorgestellt werden, sind auch gut geeignet:
Stab
Seil
Keulen
Tuch
Die Keulen haben den großen Vorteil, daß sie rhythmisch eingesetzt werden können. Dies fördert die Ausdauer und achtet der Therapeut darauf, daß die Gruppe synchron arbeitet, wird zusätzlich das Gruppengefühl gefördert.
Das Tuch hat den Vorteil, daß jeder dieses Gerät zuhause hat und damit zuhause weiterturnen kann.

Gruppenaufklärung

Der Therapeut sollte die Gruppenmitglieder in der ersten Behandlungsstunde über Prinzipien gezielter bzw. physiologischer Körperhaltung aufklären. Es ist von großer Wichtigkeit, sich falsche Bewegungsmuster abzugewöhnen, denn: Die ganze Gymnastik hilft nur halbsoviel, wenn die täglichen Störfaktoren nicht beseitigt werden!
Die Übungen sind nur der Weg zum richtigen Bewegen!
Erklärt werden sollte z.B.:
o das rückenschonende Bücken und Heben
o das rückenschonende Tragen
o das Stehen am Waschbecken
o Haltung beim Fensterputzen, Tapezieren, etc.
o das Sitzen
   – am Arbeitsplatz
   – auf dem Sofa
   – im Auto
Weitere Punkte der Aufklärung sind z.B.:
o der Stuhl und die Arbeitsfläche
o Matratze und Lattenrost
o Schuhe
o Sportarten
o Lagerungen
   – Schlafhaltung
   – Entspannungslagerungen
Es ist gut, gemeinsam über Alltagsverhalten zu reden, denn in den vielen Berichten der einzelnen Gruppenmitglieder findet sich so mancher wieder und die meisten nehmen ihr Bewegungsverhalten dadurch plötzlich bewußter wahr. Dies Bewußtsein ist notwendig, um sich kontrollieren bzw. anders bewegen zu können. Einigen Gruppenmitgliedern ist es eventuell bereits möglich, aus positiver Erfahrung berichten und den anderen Tips geben zu können, so daß nicht nur der Therapeut als Ratgeber agiert.
Kommt ein Neuer in die Gruppe, sollte der Therapeut ihn nach seinen Bückgewohnheiten etc. fragen. Kennt er den korrekten Bewegungsablauf noch nicht, dann demonstrieren es die bereits geschulte Gruppe und der Therapeut gemeinsam.
Der Therapeut sollte häufig zu Beginn der Gruppenbehandlung fragen, ob jeder versucht hat, sein Bewegungsverhalten zu beobachten bzw. sich umzugewöhnen. Immer wieder auf die Notwendigkeit der Umstellung hinweisen!!

Buchtip
«Ärztlicher Rat für Patienten mit Bandscheibenschäden»
– Vorbeugen durch Wissen und Handeln –
Prof. Dr. med. Paultheo Oldenkott, Thieme Verlag, Stuttgart.

Hinweise

1. Die Gruppenmitglieder immer wieder daran erinnern, daß sie nicht die Luft anhalten, sondern regelmäßig weiteratmen sollen. Eventuell Übungen mit gezielter Atmung kombinieren.
2. Zwischen den Übungen immer wieder entspannen!
Dazu bieten sich folgende Übungen an:
«Kippen» S. 215
«Schaukel» S. 215
Zum Entspannen die Atmung einbeziehen:

a) Blähbauch
Übung
Hände auf den Bauch legen
langsam in den Bauch einatmen
o Blähbauch machen
langsam auspusten
o der Bauch wird wieder flach

Beachte
durch die Nase einatmen
durch den Mund laut ausatmen

Motivation
«Den Bauch aufblasen, wie einen Luftballon.»
«Die Luft geht langsam aus dem Ballon raus.»

b) Rückenatmung
Übung
Hände unter die LWS legen
langsam einatmen
o den Rücken runterdrücken
langsam auspusten
o Entspannen

3. Wenn durch die ungewohnte Grundsp[annung] für die Bauchmuskulatur Nacke[n]spannungen auftreten sollten:
   a) häufig zwischendurch «Schneeabdr[uck]» S. 212 ausführen
   b) andere Übungen, bei denen der K[opf lie]gen bleiben kann, zwischenschalte[n]

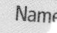
Name

Grundspannungen

Da die Grundspannungen häufig eingenommen werden müssen, werden sie hier *einmal* erklärt.
1. Grundspannung in Rückenlage
2. Grundspannung in Bauchlage

1. Grundspannung in Rückenlage

Beine angebeugt aufstellen
Knie hüftbreit auseinander
Füße hochziehen
Fersen schieben nach vorn in die Unterlage
o ohne wegzurutschen
Kopf abheben
Rücken auf die Unterlage drücken
Arme abheben
o Ellenbogen etwas gebeugt
o Daumen zeigen zum Körper
Hände hochziehen
Finger leicht gebeugt
Handwurzeln stemmen nach vorn
o ohne die Arme zu strecken

Motivation
«In Gedanken
a mit den Händen eine schwere Wand abstützen.
b mit den Fersen gegen eine Wand stemmen »

Beachte
keine X-Bein-Stellung

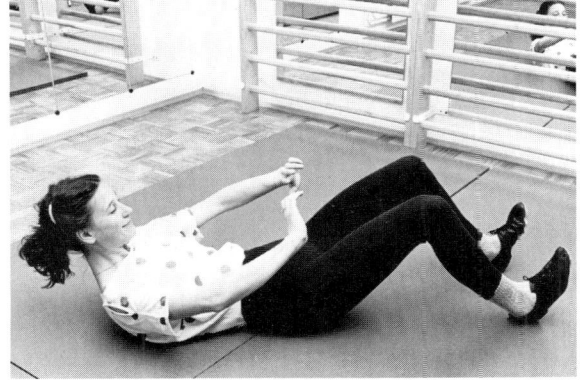

2. Grundspannung in Bauchlage

Beine durchspannen
o Beine leicht gegrätscht
o Knie heben ab
o Zehen halten Bodenkontakt
Po spannen
Arme gestreckt neben dem Körper
o auf Körperhöhe abheben
o Daumen nach außen
Schultern etwas abheben
Stirn abheben
Kinn etwas Richtung Hals ziehen

Motivation
«Alles fest anspannen, als wollte man abheben!»

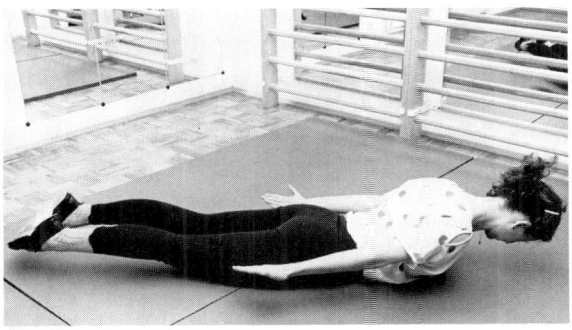

Erschwernis
Füße strecken und in der Luft halten

Übungen ohne Geräte

Jeder für sich – doch nicht allein

Ausgangsstellungen

Rückenlage
Bauchlage
Päckchensitz
Grätschsitz
Langsitz
Vierfüßlerstand
Einbeinkniestand
Sitz auf dem Hocker

Ausgangsstellung: Rückenlage

1. Schneeabdruck
2. Gummiband
3. Maikäfer
4. «Und halten!»
5. Brücke-Bauen
6. Krabbe
7. Kippen
8. Schaukel
9. Paradiesapfel
10. Schere
11. Lange Beine

Aspekte der Übungen 2–4 und 9

Kraftschulung der Bauchmuskulatur
Konditionierung der Bauchmuskulatur

1. Schneeabdruck

Aspekte

Kraftschulung der Rückenmuskulatur
Bewußtmachung der Auflageflächen
Ganzkörperisometrie

AS

Beine gestreckt
Arme liegen in leichter Abduction
Handrücken nach unten

Übung

Beine gestreckt auf die Unterlage drücken
Füße hochziehen (Dorsalextension)
Handrücken, Arme, Schultern in die Matte drücken
Rücken runterdrücken
Kinn ranziehen und Hinterhaupt auf die Unterlage drücken

Therapeut

«Hände, Arme, Schultern, Rücken –
alles in die Matte drücken.»

Motivation

«Überall gleichmäßig und kräftig drücken, als wollte man im Schnee seinen Körper abzeichnen.»

Tip

Diese Übung häufiger zwischenschalten, wenn durch die ungewohnte Grundspannung für die Bauchmuskulatur Nackenverspannungen auftreten sollten.

Variationen

a den gesamten Körper gut durchspannen
  Unterschenkel, Arme und Kopf in die Matte drücken
  versuchen, Oberschenkel, Po und den Rücken, bis Mitte BWS, abzuheben
b einen Ball zwischen die Knie nehmen
  den Ball kräftig zusammendrücken
c die Fersen auf einen Ball legen
  die Fersen in den Ball drücken

Zusätzlicher Aspekt

Kraftschulung der Hüftstrecker

2. Gummiband

Übung

Grundspannung einnehmen
Oberkörper bis Schulterblattspitzen abheben

a linken Arm langsam in Elevation führen
  o rechten Arm in Grundspannung halten
  linken Arm, gut durchgespannt, zurückholen
  rechten Arm langsam in Elevation führen
b abwechselnd einen Arm, in Zeitlupe, zur Seite
  führen
  o soweit wie möglich, ohne daß der Oberkörper absinkt
c beide Arme gleichzeitig zur Seite führen
  o soweit jeder kann
  halten
  langsam zurückführen
d beide Arme in Elevation führen
  o soweit wie möglich nach hinten runterführen
  halten
  langsam zurückholen
e rechte Hand und linkes Knie zusammendrücken
  o Bein abheben
  o isometrisch kräftig gegeneinanderdrücken
  gleichzeitig geht der linke Arm in Elevation
  o ganz langsam, Zeitlupentempo, mit viel
  Spannung
  langsam wieder Grundspannung einnehmen

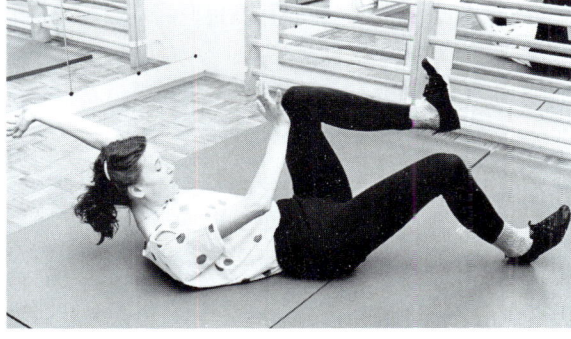

Motivation

sich vorstellen, ein strammes Gummiband langzu-
ziehen und dann langsam wieder nachzugeben
o «Das Gummiband wird wie von Geisterhand
gezogen.»
o «Ein strammes und kein ausgeleiertes Gummiband!»

Variation

zusätzlich in jeder Hand eine Keule
o am Keulenkopf fassen

«Wir sind ein energischer Dirigent und dirigieren
voller Spannung ein dramatisches Stück.»

3. Maikäfer

Aspekte

Koordinationsschulung

AS

Grundspannung einnehmen

Übung

rechte Hand und linke Ferse in der Luft zusammenführen, ohne festzuhalten
o linken Arm in Elevation führen
o rechtes Bein leicht gebeugt anheben
linke Hand und rechte Ferse zusammenführen
usw.

Motivation

«Wie ein Käfer, der strampelnd auf dem Rücken
liegt.»
Wiederholung der Übung: «Ein Käfer kommt selten
allein.»

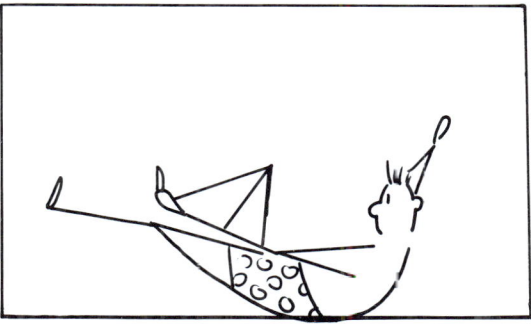

4. «Und halten!»

Übung

Grundspannung einnehmen

a Oberkörper langsam hochrollen, soweit es geht
  beim Abrollen gibt der Therapeut Haltekomman-
  dos:
  o «Stopp – weiter – Stopp», usw.
  o verharren in den jeweiligen Positionen
b mit dem Oberkörper schräg hochkommen
  schräg abrollen

Beachte

ohne Schwung hochkommen!

5. Brücke bauen

Aspekt

Stabilisierung des LBH-Bereiches

AS

Beine gebeugt aufstellen
Füße stehen auf ganzer Sohle
Kopf bleibt liegen
Arme liegen neben dem Körper
Handrücken nach unten

Übung

Gesäß anspannen
Po abheben
Rücken Wirbel für Wirbel hochrollen, bis er eine
schiefe Ebene bildet
oben halten
Arme und Handrücken drücken in den Boden
langsam Wirbel für Wirbel abrollen
Po als letztes ablegen

Motivation

«Eine große Brücke bauen. Keine Hängebrücke,
denn da kommt:
a eine Elefantenfamilie anmarschiert. Nicht absinken, damit die großen Tiere gut durchpassen
und nicht auf allen Vieren durchrutschen müssen. Halt! Oben bleiben. Da kommt noch das
trödelnde Elefantenbaby.»
b eine Igelfamilie angetrippelt. Die Brücke lange
oben halten, nicht absinken, sonst könnte es
ordentlich stechen.»

Erschwernis

zusätzlich:
ein Bein, in Verlängerung der Längsachse des
Rumpfes, nach vorn wegstrecken
o Oberschenkel auf einer Höhe
o Fuß hochgezogen
Ferse weit nach vorn rausschieben
o Rücken langziehen

Motivation

«Wir verlängern die Brücke.»
«Sicher stehen bleiben. Da muß ein Lastwagen
drüberfahren können.»

Zusätzlicher Aspekt

Gleichgewichtsschulung

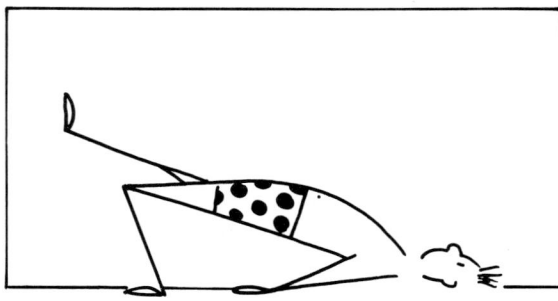

Variationen

a Standbein geht zusätzlich einigemale im Wech-
sel in Zehenstand/Fersenstand/Zehenstand/usw.
b Arme anbeugen
o Unter- und Oberarme ungefähr im rechten
Winkel
Hände in Dorsalextension
Finger kräftig, in etwas gebeugter Stellung,
durchspannen
Ellenbogen stemmen in den Boden
Hinterhaupt etwas in die Unterlage drücken

6. Krabbe

Aspekte

Stabilisierung des LBH-Bereiches
Kraftschulung der Wadenmuskulatur

AS

siehe ‹Brücke-Bauen›

Übung

‹Brücke-Bauen›
a in den Zehenstand gehen
auf den Zehen laufen
o nach links-Mitte-rechts-Mitte-usw.
o in der Mitte anhalten
ganze Fußsohle aufstellen
Rücken abrollen
b auf Fersen laufen

Beachte

a keine Rotation in der Wirbelsäule zulassen
b Hüften in Extension halten/nicht absinken

Motivation

«Wir laufen mit kleinen Schritten, wie eine Krabbe.»

Variation

Sollte es zu Wadenkrämpfen kommen, auf ganzer
Sohle laufen.

7. Kippen

Aspekte

Mobilisation der LWS
Flankendehnung

AS

Beine gebeugt angestellt
Arme liegen gestreckt in Schulterhöhe

Übung

beide Knie kippen gemeinsam nach links/rechts im
Wechsel
o schön locker, ohne große Anstrengung

Variation

kippen
Knie zusammen- und zum Boden drücken
Becken vorschieben bzw. die Hüften strecken
Schultern und Arme liegen lassen
halten
locker lassen
zur anderen Seite kippen

Zusätzlicher Aspekt von 5/6/7

Verbesserung der Hüftstreckung
Kraftschulung der Gesäßmuskulatur

Erschwernis

Beine gebeugt auf den Bauch ziehen
o Füße haben keinen Bodenkontakt mehr
Kopf und Arme abheben
die gebeugten Beine nach links/rechts im Wechsel
kippen bzw. langsam dem Boden nähern
o Arme steuern eventuell gegen

Zusätzlicher Aspekt

Kraftschulung der Bauchmuskulatur

8. Schaukel

Aspekte

Dehnung der Rückenmuskulatur
Bewußtmachung der LWS

Übung

Beine anhocken
beide Hände fassen um die Knie herum
Kopf anheben
o Kinn zum Hals
auf der Wirbelsäule vor- und zurückschauke n

Motivation

«Und Schwung! Und vor!»

9. Paradiesapfel

Aspekte

Verbesserung des Abrollens in der LWS
Bewußtmachung der Wirbelsäule

Übung

linkes Bein gebeugt zum Bauch ziehen
rechtes Bein gestreckt liegen lassen
Kopf anheben
o Kinn zum Hals
beide Hände umfassen das linke Knie
Arme gestreckt
das Knie drückt so fest wie möglich gegen die
Hände
o dadurch langsam hochrollen
langsam zurückrollen
Beinwechsel

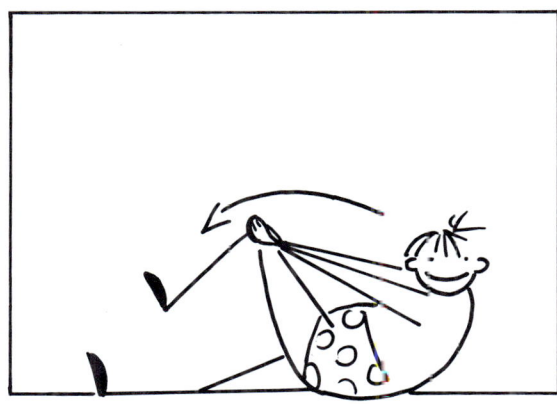

Beachte

die Arme sind passiv; sie ziehen den Oberkörper
nicht hoch
o nur durch Kniedruck zum Sitzen hochkommen

Motivation

«Vor uns hängt ein verlockend schöner Apfel.
Wir versuchen, an ihn heranzukommen.»

Erschwernis

gleichzeitig mit beiden Knien zum Sitz hochdrücken

Beachte

ohne Schwung!

Tip

diese Übung ist auch gut mit dem Seil durchzufüh-
ren
das Seil verläuft unter der Fußsohle
o die Seilenden fest greifen
durch den Druck der Fußsohle gegen das Seil
zum Sitzen aufrichten
stemmendes Bein und die Arme in leichter Beugestellung

10. Schere

Aspekt

Dehnung der ischiocruralen Muskulatur

AS

Arme gestreckt neben dem Körper
o Handrücken nach unten
oder
Hände im Nacken
o Ellenbogen auf dem Boden

Übung

beide Beine senkrecht zur Decke strecken
o Knie maximal strecken
o Füße heranziehen
im stetigen Wechsel ein gestrecktes Bein Richtung Kopf heranziehen

Beachte

Knie nicht überstrecken

Variationen

a einen Ball abwechselnd hinter dem linken/ rechten Bein übergeben

b abwechselnd hinter dem linken/rechten Bein Keulen zusammenschlagen

11. Lange Beine

Aspekt

Dehnung der ischiocruralen Muskulatur

AS

siehe 10.

Übung

ein Bein zur Decke strecken
o Knie maximal strecken
o Fuß heranziehen
das andere Bein gebeugt aufstellen und nach und nach mehr nach vorn schieben/strecken
o Fuß ist hochgezogen

Beachte

nur soweit wegschieben, daß das obere Bein noch gestreckt gehalten werden kann; maximale Dehnung ist gegeben, wenn beide Beine gestreckt sind

---

> **Ausgangsstellung: Bauchlage**
> 1. Fliegen-Fangen
> 2. Trockenschwimmen
> 3. Schattenboxen
> 4. Segelfliegen
> 5. Seitenfenster-Gucker
> 6. Hampelmann

Lagerung

bei Hohlkreuz eventuell ausgleichende Unterlagerung im Becken-Bauchbereich

Allgemeine Aspekte

Kraftschulung der Rückenmuskulatur
Kraftschulung der Gesäßmuskulatur
Mobilisation der Wirbelsäule

1. Fliegen-Fangen

Übung

die Beine in Grundspannung halten
die gestreckten Arme über die Seite nach vorn führen
o in die Hände klatschen
gestreckt über die Seite zurückführen
o hinter dem Rücken zusammenklatschen

Motivation

«Kräftig klatschen. Man muß das Klatschen hören.»
«Nochmal vorn und hinten klatschen, denn es fliegen noch Fliegen durch's Zimmer.»

2. Trockenschwimmen

Übung

die Beine in Grundspannung halten
die Arme führen in der Luft Brustschwimmbewegungen aus
o weit durchziehen und lang nach vorn rausschieben

Motivation

«Weiterschwimmen – es ist noch kein Land in Sicht.»
«Wir sind zu einer Insel geschwommen, nun müssen wir zurückschwimmen.»

3. Schattenboxen

Übung

Beine in Grundspannung halten
die gestreckten Arme bis Schulterhöhe führen
o seitlich boxen
Arme bis zu den Ohren weiterführen
o nach vorn boxen
langsam über die Seite zurückführen

Motivation

«Kräftig boxen! Wir müssen furchterregend
aussehen!»

4. Segelflieger

Übung

Beine in Grundspannung halten
die Hände in den Nacken legen
Ellenbogen und Kopf abheben
ein Ellenbogen zieht in die Seite = Seitneigung
zurück zur Mitte
Seitneigung zur anderen Seite

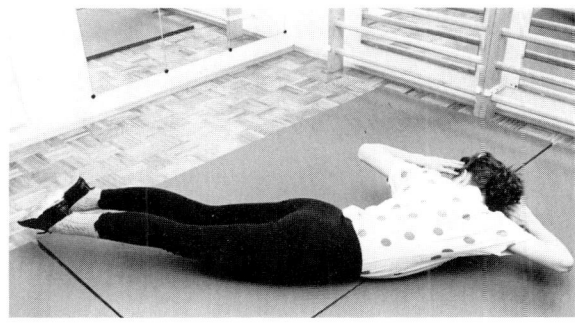

Erschwernisse für Übung 1–5

zusätzlich
a ein Bein gestreckt abheben
b beide Beine gestreckt etwas abheben

Beachte

nicht ins Hohlkreuz gehen

5. Seitenfenster-Gucker

Übung

Beine in Grundspannung halten
Arme in U-Halte
Arme und Kopf abheben
Rotation in der Brustwirbelsäule
o unter dem jeweiligen Unterarm zum Nachbarn
   durchschauen

Beachte

Becken liegen lassen

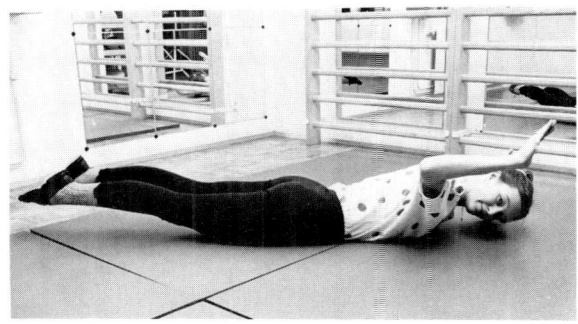

6. Hampelmann

Übung

a Arme gestreckt über die Seite nach vorn führen
   Beine grätschen und gleichzeitig die Arme
   gestreckt über die Seite ranholen
   gleichzeitig Beine zusammen und Arme über die
   Seite nach vorn führen
b wenn die Beine grätschen, die Arme nach vorn
   führen
   Beine zusammen und Arme ranholen
c Arme gestreckt in Schulterhöhe halten
c_1 Beine beschreiben kleine Kreise
c_2 Arme und Beine beschreiben kleine Kreise

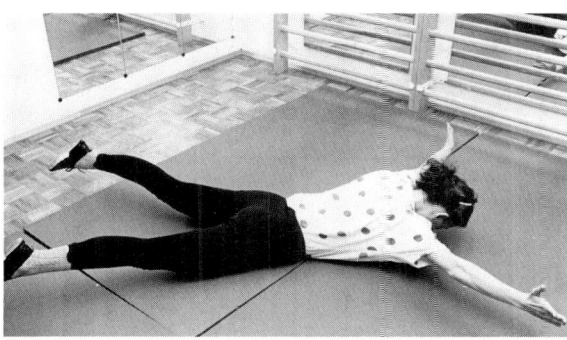

1. Marionette

Aspekte

Kraftschulung der Rückenmuskulatur
Kraftschulung der Bauchmuskulatur
Koordinationsverbesserung
Konzentrationsverbesserung

AS

Arme gestreckt, parallel über den gestreckten
Beinen halten
Wirbelsäule aufrichten

Übung

Pinzettengriff von Daumen und Zeigefinger
o sich zwischen Fuß und Fingern einen Faden vorstellen
den Faden spannen = den Arm etwas nach oben
führen
dann kommt der Punkt, wo der Faden gespannt ist
und das Bein abhebt
damit Spielen:
a langsam das Bein und den Arm gleichmäßig
   heben und senken
b der Arm schwingt, mit Hilfe des gedachten
   Fadens, das Bein hin und her

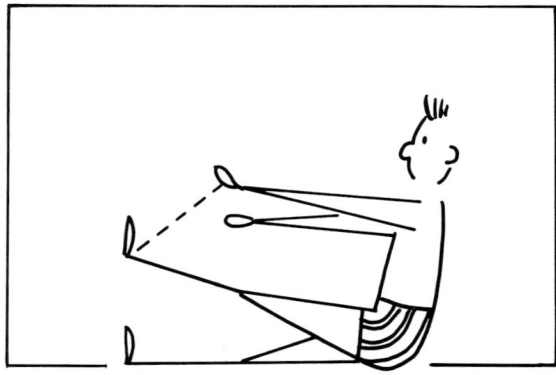

Variation

Faden zwischen Knie und Hand vorstellen
damit das Knie beugen und strecken
o den Arm entsprechend mitbewegen

2. Seil-Ziehen

Aspekte

Kraftschulung der Rückenmuskulatur
Verbesserung der Wirbelsäulenaufrichtung
Dehnung der ischiocruralen Muskulatur

AS

Wirbelsäule aufrichten
den Oberkörper gestreckt etwas nach vorn absenken

Beachte

besteht zu starke LWS-Kyphose:
o Knie etwas beugen
o Füße hochziehen
o Fersen ziehen, ohne wegzurutschen, Richtung Po
o Becken aufrichten

Übung

Arme gestreckt nach vorn abheben
das Ende einen gedachten Seiles ergreifen, welches
an einer gedachten Sprossenwand angebunden ist
sich an dem imaginären Seil nach vorn ziehen
o Wirbelsäule strecken

Variation

dasselbe im Langsitz

Zusätzliche Aspekte

Verstärkte Dehnung der ischiocruralen Muskulatur
Gleichgewichtsschulung

1. Seil-Ziehen

siehe unter Grätschsitz, S. 218

2. Schinkengang

Aspekte

Mobilisation der Iliosacralgelenke
Mobilisation der LWS
Schulung der Hüftabduction/Hüftadduction

AS

am Fußende der Matte sitzen
gestreckte Arme in Schulterhöhe, parallel zu den
Beinen halten
Wirbelsäule aufgerichtet

Übung

Pobacke, gestrecktes Bein und gleichseitigen Arm
durch Rumpfrotation nach hinten ziehen (Paßgang)
o links/rechts im Wechsel, so daß man sich
    rückwärts bewegt
am Kopfende der Matte angekommen, dasselbe
vorwärts

Variation

rechten Arm und linkes Bein nach hinten ziehen
(Kreuzgang), usw.

Aspekte

Mobilisation der Wirbelsäule
Dehnung und Kräftigung der Rückenmuskulatur

1. Katze

Übung

Knie und Hände bleiben stehen
großen Katzenbuckel machen = die gesamte Wirbelsäule stark kyphosieren
o Kinn zum Hals ziehen
nach hinten auf die Ferse setzen
nach vorn tief durchziehen
o Nase dicht über dem Boden
Wirbelsäule dabei strecken
o Halswirbelsäule nicht überstrecken
wenn der Kopf zwischen den Händen ist, wieder
Katzenbuckel machen

Beachte

nicht zu weit durchziehen, da Hohlkreuzgefahr

Motivation

«Großen Buckel machen, wie eine fauchende
Katze.»
«Lang nach vorn durchziehen wie eine Katze, die
sich genüßlich in der Sonne streckt.»

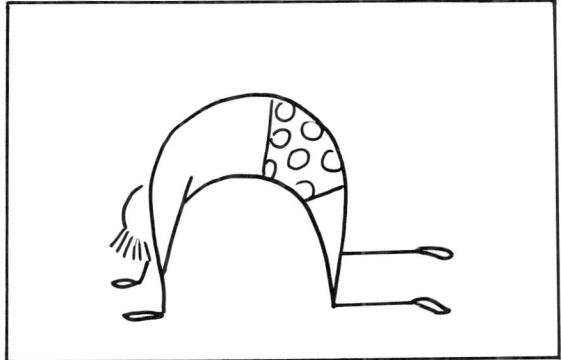

2. Igel

Übung

Knie und Ellenbogen unter dem Bauch diagonal zusammenführen
o Bein und Arm abheben
«Einigeln» = gesamte Wirbelsäule geht in Beugung
o Kinn etwas zum Hals
Bein nach hinten, Arm nach vorn strecken und lang rausschieben
o Zehen halten Bodenkontakt
Wirbelsäule dabei strecken
o Halswirbelsäule nicht überstrecken
o «Igel rollt sich auf»
Arm und Bein anstellen
Seitenwechsel

Motivation

«Sich wie ein Igel einrollen und strecken.»

Variationen

a Bein hebt etwas ab
Arm ist höher als das Bein

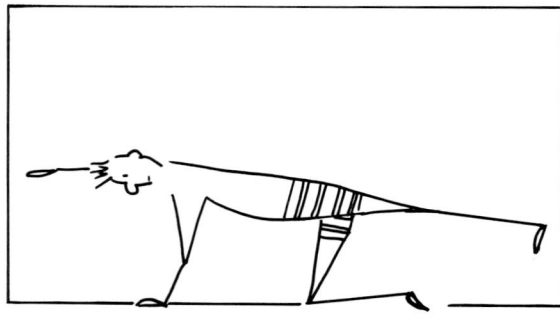

b Bein weiter abheben
o kein Hohlkreuz
Bein ist höher als der Arm
o keine Rotation in der LWS
o im Standellenbogen tief runtergehen

c Arm und Bein in leichte Abduction wegstrecken

d Bein und Arm in Rumpfhöhe abheben
o Rumpf, Arm und Bein bilden eine Linie
d₁ abwechselnd mit den Fingern und den Zehen
auf den Boden tippen
o ohne die gerade Linie aufzugeben
o wie eine Waage
d₂ langsam Gewicht nach vorn/hinten verlagern
o parallel zum Boden
o Streckung beibehalten

> **Ausgangsstellung: Päckchensitz**
> 1. Schnecke
> 2. Skispringer

Aspekt

Kraftschulung der Rückenmuskulatur

1. Schnecke

AS

Schultern in Außenrotation
Ellenbogen gestreckt

Übung

Wirbelsäule strecken
den Rücken bis zur schiefen Ebene aufrichten
o Kopf leitet die Streckung ein

Motivation

«Die Schnecke streckt neugierig ihren Kopf aus dem Häuschen.»

Erschwernisse

Po etwas von den Fersen abheben
a einen Arm gestreckt über die Seite nach vorn
führen
o weit nach vorn rausschieben
denselben Weg zurück
mit dem anderem Arm ausführen

Beachte

keine Mitbewegung des Rumpfes zulassen

b beide Arme gleichzeitig über die Seite nach vorn
führen

Motivation

«Die Arme wie zwei Fühler nach vorn rausschieben,
die einen weit entfernten Gegenstand befühlen
wollen.»

c die Übungen aus der Bauchlage können
übernommen werden, S. 216/217
o z.B. Trockenschwimmen

Motivation

«Nicht auf Tauchstation gehen! Die Arme schön
hoch – an den Ohren vorbeiführen.»

2. Skispringer

Aspekte

Kraftschulung der Rückenmuskulatur
Verbesserung des Gleichgewichtes

AS

siehe bei «Schnecke»

Übung

Wirbelsäule strecken
den Rücken bis zur schiefen Ebene aufrichten
o siehe «Schnecke»
Po von den Fersen abheben
den Oberkörper soweit nach vorn, in Verlängerung
der Längsachse des Rumpfes verlagern, bis der
Punkt erreicht ist, wo die Unterschenkel abheben
(kurz vor'm Kippen)
dort halten / ausbalancieren
langsam in Päckchensitz zurück
entspannen

Motivation

«Wir fliegen lange und in perfekter Haltung.»

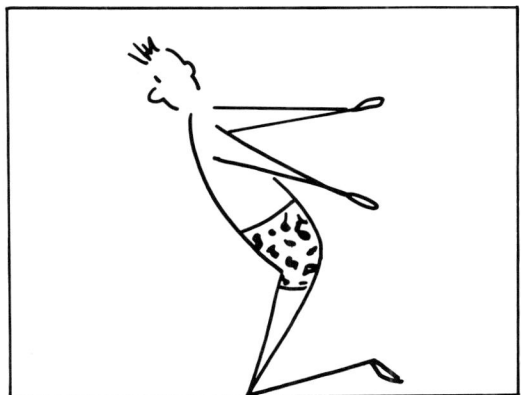

Ausgangsstellung: Einbeinkniestand

Modell stehen

Aspekte

Kraftschulung des M.quadrizeps femoris
Verbesserung der Rumpfstabilität
Verbesserung des Gleichgewichts

Übung

Zehen des hinteren Fußes aufstellen
Stemmhaltung einnehmen:
o Arme nach vorn hochführen
  – in Verlängerung des Rumpfes
  – leicht gebeugt
hochstemmen:
o Gewicht hauptsächlich auf das vordere Bein verlagern
o hinteres Bein strecken
  – Ferse zieht Richtung Boden
  – Zehen halten Bodenkontakt
o Arme stemmen nach vorn
wie erstarrt stehen bleiben
langsam zurück in Einbeinkniestand
Beinwechsel

Motivation

«Wir stehen Modell. Nicht bewegen!»

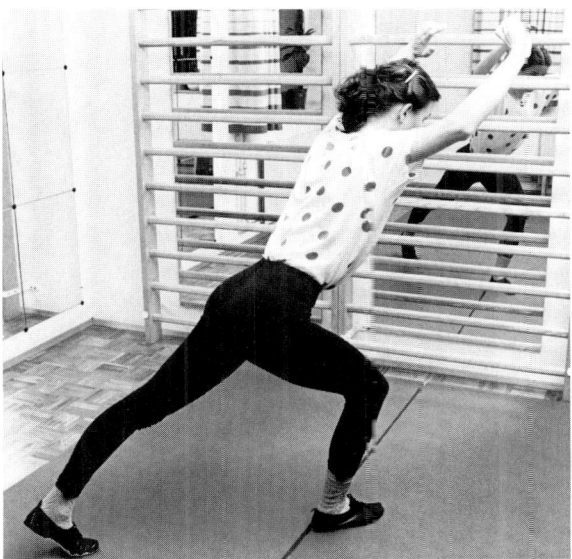

a ein Arm stemmt nach vorn, der andere nach hinten (Kreuzgang)
b als Partnerübung
zwei Partner stehen sich im Einbeinkniestand gegenüber
Handteller aneinanderlegen
gemeinsam hochstemmen
b₁ oben verharren

b₂ gemeinsam mit den Armen kreisen
o auseinanderkreisen
o in eine Richtung kreisen

Beachte

den Druck der Hände ständig beibehalten

Motivation

«Erstarrte Statue»
«Wir wischen Scheiben.»

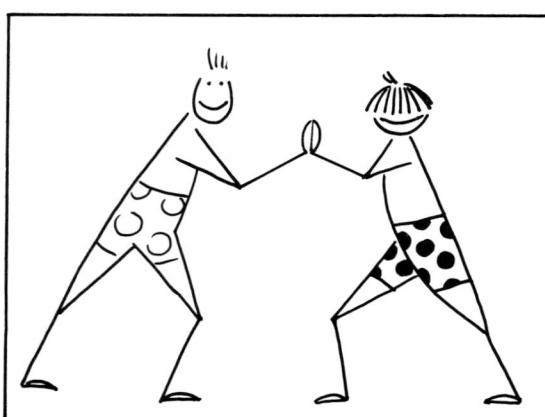

Partnerübungen

Ausgangsstellungen

Rückenlage
Seitenlage
Grätschsitz
Vierfüßlerstand
Einbeinkniestand
Stand

Ausgangsstellung: Rückenlage

Tandem

Aspekt

Kraftschulung der Bauchmuskulatur

AS

zwei Partner liegen sich gegenüber

Übung

Grundspannung einnehmen
Fußsohlen aneinanderlegen
dem Tandempartner freundlich zulächeln
a gemeinsam normal Radfahren
b Kurven fahren, ohne umzufallen
o links/rechts
c P_1 beugt die Beine
P_2 streckt die Beine
o im stetigen Wechsel ausführen
d die Arme beim Radeln vor- und zurückbewegen

Motivation

«Wir machen einen Ausflug in's Grüne.»
«Wir sind Kunstradfahrer/Zirkusfahrer.»
«Wir fahren einen Berg hoch. Wer schafft es und wer muß schieben?
«Kopf hoch – wir müssen sehen können wohin wir fahren.»
«Arme nach vorn – wir halten den Lenker fest.»

Beachte

stets Sohlenkontakt behalten

Variation

zwischen jedes gemeinsame Fußpaar ein Sandsäckchen einklemmen
o darauf achten, daß die Säckchen während des Fahrens nicht runterfallen

Ausgangsstellung: Grätschsitz
1. Rücken-Tippen
2. Stehaufmännchen
3. Wiege
4. «Abstand halten!»
5. Lang und länger

Gemeinsames Abheben

Aspekte

Kraftschulung der Rückenmuskulatur
Flankendehnung

AS

zwei Partner liegen Kopf zu Kopf
o ca. zwei Armlängen Abstand
unteres Bein gebeugt
oberes Bein gestreckt
unterer Arm liegt unter dem Kopf
oberer Arm stützt vor dem Kopf

Übung

beide Partner nehmen den oberen Arm gestreckt
über den Kopf
sie legen ihre Handflächen aneinander
beide stemmen ihren oberen Arm in Verlängerung
des Rumpfes lang raus
LWS hebt vom Boden ab
halten
langsam ablegen
über den Rücken auf die andere Seite drehen

1. Rücken-Tippen

Aspekt

Kraftschulung der Bauchmuskulatur

AS

P_1 in Rückenlage
o Grundspannung einnehmen
P_2 sitzt im Grätschsitz, zwischen den Knien von P_1
o Rücken zu P_1
o er hält P_1 an den Beinen fest

Übung

P_1 kommt 10 × mit dem Oberkörper hoch
mit den Händen auf den Rücken von P_2 tippen
o Kontrolle für P_2 ob P_1 hochkommt
beim 10. Mal: Trommelwirbel auf dem Rücken =
Erkennungszeichen des Aufgabenwechsels

Variation

P_1 kommt schräg hoch
mit den Händen auf die Schulter tippen
o links/rechts im Wechsel

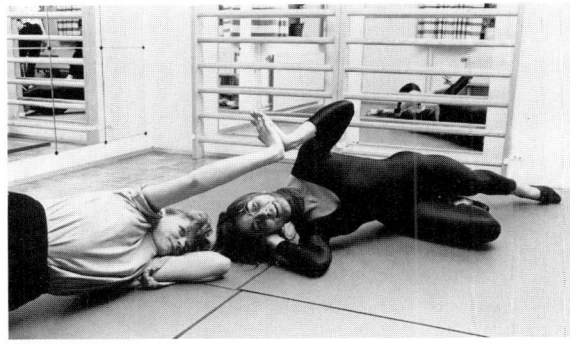

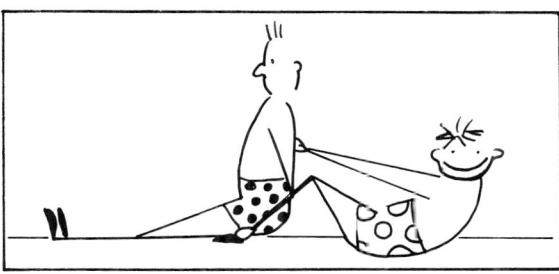

2. Stehaufmännchen

Aspekt

Kraftschulung der Bauchmuskulatur

AS

zwei Partner sitzen sich gegenüber
o P_1 im Langsitz
o P_2 im Grätschsitz

Übung

P_2 hält P_1 oberhalb der Fußgelenke fest
P_1 rollt sich langsam in Rückenlage
o Arme und Kopf in Grundspannung
wieder zum Sitz hochkommen
P_1 hält nun die Füße von P_2 fest
im stetigen Wechsel wiederholen

Erschwernis

nur einen Fuß festhalten

Beachte

nur soweit abrollen, daß man sich mit der Bauchmuskulatur und nicht mit Schwung wieder aufrichten kann

3. Wiege

Aspekte

Dehnung der Brustmuskulatur
Dehnung der Rumpfmuskulatur

AS

zwei Partner sitzen Rücken an Rücken
o Grätschsitz oder Langsitz

Übung

Arme einhaken
sich abwechselnd etwas auf den Rücken des Partners ziehen lassen
Kopf entspannt auf den Nacken des Partners legen

Beachte

a langsam ausführen
b nicht federn
c Po bleibt auf dem Boden

4. Abstand halten

Aspekt

Kraftschulung der Rückenmuskulatur

AS

zwei Partner sitzen Rücken an Rücken
o Grätschsitz oder Langsitz

Übung

Arme seitlich strecken
Handrücken bzw. Unterarme aneinanderlegen
gegeneinanderdrücken
Rücken gehen auseinander
o es soll kein Kontakt mehr bestehen
langsam Spannung nachlassen

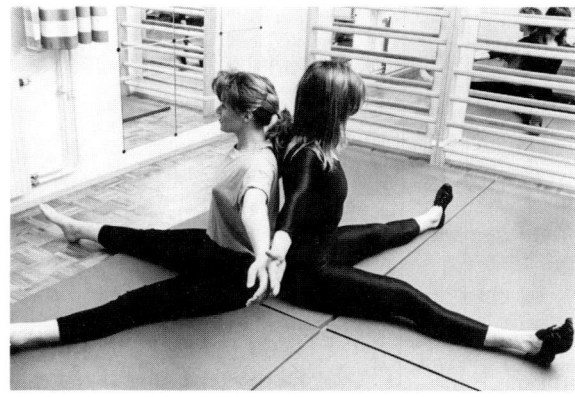

Motivation

«Zwischen den Rücken soll ein Spalt entstehen,
durch den man durchsehen kann.»

Beachte

den Kopf beim Gegeneinanderdrücken der Hände
nicht wie eine Schildkröte nach vorn wegschieben
o Kopf in Verlängerung der Wirbelsäule nach oben
   rausschieben

Variationen

a zusätzlich beide Armpaare seitlich hochführen
   o soweit wie möglich
   o ohne an Spannung zu verlieren
   langsam wieder zurückführen
b auf einer Seite die Arme gegeneinanderdrücken
   und halten
   auf der anderen Seite mit Gegendruck seitlich
   hochführen
   im Wechsel ausführen

Entspannung

Wirbelsäule einrollen
sich etwas hängen lassen
gut in den Rücken atmen

5. Lang und länger

Aspekt

Verbesserung der Wirbelsäulenaufrichtung

AS

zwei Partner sitzen Rücken an Rücken
o Grätschsitz oder Langsitz

Übung

beide Partner führen ihre Arme langsam in
Elevation
oben die Hände oder Unterarme des Partners
greifen
sich gemeinsam oder nacheinander langziehen
o zur Decke ziehen

Beachte

Po bleibt auf der Erde
nicht schnell, sondern langsam ziehen

Motivation

«Wir ziehen unseren Partner 5 cm länger.»

Entspannung

siehe bei Übung 4, «Abstand halten»

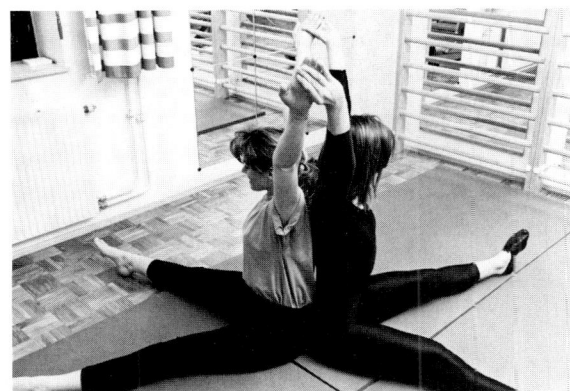

Ausgangsstellung: Vierfüßlerstand

Widerspenstiger Steinbock

Aspekte

Verbesserung der Rumpfstabilität
Gleichgewichtsschulung

AS

1 Zwei Partner stehen Po an Po

Übung

die Po's drücken gegeneinander
a gleichstark drücken
b versuchen, den anderen wegzudrücken
Rücken gerade halten
mit den Armen stemmen

AS

2 Zwei Partner stehen nebeneinander
o Schultern und Hüften berühren sich

Übung

Schultern und Becken drücken gegeneinander
a gleichstark drücken
b versuchen, den anderen wegzudrücken

Beachte

kein Hohlkreuz / Bauchspannung halten

Motivation

«Zwei widerspenstige Steinböcke kämpfen hart-
näckig miteinander.»

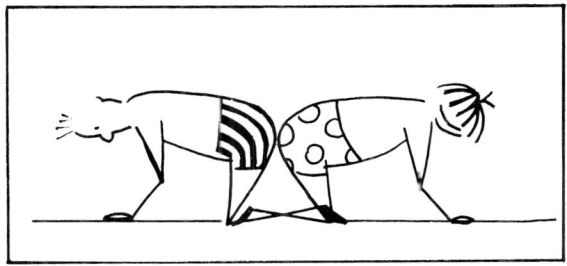

Ausgangsstellung: Einbeinkniestand

Die ganze Gruppe
Ausgangsstellungen Rückenlage Bauchlage Vierfüßlerstand

Modell-Stehen (S. 221)

Ausgangsstellung: Rückenlage
1. «Laßt uns klatschen!» 2. «Gemeinsam sind wir stark!» 3. Kleeblatt 4. Welle

Ausgangsstellung: Stand

Allgemeiner Aspekt

Kraftschulung der Bauchmuskulatur

Fahrstuhl

Aspekte

Kraftschulung des M.quadrizeps femoris
Hocktraining

AS

zwei Partner stehen Rücken an Rücken
o Füße in leichter Grätschstellung
sie fassen sich an den Händen oder haken die
Arme ein
o bei ungleicher Armlänge an den Unterarmen
   fassen

Übung

langsam gemeinsam in die breite Hocke gehen
o nur so tief gehen, daß die Oberschenkel noch
   auf Spannung sind
bis 10 zählen
gemeinsam in den Stand hochstemmen

Motivation

«Vom Dachgeschoß bis zur mittleren Etage fahren –
nicht bis ins Erdgeschoß.»

Variation

siehe «Schwere Last», S. 109

1. «Laßt und klatschen!»

AS

Kreisformation

Übung

Grundspannung einnehmen
a jeder klatscht 2 × in die Hände
   1 × unter dem linken Knie klatschen
   o Bein abgehoben
   1 × unter dem rechten Knie klatschen
   Arme gestreckt zur Seite führen
   o 3 × gegen die Hände der Nachbarn
      klatschen
   beliebig wiederholen
b jeder klatscht 1 × in die Hände
   jeder erste führt den rechten Arm zur Seite
   jeder zweite führt den linken Arm zur Seite
   o die Hände klatschen gegeneinander
   jeder klatscht in die eigenen Hände
   Wiederholung zur anderen Seite
c jeder erste dreht den Oberkörper etwas nach
   rechts
   jeder zweite dreht den Oberkörper etwas nach
   links
   o Schulterpartie hebt ab
   o jeder klatscht in die Hände
   zum anderen Nachbarn drehen

Beachte

Becken und Beine drehen nicht mit

d 1 × in die Hände klatschen
rechte Hand klatscht gegen den linken Fuß
o Bein abgehoben
1 × in die Hände klatschen
linke Hand klatscht gegen den rechten Fuß
in die Hände klatschen
Arme gestreckt zur Seite führen
o 3 × gegen die Hände der Nachbarn
klatschen
wiederholen

Beachte

möglichst rhythmisch ausführen, damit die Bewegungsfolge synchron und harmonisch abläuft
Therapeut unterstützt mit rhythmischem Kommando

Motivation

«Schuhplattler tanzen»

Variationen

a verschiedene Klatschkombinationen
b eventuell mit Sprechgesang kombinieren, z.B.
o «Bei Müller's hat's gebrannt!», S. 56
c mit Musik, z.B.
«El Cóndor Pasa»

Tip

in jeder Hand eine Keule
die Keulen zusammenschlagen

2. «Gemeinsam sind wir stark!»

AS

Kreisformation

Übung

Grundspannung einnehmen
alle fassen sich an den Händen
langsam gemeinsam den Oberkörper aufrichten
o durch das Händehalten sich gegenseitig Halt
geben
den Blick freundlich in der Runde schweifen lassen

Tips

a jeder gibt mal das Kommando
b jeder hält mit seinen beiden Nachbarn zusammen je eine Keule
beim Hochkommen an den Keulen festhalten

3. Kleeblatt

Zusätzlicher Aspekt

Mobilisation der LWS

AS

vier Partner liegen im Karree
o Köpfe zur Mitte
Hände fassen sich
Ellenbogen leicht gebeugt

Übung

Kopf abheben
a jeder zieht seine Hände Richtung Bauch
b Radfahren
c Handinnenflächen aneinanderlegen
gegeneinanderdrücken
d Kopf ablegen
Beine anbeugen
mit etwas Schwung die Beine über den Kopf
strecken
o ähnlich der Kerze
die Fußspitzen der vier Partner treffen sich
halten
langsam zurückrollen
o Beine gebeugt absetzen

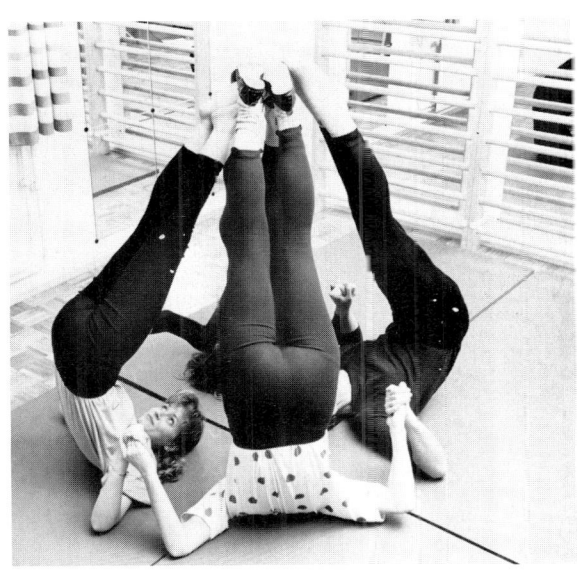

Variation zu a und c

Unterschenkel auf einen Pezziball legen

4. Welle

AS

Kreisformation

a alle Füße in der Kreismitte zusammen
b alle Köpfe in der Kreismitte zusammen

Übung

a P_1 steht auf
nacheinander kommen alle mit dem Oberkörper
hoch = Kettenreaktion

P_1 läuft im Uhrzeigersinn dort entlang, wo vorher
die Oberkörper gelegen haben
sofort wieder abrollen, wenn P_1 vorbeigelaufen
ist
kommt P_1 an seinem Platz an, legt er sich hin
gleichzeitig läuft P_2 los, usw.
nach einer Runde Richtungswechsel

b nacheinander heben alle die Beine an
○ gebeugt oder gestreckt
sofort wieder ablegen, wenn P_1 vorbeigelaufen
ist

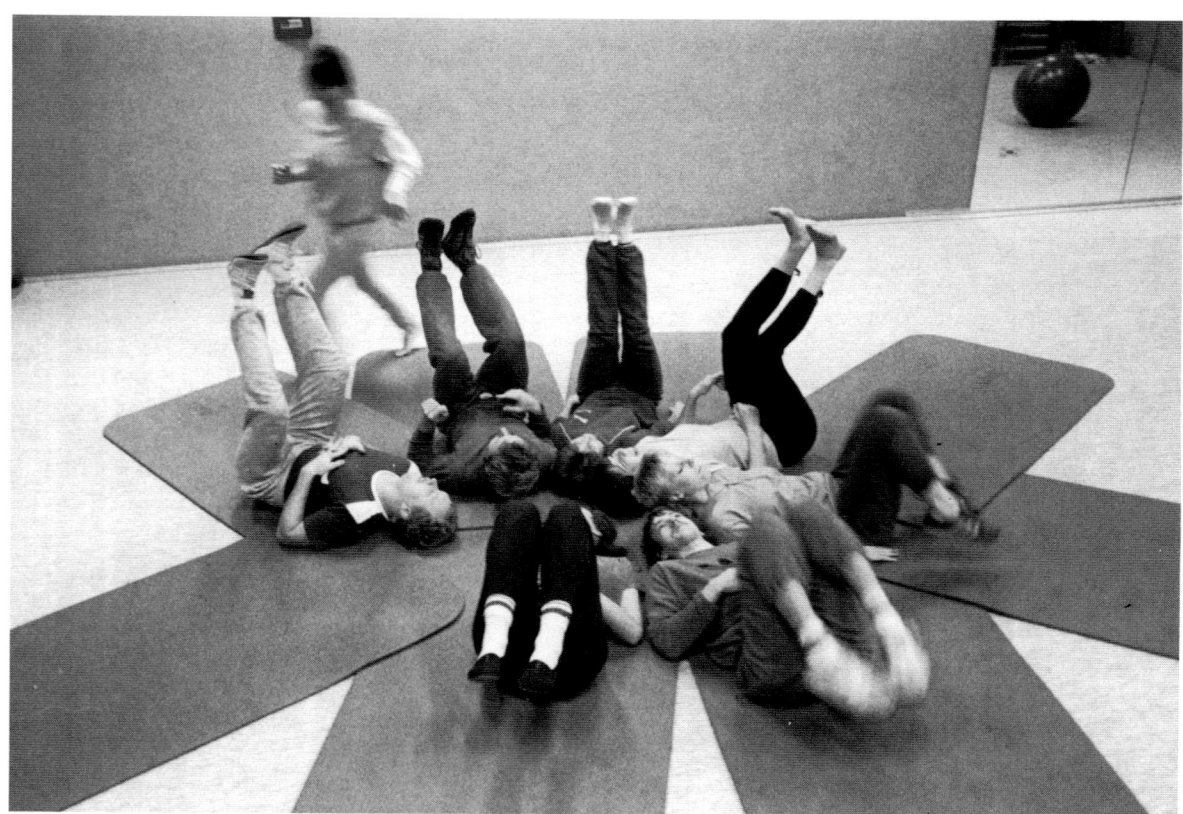

Ausgangsstellung: Bauchlage
1. Unruhige Arme
2. Kraftprobe
3. Sägen

Aspekt

Kraftschulung der Rückenmuskulatur

1. Unruhige Arme

AS

Kreisformation
Köpfe eine Armlänge von der Kreismitte entfernt

Übung

Grundspannug einnehmen
einen Arm in Grundspannung lassen
anderen Arm gestreckt zur Kreismitte führen
alle bewegen dort ihren Arm unruhig hoch/runter/
hoch/usw.
o Betonung auf «Hoch»
Armwechsel

Erschwernis

beide Arme zur Kreismitte

Beachte

kein Hohlkreuz

Motivation

«Ameisenhaufen»
«Bienenschwarm»

2. Kraftprobe

AS

jeweils vier Gruppenmitglieder liegen im Karree
Köpfe zur Mitte
Arme gestreckt zur Mitte

Übung

die sich gegenüberliegenden Partner bilden jeweils
ein Paar
P_1 legt seine Hände auf die Hände von P_2
$Paar_1$ legt gemeinsam seine Hände auf die Hände
von $Paar_2$
die Hände von $Paar_1$ und $Paar_2$ drücken gegeneinander
Aufgabenwechsel

Motivation

«Gemeinsam schaffen wir es!»

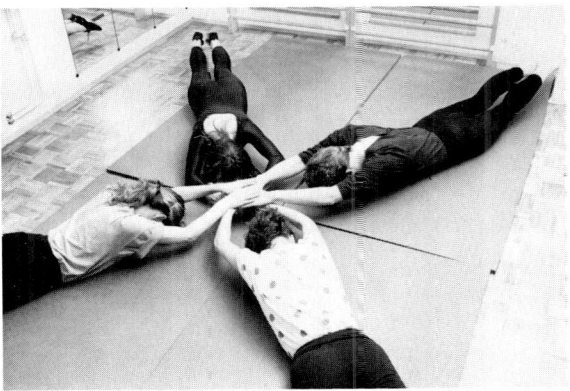

3. Sägen

AS

wie bei «Kraftprobe»

Übung

bis auf die Arme Grundspannung einnehmen
abwechselnd faßt sich $Paar_1$ und $Paar_2$ an den
Händen
gemeinsam Sägebewegungen ausführen
o einen Arm beugen/einen Arm strecken
o die Arme in der Luft halten; nicht über den
   Boden ziehen

Tip

die Partner innerhalb der Kleingruppe oder der
ganzen Gruppe austauschen

Ausgangsstellung: Sitz auf dem Hocker
1. Übernahme von Übungen aus der Hockergruppe
2. Übernahme von Übungen aus der Bauchlage
   ○ «Jeder für sich – doch nicht allein»
3. «In der Schwebe»

Zahnrad

Aspekte

Kraftschulung der Rückenmuskulatur
Gleichgewichtsschulung

AS

jeweils vier Gruppenmitglieder stehen im Vierfüßlerstand im Karree

Übung

den rechten Arm zur Mitte strecken
jeder faßt den rechten Unterarm des linken
Nachbarn
versuchen, den Unterarm des Nachbarn
wegzuziehen
○ Ellenbogen zieht, ohne Bewegung, Richtung
  Rücken

Beachte

die Arme möglichst in Rumpfhöhe halten; nicht zu
stark absinken

Motivation

«Kräftig ziehen, ohne daß das Zahnrad zerbricht.»

1. Übernahme von Übungen aus der Hockergruppe

Folgende Übungen aus der Hockergruppe, Kapitel
«Ohne Geräte», sind auch hier geeignet:
«Schränke-Rücken» (S. 147)
«Lifttür» (S. 148)
«Jalousie» (S. 148)

Aspekte

Kraftschulung der Rückenmuskulatur
Verbesserung der Rückenstreckung

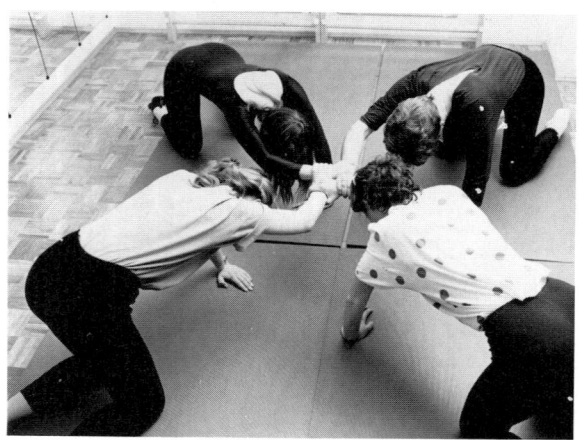

Erschwernis

zusätzlich ein Bein nach hinten wegstrecken
○ Zehen halten Bodenkontakt

Variation

in Schrittstellung mit Rumpfverlagerung ausführen

2. Übernahme von Übungen aus der Bauchlage

AS

den Rücken gestreckt absenken
Arme parallel zum Rumpf halten
o Daumen nach außen
HWS strecken
o Kinn etwas Richtung Hals ziehen

Übungen

die Übungen bzw. die Armbewegungen aus Bauchlage übernehmen:
«Fliegen-Fangen» (S. 216)
«Trockenschwimmen» (S. 216)
«Schatten-Boxen» (S. 217)
«Segelflieger» (S. 217)
«Seitenfenster-Gucker» (S. 217)

Aspekte

Kraftschulung der Rückenmuskulatur
Verbesserung der Rückenstreckung
Mobilisation der Wirbelsäule

3. In der Schwebe

Aspekte

Kraftschulung der Rückenmuskulatur
Gleichgewichtsschulung
Verbesserung der Standfestigkeit

AS

Füße in Schrittstellung
Rücken gestreckt absenken
Arme parallel zum Rumpf halten
o Daumen nach außen
HWS strecken
o Kinn etwas Richtung Hals ziehen

Übung

Oberkörper in seiner Längsachse nach vorn
verlagern
Gewichtsübernahme auf die Füße
Po hebt vom Hocker ab
Spannung halten
langsam setzen
mit wechselnder Schrittstellung wiederholen

Erschwernis

aus dieser Position verschiedene Armhaltungen
einnehmen, z.B.
a abwechselnd einen Arm nach vorn führen
b die Armhaltungen der Übungen aus der Bauchlage übernehmen

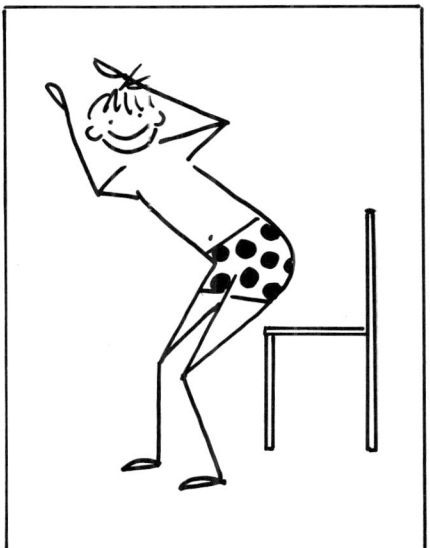

Übungen mit Geräten

Gymnastikball

Jeder für sich – doch nicht allein

Ausgangsstellungen

Rückenlage
Kniestand
Schrittstellung mit Rumpfverlagerung

Ausgangsstellung: Rückenlage

1. Schneeabdruck (S. 212)
2. Maikäfer (S. 213)
3. Stillstand
4. Achtertouren
5. Ballschleuder
6. Zitrone

Aspekt der Übungen 2–5

Kraftschulung der Bauchmuskulatur

3. Stillstand

AS

a Ball zwischen den Knien
b Ball zwischen den Füßen

Übung

Grundspannung einnehmen
Beine abheben und gebeugt Richtung Bauch heranholen
Schulterpartie hebt ab
a beide Hände an den Ball legen und versuchen, ihn wegzudrücken
   ○ Ellenbogen leicht gebeugt
b die Hände versuchen, den Ball wegzuziehen

   die Knie halten den Ball fest
   Hüftbeugung beibehalten
   langsam Druck/Zug nachlassen
   Beine abstellen
   zurückrollen

Variation

Oberkörper schräg aufrichten
äußeren Arm in Grundspannung halten
andere Hand gegen den Ball drücken lassen
Wiederholung zur anderen Seite

Motivation

«Wer ist stärker? Arme oder Beine?»

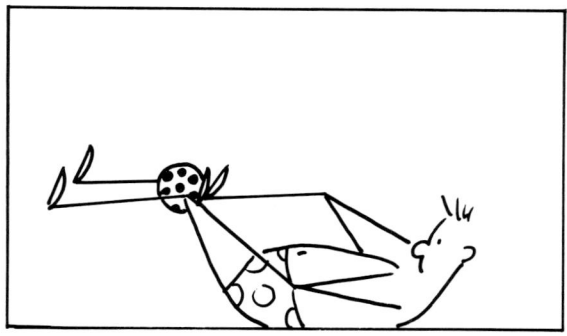

4. Achtertouren

AS

ein Gymnastikball in den Händen

Übung

Grundspannung einnehmen
langsam den Oberkörper etwas aufrichten
Beine im Wechsel gebeugt zum Körper heranziehen
den Ball von innen nach außen um das linke, dann
um das rechte Knie herumgeben
o rechte Hand gibt den Ball an die linke Hand,
   linke Hand an die rechte Hand

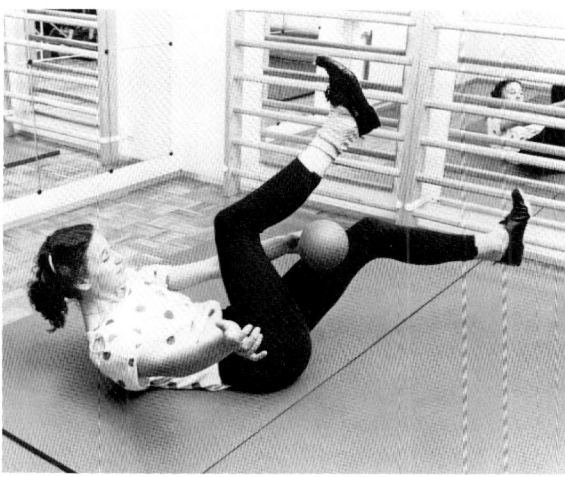

5. Ballschleuder

Übung

Grundspannung einnehmen
die Beine gebeugt abheben
o Oberschenkel, Unterschenkel und Rumpf bilden
   jeweils einen rechten Winkel
den Ball auf die Unterschenkel legen
die Beine strecken
o der Ball fliegt hoch
die Hände fangen den Ball auf und legen ihn wieder
auf die Unterschenkel

Tip

sehr schön auch mit Luftballons oder Pezziball
auszuführen

Beachte

nicht zu ruckartig bewegen

6. Zitrone

Aspekte

Mobilisation der Wirbelsäule
Kraftschulung der Hüftstrecker
Kraftschulung der Hüftadductoren

AS

Beine gebeugt aufstellen
Ball zwischen die Knie
Arme liegen direkt neben dem Körper
o Handrücken nach unten

Übung

a fest die Knie gegen den Ball drücken
     den Po kräftig anspannen

Motivation

«Den Ball ausdrücken, wie eine Zitrone.»
«Handrücken, Arme, Schultern, Hinterhaupt und
Rücken – alles in die Matte drücken!»

b zusätzlich den Po abheben und die Wirbelsäule
     Wirbel für Wirbel zur «Brücke» hochrollen
     o Druck am Ball nicht verlieren
c zusätzlich zu a und b:
     in Zehenstand gehen/Fußsohle/Zehenstand/usw.
d siehe a
     zusätzlich:
     die Knie nach links kippen, so tief es geht
     o Becken nach vorn drücken, Hüften strecken
     o Druck am Ball nicht verlieren
     o Po kräftig spannen
        in AS zurück
     die Knie nach rechts kippen
     usw.

Variation

zur Lockerung: ohne Druck hin- und herkippen

Baum im Wind

Aspekte

Verbesserung der Rumpfstabilität
Kraftschulung der Hüftstrecker
Kraftschulung der Kniestrecker

AS

Rücken gestreckt
Hüften gestreckt
beide Hände halten den Ball
Arme gestreckt vorn, in Schulterhöhe

Übung

den gestreckten Rücken nach hinten absenken
o Vorsicht! Kein Hohlkreuz!
hinten halten
die Arme langsam weiter in Elevation führen
o soweit, wie der Rücken noch gestreckt bleiben
  kann
langsam, Schritt für Schritt, zurück in die Ausgangsstellung

Variation

schräg nach hinten absenken
o links/rechts im Wechsel

Motivation

«Der Wind pustet von vorn und drückt uns etwas
zurück, aber er wirft uns nicht um!»

Langer Rücken

AS

Ball in der rechten Hand

Übung

rechten Arm über die Seite nach vorn führen
rechten Arm und Ball weit nach vorn rausschieben
o in Verlängerung der Längsachse des Rumpfes
o den Rücken lang ziehen
der linke Arm:
a bleibt hinten
  Ellenbogen leicht gebeugt
  in Verlängerung des Armes stemmen
b linke Hand in den Nacken legen
  Ellenbogen kräftig zur Seite rausschieben

  linkes Bein gestreckt abheben und lang nach
  hinten rausschieben
  o den Rücken lang ziehen

Beachte

a Arm, Rücken und Bein sollen eine Linie bilden
b Fuß ist hochgezogen
  o Ferse schiebt
c keine Seitneigung oder Rotation zulassen

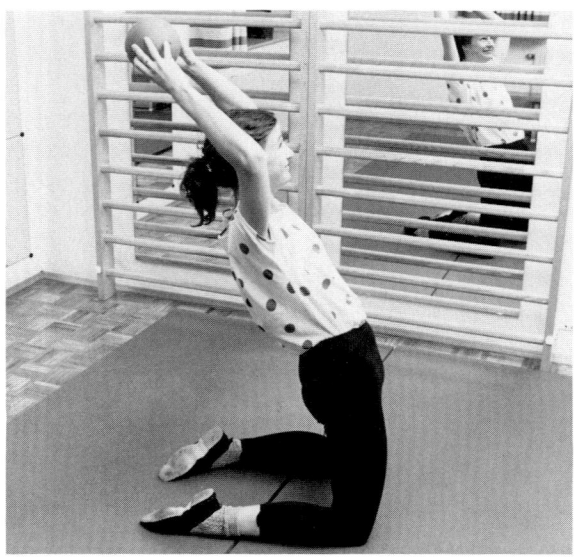

1. Ballwechsel

Aspekt

Kraftschulung der Bauchmuskulatur

AS

zwei Partner liegen sich gegenüber
P_1 hat einen Gymnastikball in den Händer

Übung

Grundspannung einnehmen
a langsam den Kopf und den Schultergürtel aufrichten
P_1 wirft den Ball zu P_2
P_2 fängt den Ball
beide rollen langsam zurück
wieder aufrichten
P_2 wirft den Ball zu P_1 zurück

Variation

beide Partner haben einen Ball und werfen ihn sich
gleichzeitig zu
gleichzeitig fangen

b P_1 hat den Gymnastikball zwischen der Füßen
eingeklemmt
beide heben die gebeugten Beine ab
Ballübernahme mit den Füßen
Beine absetzen
P_2 gibt den Ball genauso zurück

2. Ball-Stemmen

Aspekte

Kraftschulung der Bauchmuskulatur
Stabilisierung des LBH-Bereiches

AS

zwei Partner liegen sich gegenüber
P_1 hat einen Gymnastikball zwischen den Knier eingeklemmt

Übung

Grundspannung einnehmen
P_2 versucht, den Ball mit dem Fuß wegzustemmen
P_1 läßt es nicht zu
Beinwechsel
Aufgabenwechsel

Erschwernis

P_1 hebt dabei den Po ab, wie bei der ‹Verlängerten
Brücke», S. 214

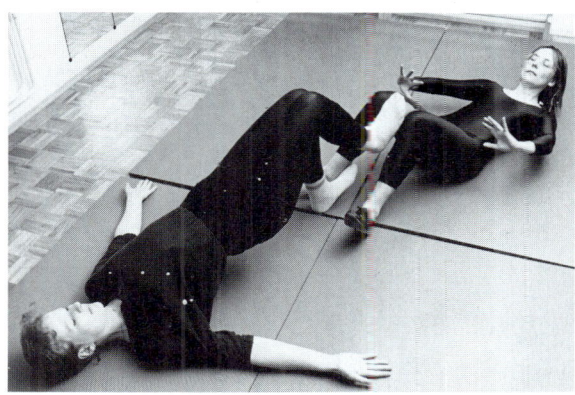

3. Zweikampf

Aspekt

Kraftschulung der Bauchmuskulatur

AS

zwei Partner liegen Kopf an Kopf
sie halten gemeinsam über den Köpfen einen Gymnastikball

Übung

Grundspannung einnehmen
jeder versucht, den Ball in Richtung des eigenen Bauches zu ziehen

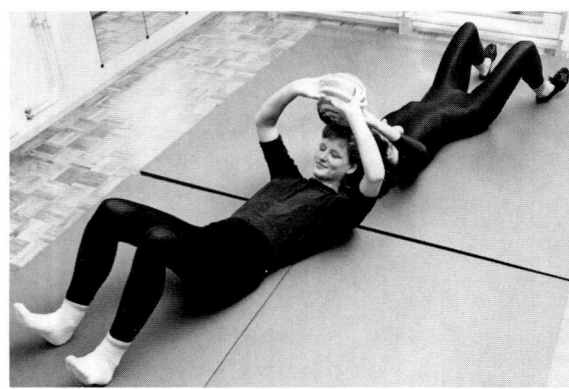

4. Doppelte Brücke

Aspekt

Stabilisierung des LBH-Bereiches

AS

zwei Partner liegen nebeneinander
o die Füße von P_1 liegen neben dem Kopf von P_2
P_1 hält in der äußeren Hand einen Gymnastikball

Übung

beide bauen eine Brücke
o «Brücke-Bauen», S. 214
P_1 gibt dem Ball einen Stups
o er soll unter den beiden Hintern herrollen
P_2 greift den Ball mit der äußeren Hand
o er rollt den Ball genauso zurück

Erschwernis

«Brücke-Verlängern»

> **Ausgangsstellung: Päckchensitz/Schrittstellung mit Rumpfverlagerung**
>
> 1. Verfolgung
> 2. Ball-Übergabe
> 3. Ball-Drücken

Erschwernis für alle Übungen aus dem Päckchensitz

Po hebt von den Fersen ab
Gewicht nach vorn, in Verlängerung der Längsachse des Rumpfes verlagern
o bis zu dem Punkt, wo man fast umkippt
o siehe «Skispringer», S. 221

Aspekt

Kraftschulung der Rückenmuskulatur

1. Verfolgung

AS

zwei Partner sitzen sich im Päckchensitz gegenüber
jeder hat einen Gymnastikball in der linken Hand

Übung

den Rücken aufspannen
o gut strecken
beide Arme gestreckt etwas anheben
den linken Arm über die Seite nach vorn führen
die Bälle bzw. Arme kreisen umeinander
o links herum/rechts herum
Arm über die Seite zurückführen
Ballübergabe an die rechte Hand hinter dem Rücken
Wiederholung mit rechtem Arm

Motivation

«Die Bälle verfolgen sich.»

2. Ball-Übergabe

AS

zwei Partner sitzen sich im Päckchensitz gegenüber
P₁ hat einen Gymnastikball in der rechten Hand

Übung

Rücken aufspannen
P₁ und P₂ führen beide Arme gestreckt, über die
Seite nach vorn
P₁ übergibt P₂ den Ball
Arme zurückführen
Ballübergabe hinter dem Rücken
Arme wieder nach vorn führen
P₂ übergibt P₁ den Ball
usw.

3. Ball-Drücken

AS

zwei Partner sitzen sich im Päckchensitz gegenüber
jeder hat einen Gymnastikball in der rechten Hand

Übung

Rücken aufspannen
a die rechten Arme gestreckt nach vorn, über die
Seite führen
beide Bälle gegeneinanderdrücken
o die Arme schieben in Verlängerung der
Rumpflängsachse
langsam Druck nachlassen
Arme zurückführen
Ballübergabe hinter dem Rücken
Wiederholung mit dem linken Arm
b beide Hände am Ball
Arme beugen
den Ball hinter den Kopf ziehen
Ellenbogen aufspannen
halten
nach vorn strecken
Bälle zusammendrücken
hinter den Kopf ziehen
usw.

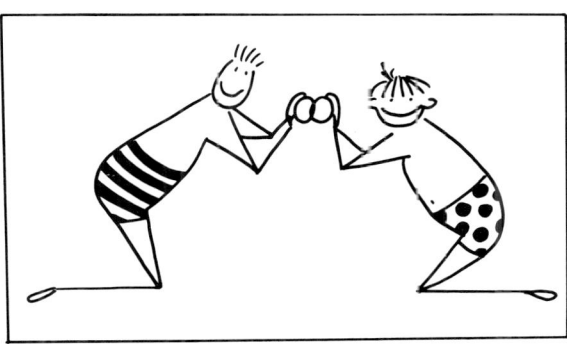

Variation zu 1–3
in Schrittstellung mit Rumpfverlagerung ausführen

Ausgangsstellung: Vierfüßlerstand
1. Ball-Wegziehen und -Tippen
2. Verfolgung (S. 236)

1. Ball-Wegziehen und -Tippen

Aspekte

Kraftschulung der Rückenmuskulatur
Verbesserung des Gleichgewichtes

AS

zwei Partner stehen sich gegenüber
P_1 hat einen Gymnastikball vor sich liegen

Übung

a beide strecken das rechte Bein nach hinten weg
  o Zehen sind aufgestellt
  das Bein nach hinten wegschieben, bis der Po auf der Ferse sitzt
  o Ferse des hinteren Beines zieht in Richtung Boden
  o gute Beinspannung
  P_1 greift den Ball mit der linken Hand
  linken Arm nach vorn abheben
  o Ellenbogen leicht gebeugt
  P_1 streckt seinem Partner den Ball entgegen
  P_2 übernimmt ihn mit der linken Hand
a₁ normale Übergabe
a₂ P_1 hält den Ball fest
  P_2 versucht, ihn wegzuziehen
  o Ellenbogen zieht dabei zur Seite
  P_1 gibt nach einiger Zeit nach

Motivation

«Kräftig ziehen! Wer ist der Stärkere?»

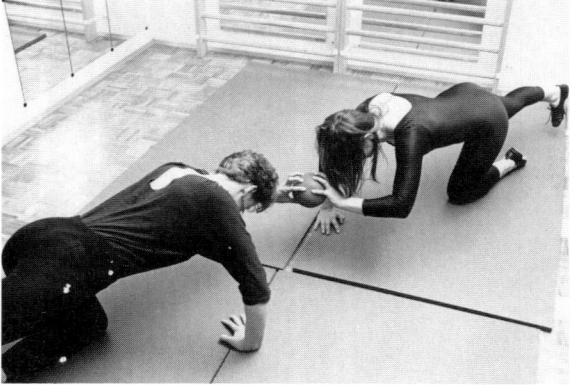

b jeder hat einen Gymnastikball
  o die gleichseitige Hand hält den Ball
  beide Tippen mit dem Ball an ihr eigenes, entgegengesetztes Knie
  o das Knie ist dabei abgehoben und unter den Bauch gezogen
  Bein wieder abstellen
  den Arm nach vorn strecken
  die Bälle gegeneinanderdrücken
  o in Verlängerung der Rumpflängsachse schieben
  wiederholen
  Seitenwechsel

Erschwernis für a und b

beim Strecken zusätzlich das entgegengesetzte Bein abheben

2. Verfolgung

Übung
Siehe S. 236

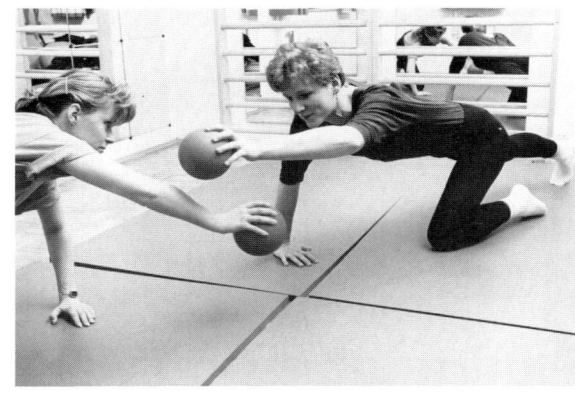

Aspekt

Kraftschulung der Bauchmuskulatur

1. Grätschball

AS

Kreisformation
ein Gruppenmitglied hat einen Gymnastikball in den Händen

Übung

Grundspannung einnehmen
Beine abheben und gegrätscht in der Luft halten
Ballbesitzer kommt mit dem Kopf und Schulter-gürtel hoch
er nimmt Blickkontakt auf
er wirft dem ‹Auserwählten› den Ball durch die gegrätschten Beine zu
der ‹Auserwählte› fängt den Ball zwischen den gegrätschten Beinen

2. «Nachbar – aufgepaßt!»

AS

Kreisformation
o großer Kreis
jeder zweite hat einen Ball

Übung

Grundspannung einnehmen
a jeder richtet sich schräg etwas auf
   jeweils zwei Gruppenmitglieder kommen sich dabei entgegen
   die Ballbesitzer werfen den Partnern ihren Ball zu
   o im Uhrzeigersinn werfen
   schräg abrollen
   zur anderen Seite schräg aufrichten
   usw.
b Ballbesitzer:
   rechtes Bein abheben
   Oberkörper schräg aufrichten
   unter dem Bein den Ball zum rechten Nachbarn werfen
   rechter Nachbar fängt den Ball und wirft ihr genauso weiter
   nach einer Runde Richtungswechsel
   o linkes Bein abheben

Aspekt der Übungen 1–4

Kraftschulung der Rückenmuskulatur

1. Handball mit Bauchlandung

AS

Kreisformation
P$_1$ hat einen Gymnastikball vor sich liegen

Übung

Grundspannung einnehmen
P$_1$ nimmt Blickkontakt auf
o er stößt dem Partner den Ball mit beiden Händen
   zu
o wieder Grundspannung einnehmen
neuer Ballbesitzer nimmt Blickkontakt auf
rascher Ballwechsel

Beachte

Körperspannung nicht verlieren

Erschwernis

immer mehr Bälle ins Spiel bringen

Erleichterung

Arme vorn ablegen

2. Fließband

AS

Kreisformation
o großer Kreis
zwei Gruppenmitglieder haben einen Ball

Übung

im Uhrzeigersinn die Bälle weiterrollen
Körper gut durchgespannt

Erschwernis

a immer mehr Bälle ins Spiel bringen
b häufiger Richtungswechsel

Motivation

«Die Bälle rollen wie auf einem Fließband an uns
vorbei.
Den Bewegungsablauf nicht unterbrechen, sonst
bleibt das Band stehen.»

3. Ball-Runde

AS

Kreisformation
o enger Kreis
jeder hat einen Gymnastikball vor dem Kopf
Arme liegen gestreckt zur Kreismitte

Übung

gesamten Körper gut durchspannen
den Ball greifen
Arme abheben
den Oberkörper und die Arme, parallel zum Boden,
nach rechts führen
den Ball zum rechten Nachbarn legen
Oberkörper und Arme nach links führen
Ball vom linken Nachbarn nehmen und nach rechts
weitergeben
wiederholen, bis jeder seinen Ball wieder hat
Richtungswechsel

4. Weintraube

AS

Kreisformation
o ganz enger Kreis
jeder hält einen Gymnastikball mit beiden Händen
Arme gestreckt zur Kreismitte

Übung

Beine und Rücken durchspannen
alle Bälle kräftig zusammendrücken
versuchen, die zusammengedrückten Bälle
gemeinsam abzuheben
halten
langsam ablegen

Motivation

«Wir bilden eine große Weintraube.»

Ausgangsstellung: Kniestand
1. Torbögen
2. Ball-Kreis

---

1. Torbögen

Aspekte

Flankendehnung
Schulung der Seitneigung der Wirbelsäule

AS

Kreisformation
jeder zweite hat einen Ball in der linken Hand

Übung

linken Arm gestreckt über die Seite hochführen
rechter Arm stützt in der Taille
Seitneigung des Rumpfes nach rechts
rechter Nachbar:
linke Hand stützt in der Taille
rechten Arm gestreckt über die Seite hochführen
Seitneigung nach links
er übernimmt den Ball
aufrichten
Ball in die linke Hand nehmen
usw.
Richtungswechsel

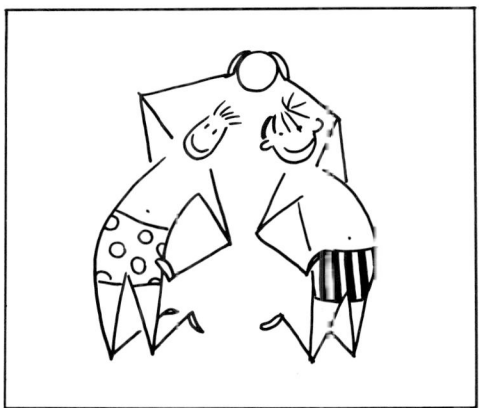

Erschwernis

beide Hände am Ball
Ballübergabe in Seitneigung

2. Ball-Kreis

Aspekte

Kraftschulung der Bauchmuskulatur
Kraftschulung des M. quadrizeps femoris
Verbesserung der Hüftstreckung

AS

Kreisformation
Arme seitlich halten
o in Schulterhöhe
jeder hält, gemeinsam mit seinen beiden Nachbarn,
pro Seite einen Ball
o geschlossener Kreis

Übung

alle senken den gestreckten Rücken gleichzeitig,
nach hinten ab
halten
gemeinsam langsam zurück

Beachte

a Ballkontakt nicht verlieren
b kein Hohlkreuz

Sandsäckchen

Gerät

Verschieden große und verschieden schwere
Sandsäckchen einsetzen. Von Gruppe zu
Gruppe neu entscheiden, welche Sandsäckchen
man verwenden sollte.
Folgende Übungen mit dem Gymnastikball sind
auch für Übungen mit dem Sandsäckchen ge-
eignet:
«Maikäfer» (S. 213)
«Achtertouren» (S. 233)

Ausgangsstellungen

Rückenlage
Vierfüßlerstand

Ausgangsstellung: Rückenlage

1. Sandsäckchen-Verteilung
2. Knall
3. Lokomotive
4. Plumpsack
5. Brückentransport

Aspekt der Übungen 1–4

Kraftschulung der Bauchmuskulatur

---

1. Sandsäckchen-Verteilung

AS

neben jeder Hüfte liegen zwei Sandsäckchen

Übung

Grundspannung einnehmen:

a rechte Hand greift sich ein Säckchen von der
rechten Seite
beide Hände schieben es zusammen am linken
Oberschenkel entlang Richtung Knie
auf dem Knie ablegen
ohne Säckchen zurückrollen
linke Hand holt von der linken Seite ein
Säckchen
am rechten Oberschenkel hochschieben
usw., bis auf jedem Knie jeweils zwei Säckchen
liegen
Säckchen genauso zurücktransportieren

Luftballon

Viele der Übungen mit dem Gymnastikball sind
auch gut mit dem Luftballon auszuführen.
Die Gruppenmitglieder führen die Übungen mit
dem Ballon vorsichtiger bzw. langsamer aus, da
der Luftballon leicht platzen kann. Die Übungen
haben dadurch ebenfalls kräftigende Wirkung
und bekommen durch die ‹Widerspenstigkeit›
des Gerätes (z.B. beim Werfen) zusätzlich einen
heiteren Charakter.

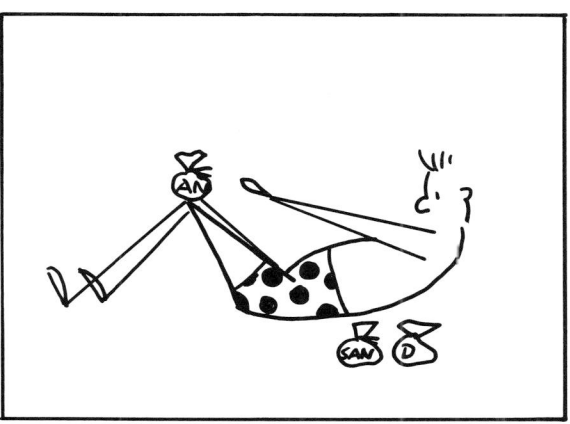

Erschwernis

eine Hand schiebt das Säckchen
andere Hand in den Nacken legen
o Ellenbogen gut aufspannen

b linkes Bein abheben
Säckchen bis zum Unterschenkel schieben und
liegen lassen
abrollen und Bein gespannt in der Luft halten
aufrichten
Säckchen zurückholen und links ablegen
wiederholen, bis alle Säckchen links liegen
Rücktransport nach rechts

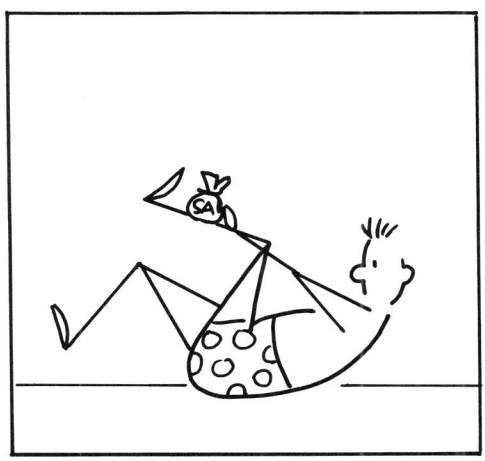

Variation

bevor man das Säckchen zurückholt, das Bein mit
dem Säckchen beliebig oft beugen/strecken/beugen

c jede Hand greift ein Säckchen
beide Hände schieben gleichzeitig die Säckchen
an den Oberschenkel entlang Richtung Knie
auf jedem Knie ein Säckchen ablegen
wiederholen
genauso zurücktransportieren

Variation

beide Beine gebeugt abheben

2. Knall

Übung

jede Hand hält ein Sandsäckchen
Grundspannung einnehmen
linkes Bein gebeugt abheben, ohne an Spannung zu
verlieren
Kopf und Schultergürtel abheben
die Sandsäckchen unter dem Knie zusammenschlagen, so daß es knallt
Bein abstellen
gestreckte Arme über die Seite nach hinten führen
Sandsäckchen hinter dem Kopf zusammenschlagen,
so daß es knallt
zurück in Grundspannung
Säckchen unter dem rechten Knie knallen lassen

Beachte

möglichst rhythmisch ausführen

Variation

Oberkörper schräg aufrichten
die Säckchen außen, neben dem Knie zusammenschlagen

3. Lokomotive

Übung

jede Hand hält ein Sandsäckchen
Grundspannung einnehmen
auf jeden Fußrücken oder Unterschenkel ein
Sandsäckchen legen
gleichzeitig ein Bein beugen, das andere Bein
strecken
o im stetigen Wechsel ausführen
o Säckchen nicht verlieren
Säckchen runternehmen
Beine abstellen

Variationen

a die Arme zusätzlich diagonal hoch-runterführen
b die Sandsäckchen im stetigen Wechsel auflegen
und abnehmen

4. Plumpsack

Zusätzlicher Aspekt

Verbesserung der Seitneigung

AS

neben jeder Hüfte liegen zwei Sandsäckchen

Übung

Grundspannung einnehmen
rechte Hand holt von rechts ein Säckchen
beide Hände greifen es
mit dem Oberkörper nach links schräg hochkommen
o Kopf und Schultergürtel abheben
in der erreichten Position die Arme strecken
o das Säckchen fallen lassen
langsam zurückrollen
dasselbe nach rechts
beidseitig wiederholen

Seitneigung links/rechts im Wechsel
die Säckchen zurückholen und neben den Hüften
ablegen

5. Brückentransport

Aspekte

Kraftschulung der Hüftstrecker
Stabilisierung des LBH-Bereiches

AS

neben der rechten Hüfte liegen vier Sandsäckchen

Übung

«Brücke bauen», S. 214
rechte Hand greift ein Säckchen
Sandsäckchen abwechselnd unter dem Po – über
dem Bauch – unter dem Po an die andere Hand
übergeben
o linke Hand legt es dann auf dem Bauch ab
wiederholen, bis alle Säckchen auf dem Bauch
liegen
rechte Hand nimmt ein Säckchen
auf demselben Weg zurücktransportieren
wenn alle Säckchen unten liegen:
o Wirbelsäule Wirbel für Wirbel abrollen
o Po zum Schluß ablegen
wiederholen
Richtungswechsel

Beachte

immer wieder die Pospannung bzw. die
Brückenstellung kontrollieren
ist es zu schwierig, die Position während der ganzen
Übung zu halten, zwischendurch die Wirbelsäule
abrollen und entspannen

Motivation

«Wir transportieren Expreßgut. Also: Nicht zu häufig
Pausen einlegen.»
«Unsere Ware ist zerbrechlich! Also: Schön abrollen
und nicht runterplumpsen!»

Variation

Säckchenübergabe
o unter dem Po – hinter dem Kopf – unter dem Po
  – hinter dem Kopf
Säckchen auf den Bauch legen

Tip

als Gruppenübung
Kreisformation
das Säckchen nach der Rumpfumkreisung an den
Nachbarn weitergeben

Ausgangsstellung: Vierfüßlerstand

Wasserwaage

Aspekte

Verbesserung des Körpergefühls
Mobilisation der LWS

AS

auf der LWS liegt ein großes Sandsäckchen

Übung

jeder kyphosiert und lordosiert im fließenden
Wechsel die LWS
dann versucht jeder für sich, die ausgewogenste
Stellung der LWS herauszufinden

Therapeut

korrigiert und gibt Tips

Beachte

Bewegungen langsam ausführen

Partnerübungen

Ausgangsstellungen
Rückenlage
Vierfüßlerstand
Päckchensitz – Kniestand
Grätschsitz

Ausgangsstellung: Rückenlage

1. Tandem (S. 222)
2. Schiebung
3. Zuwerfen
4. Jongleur

Aspekte der Übungen 1–4

Kraftschulung der Bauchmuskulatur
Reaktionsschulung

2. Schiebung

AS

zwei Partner liegen Füße an Füße
zwischen jedem gemeinsamen Fußpaar befindet
sich ein Sandsäckchen

Übung

Grundspannung einnehmen
Beine abheben
ein Bein beugen, das andere Bein strecken
o beim Strecken kräftig stemmen
o beim Beugen kräftig gegenhalten
die Fußsohlen fest zusammendrücken, damit die
Säckchen nicht runterfallen

3. Zuwerfen

AS

zwei Partner liegen sich mit etwas Abstand gegenüber
jeder hat zwei Sandsäckchen

Übung

Grundspannung einnehmen
Oberkörper etwas aufrichten
die Partner werfen sich mit den Händen:

a abwechselnd ein Säckchen zu
b abwechselnd zwei Säckchen zu
c gleichzeitig ein Säckchen zu
d gleichzeitig zwei Säckchen zu
e Säckchen auf Fußrücken legen
Bein abheben
e$_1$ der Partner fängt das Säckchen
e$_2$ Säckchen auf den Bauch des Partners werfen

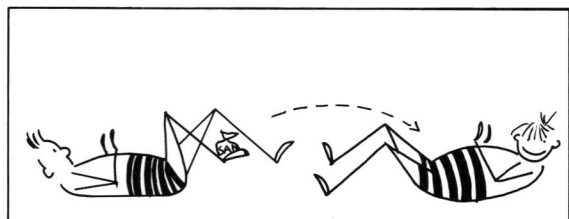

4. Jongleur

AS

P$_1$ sitzt im Grätschsitz
  ○ Füße hochziehen
  ○ Knie etwas anbeugen
  ○ Fersen in Gedanken Richtung Po ziehen
  ○ Rücken aufrichten
  er hat ein Sandsäckchen in der linken Hand
P$_2$ Rückenlage
Blick zu P$_1$
er hat in jeder Hand ein Sandsäckchen

Übung

P$_2$ Grundspannung einnehmen
linke Hand wirft das Säckchen zu P$_1$
rechte Hand wirft das Säckchen zur eigenen
linken Hand
P$_1$ fängt mit rechts
wirft sein anderes Säckchen zu P$_2$
gefangenes Säckchen in die linke Hand übergeben
P$_2$ fängt mit rechts
usw.
fließender Bewegungsablauf, im Uhrzeigersinn
Richtungswechsel

Beachte

immer wieder die Ausgangsstellungen bzw. die
Grundspannung kontrollieren bzw. korrigieren

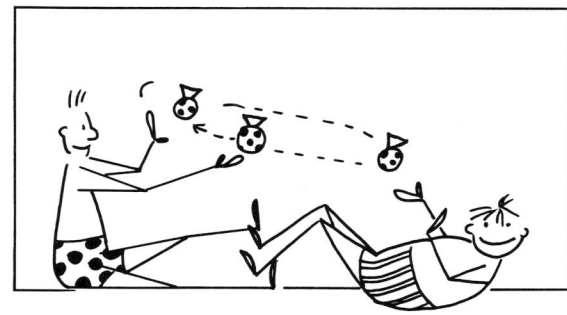

Aspekte

Kraftschulung der Rückenmuskulatur
Reaktionsschulung

1. Säckchen-Austausch

AS

zwei Partner stehen sich gegenüber
jeder hat ein Sandsäckchen vor sich liegen

Übung

rechte Hand greift das Säckchen
rechten Arm nach vorn abheben
linkes Bein nach hinten wegstrecken
o Arm und Bein in Verlängerung der Rumpflängsachse lang rausschieben
Säckchen fallen lassen
in Vierfüßlerstand zurück
linke Hand greift das Säckchen des Partners
linken Arm abheben

2. Luftpost

AS

zwei Partner stehen sich gegenüber
o ungefähr eine Armlänge entfernt
P_1 hat auf seinem rechten Handrücken ein Säckchen liegen

Übung

beide Partner heben den rechten Arm gestreckt
nach vorn ab
o bis Rumpfhöhe
linkes Bein nach hinten wegstrecken
o Arm und Bein in Verlängerung der Rumpflängsachse lang rausschieben
die Hände parallel, auf einer Höhe halten
P_1 gibt Kommando
o «1-2-hep!»
auf «hep» versucht er, das Säckchen auf den Handrücken von P_2 zu werfen
o nur kleine Armbewegung ausführen

P_2 versucht, mit dem Handrücken aufzufangen
er wirft das Säckchen genauso zurück
zurück in Vierfüßlerstand
Arm- und Beinwechsel

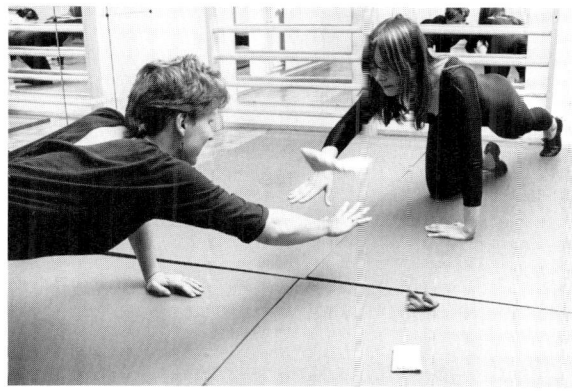

Erschwernisse

a mit kleineren Säckchen werfen
b beide Partner haben ein Säckchen
   gleichzeitig werfen bzw. fangen

Beachte

a immer wieder Rücken- und Bauchspannung
   kontrollieren
b keine Rotation ausführen; deshalb keine großen
   Armbewegungen

Variation

jeder hat ein Sandsäckchen auf dem linken Handrücken liegen
beide Partner strecken ihren linken Arm und ihr
rechtes Bein in Verlängerung des Rumpfes weg
die linken Hände parallel halten
linke Hand kurz wegziehen und ganz rasch das eigene Säckchen greifen
kurz hochwerfen und mit eigenem Handrücken
auffangen
die Armhaltung bleibt dabei fast unverändert
o Unterarm in Pronation
4 × wiederholen, bis das Säckchen wieder auf
dem Handrücken liegt, dann:
a dem Partner auf die stützende rechte Hand
   werfen
b auf Kommando versuchen, dem Partner sein
   Säckchen auf den linken Handrücken zu werfen

Waage

Aspekte

Kraftschulung der Rückenmuskulatur
Gleichgewichtsschulung

AS

zwei Partner sitzen sich im Päckchensitz gegenüber
P_1 hat mehrere Säckchen vor sich liegen

Übung

beide kommen zum Kniestand mit abgesenktem
Oberkörper hoch
P_2 führt den rechten Arm gestreckt über die Seite
nach vorn
○ dort in Verlängerung des Rückens halten
anderen Arm in Grundspannung halten
P_1 stützt sich eventuell mit einer Hand ab
er legt P_2 so viele Sandsäckchen auf den rechten
Handrücken, wie P_2 problemlos halten kann
Säckchen wieder runternehmen
beide gehen in den Päckchensitz zurück
Aufgabenwechsel

Erschwernisse

P_1 führt beide Arme nach vorn
P_2 legt auf beide Handrücken Sandsäckchen
b ein Bein nach hinten wegstrecken
○ Zehen halten Bodenkontakt
c Kombination von a und b

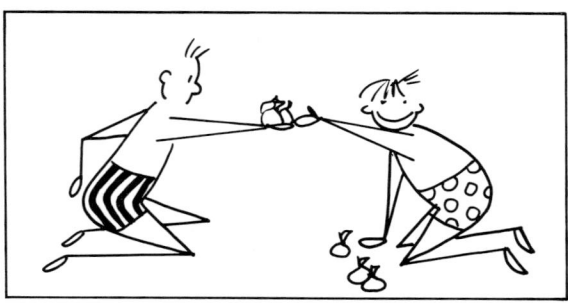

Variation

im Vierfüßlerstand ausführen

1. Säckchenzug

Aspekte

Kraftschulung der Rückenmuskulatur
Dehnung des M. pectoralis major

AS

zwei Partner sitzen Rücken an Rücken im Grätsch-
sitz
○ Po an Po
jeder hat in der rechten Hand ein Sandsäckchen
Füße hochziehen
Knie etwas beugen
Fersen ziehen in Gedanken Richtung Po
Rücken aufrichten

Übung

Arme gestreckt seitlich hochführen
○ in Schulterhöhe halten
gemeinsam pro Seite ein Sandsäckchen halten
P_1 zieht nach oben
a_1 P_2 hält gegen, läßt den Zug nicht zu
die Arme sind dabei etwas gebeugt
Rücken kräftig durchspannen
○ die Rücken von P_1 und P_2 trennen sich

Motivation

«Gleichstark ziehen und halten. Wie eine
ausgewogene Waage.»

a_2 P_2 gibt dem Zug von P_1 langsam nach

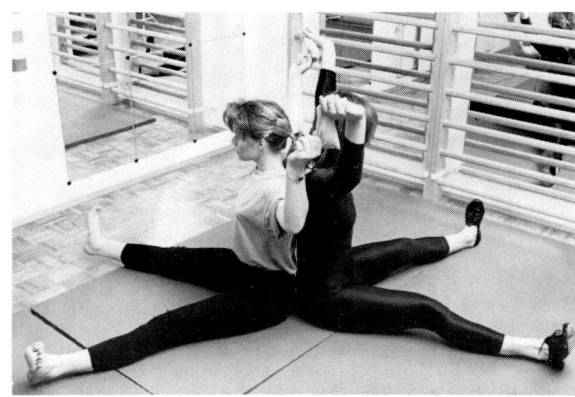

Beachte

kein Hohlkreuz
kein Rundrücken
der Partner der nach unten zieht, muß sich der
Kraft des anderen anpassen

b auf einer Seite vermindern P$_1$ und P$_2$ abwechselnd den Zug, so daß es zu einer Auf- und
Abbewegung der Arme kommt
umgreifen und wiederholen

Beachte

Rücken gestreckt lassen
o keine Seitneigung ausführen

2. Säckchen-Übergabe

Aspekte

Verbesserung der Wirbelsäulenaufrichtung
Mobilisation der Wirbelsäule

AS

zwei Partner sitzen Rücken an Rücken im Grätschsitz
o Po an Po
P$_1$ hat ein Säckchen in Händen

Übung

beide führen ihre Arme gestreckt über vorn nach
oben
Rücken aufrichten
Säckchen oben an P$_2$ übergeben
beide rollen sich langsam etwas ein
o entspannen
wieder aufrichten
usw.

Variation

Säckchen nicht sofort loslassen, sondern etwas festhalten
Partner versucht, das Säckchen wegzuziehen

Die ganze Gruppe

Ausgangsstellungen

Rückenlage
Vierfüßlerstand

Ausgangsstellung: Rückenlage

1. Tunnelstrecke
2. Geben und Nehmen
3. Säckchen-Runde

---

1. Tunnelstrecke

siehe «Brückentransport, S. 244

Motivation

«Alle Brücken bilden gemeinsam einen langen
Tunnel.»

Variation

ein Gruppenmitglied steht
er/sie hat den Ball in einer Hand
er/sie versucht, den Ball wie eine Bowling-Kugel mit
viel Schwung durch den Tunnel zu rollen

2. Geben und nehmen

Aspekte

Schulung der En-Bloc-Drehung
Schulung des Aufrichtens über die Seite

AS

Kreisformation
jeder zweite hat ein Sandsäckchen

Übung

jeweils zwei Partner, die nebeneinander liegen,
drehen sich en-bloc zueinander
o auf die Seite drehen
Säckchenübergabe mit der oberen Hand
en-bloc zum anderen Nachbarn drehen
Säckchenübergabe

Variation

En-Bloc-Drehung einleiten
in Unterarmstütz gehen
Säckchenübergabe

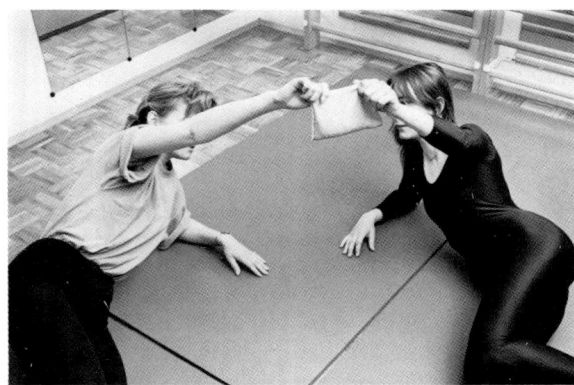

3. Säckchen-Runde

Aspekt

Kraftschulung der Bauchmuskulatur

AS

Kreisformation
jeder hat ein Sandsäckchen in der rechten Hand

Übung

a Grundspannung einnehmen
Oberkörper nach rechts etwas aufrichten
o schräg hochkommen
das Säckchen neben den rechten Nachbarn
werfen
zurückrollen
nach links schräg aufrichten
das dort liegende Säckchen greifen
zurückrollen
nach rechts schräg aufrichten
usw.

Variationen

a jeder zweite hat ein Sandsäckchen
a₁ dem rechten Nachbarn das Sandsäckchen zuwerfen
o der Nachbar versucht, das Sandsäckchen zu
fangen
a₂ dem rechten Nachbarn das Säckchen unter dem
rechten Knie zuwerfen
o rechtes Bein abheben
b ein Gruppenmitglied hat ein Sandsäckchen
alle kommen gerade hoch
o Oberkörper etwas aufrichten
Säckchenbesitzer nimmt Blickkontakt auf
dem ‹Auserwählten› das Säckchen zuwerfen

Ausgangsstellung: Vierfüßlerstand

1. «Komm! Hol es Dir!»
2. Anreichen
3. «Säckchen, wechsel dich!»
4. Bummelzug

Aspekte

Kraftschulung und Dehnung der Rückenmuskulatur
Mobilisation der Wirbelsäule
Gleichgewichtsschulung

1. «Komm! Hol es Dir!»

AS

Kreisformation
o mit ungefähr $\frac{1}{2}$ Meter Abstand hintereinander
  stehen
jeder zweite hat ein Sandsäckchen

Übung

die Sandsäckchenbesitzer geben ihr Sandsäckchen
zwischen den Knien nach hinten durch
o Rücken einrollen
der Hintermann/die Hinterfrau ergreift das Sandsäckchen
o Rücken strecken
beide setzen die linke und rechte Hand im Wechsel
ein

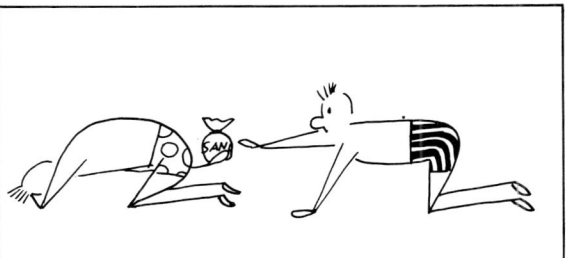

2. Anreichen

AS

Kreisformation
o hintereinander aufstellen
o etwas mehr als eine Beinlänge Entfernung
jeder zweite hat zwei Sandsäckchen

Übung

ein Sandsäckchen greifen
o linke und rechte Hand im Wechsel
beide Säckchen nacheinander nach hinten geben:
o zwischen den Knien durch
o Wirbelsäule einrollen
o die Säckchen auf die entgegengesetzte Fußsohle
  legen
Beine nacheinander nach hinten wegstrecken
Bein lang rausschieben, etwas abheben und dem
Hintermann/der Hinterfrau das Säckchen ‹anreichen›
der Hintermann/der Hinterfrau führt den gleichseitigen Arm nach vorn hoch, schiebt ihn lang raus und
greift das Säckchen
o Wirbelsäule strecken
nun gibt er/sie das Säckchen nach hinten weiter

3. «Säckchen, wechsel dich!»

AS

vier Partner stehen im Vierfüßlerstand im Karree
o Blick zur Mitte
P$_1$ und P$_3$ haben ein Sandsäckchen

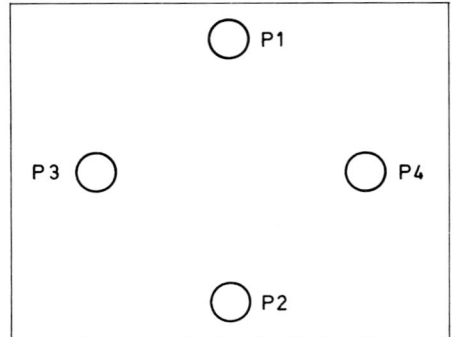

Übung

P$_1$ und P$_2$ strecken sich den rechten Arm entgegen
P$_2$ greift das Säckchen
a übernehmen
b gegen Widerstand wegziehen

Vierfüßlerstand einnehmen
nun übergeben P$_3$ und P$_4$ ihr Säckchen auf demselben Wege
P$_2$ gibt, wie beschrieben, mit der linken Hand das Säckchen an P$_1$ zurück
P$_3$ und P$_4$ tun dasselbe

Variation

die beiden Paare übergeben gleichzeitig ihr Säckchen
o die Arme kreuzen sich

Erschwernis

das entgegengesetzte Bein nach hinten wegstrecken
a Zehen halten Bodenkontakt
b abheben

Tip

Partner innerhalb der Kleingruppe oder der ganzen Gruppe austauschen

4. Bummelzug

AS

Kreisformation
Blick in Gehrichtung
o dicht hintereinander
jeder hat ein oder mehrere Sandsäckchen auf der LWS liegen

Übung

die Hände fassen das Becken des Vordermannes/ der Vorderfrau
o Wirbelsäule parallel zum Boden halten
gemeinsam im Kreis gehen
o Säckchen sollen nicht runterfallen

Beachte

kein Hohlkreuz

Tip

die Übung auf einer großen Mattenfläche ausführen, da knieschonender

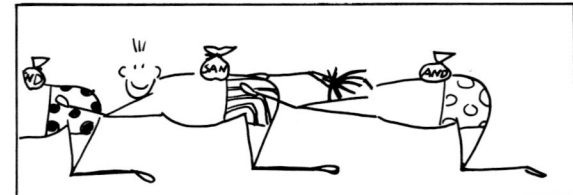

Pezziball

Jeder für sich – doch nicht allein

Ausgangsstellungen

Rückenlage

Bauchlage auf dem Pezziball

Päckchensitz / Kniestand mit abgesenktem Oberkörper

Sitz auf dem Pezziball

Ausgangsstellung: Rückenlage

1. Presse
2. Ballschaukel
3. Werfen und Fangen
4. Ballerina

Aspekt der Übungen 1–3

Kraftschulung der Bauchmuskulatur

1. Presse

AS

Ball zwischen den Füßen

Übung

Grundspannung einnehmen

Oberkörper gerade aufrichten

Füße halten Bodenkontakt

beide Hände an den Ball legen

Ellenbogen etwas gebeugt

versuchen, den Ball wegzudrücken

o konstanter, lang anhaltender Druck

o die Beine halten den Ball fest

Variationen

a Beine abheben

b versuchen, den Ball:

　o wegzuziehen

　o wegzuboxen

c nur eine Hand stemmt gegen den Ball den anderen Arm in Grundspannung halten

2. Ballschaukel

Zusätzliche Aspekte

Mobilisation der Wirbelsäule

Koordinationsschulung

Übung

Ball zwischen den Füßen

Grundspannung einnehmen

Teil 1

halbe Rückwärtsrolle

o Ball tippt hinter dem Kopf auf den Boden

langsam, mit Ball, zurückrollen

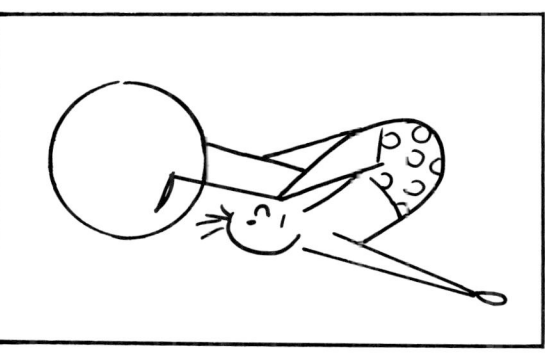

Teil 2

Oberkörper hochrollen

beide Hände greifen den Ball

abrollen

o Füße bleiben stehen

mit dem Ball hinter dem Kopf auftippen

Arme wieder nach vorn

Oberkörper hochrollen

Ball an Füße zurückgeben

zurück in Grundspannung

Wiederholung ab Teil 1

Variation

als Gruppenübung

Kreisformation

o Füße mit etwas Abstand hinter dem Kopf des Vordermannes/der Vorderfrau

o jeder hält zwischen seinen Füßen einen Pezziball

alle gleichzeitig halbe Rückwärtsrolle ausführen

den Ball hinten liegen lassen

Beine zurückführen

den dort liegenden Ball mit den Füßen greifen

3. Werfen und Fangen

Zusätzlicher Aspekt

Reaktionverbesserung

AS

beide Hände fassen einen Pezziball

Übung

Beine abheben
o fast senkrecht in die Luft strecken
o Knie leicht gebeugt
den Ball hochwerfen
die Füße fangen ihn
Füße lassen den Ball fallen
Hände fangen ihn
usw.

Variation

die Füße werfen den Ball hoch

Motivation

«Na? Wie oft schafft es jeder?»

4. Ballerina

Aspekte

Kraftschulung der Hüftstrecker
Stabilisierung des LBH-Bereiches
Gleichgewichtsverbesserung

Übung

Unterschenkel auf den Ball legen
a Füße hochziehen
　　Knie strecken
　　Unterschenkel auf den Ball drücken
　　Po abheben
　　Wirbelsäule Wirbel für Wirbel hochrollen
　　Hüften strecken
　　Arme liegen in leichter Abduction
　　o Handrücken nach unten
　　Arme drücken in den Boden
　　gesamten Rumpf gut durchspannen

Erschwernisse

a_1 einen Arm senkrecht abheben
a_2 beide Arme senkrecht abheben

b zusätzlich zu a
　　linkes Bein gestreckt abheben
　　rechtes Bein drückt weiterhin in den Ball
　　linkes Bein beugen
　　linke Ferse oder Fußspitze tippt auf das rechte Knie
　　Bein wieder strecken und ablegen
　　Beinwechsel
　　Wirbelsäule langsam, Wirbel für Wirbel, abrollen
　　entspannen

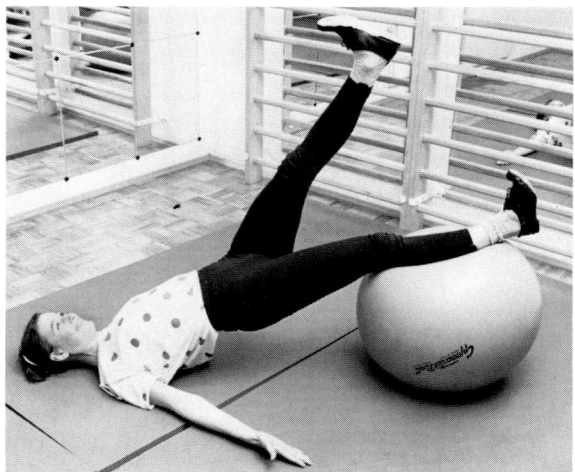

1. Flitzebogen

Aspekte

Dehnung der Rückenmuskulatur
Entspannung der Rückenmuskulatur

AS

entspannt über dem Ball hängen

Übung

Kinn, Ellenbogen, Oberschenkel und Knie in den
Ball drücken
o ohne daß der Ball sich bewegt
o konstanter, lang anhaltender Druck
den Rücken aufdehnen

Beachte

die Druckstärke so wählen, daß es noch angenehm
ist

Variation

etwas schwächer drücken
tief in den Rücken einatmen

2. Drachenflug

Aspekte

Kraftschulung der Rückenmuskulatur
Gleichgewichtsverbesserung

Übung

a den Rücken aufspannen
   Zehen stehen auf
   Fersen ziehen Richtung Boden
   Knie strecken
   in dieser Stellung verharren
   o immer wieder die Spannung kontrollieren

Motivation

«Wir fliegen über ein weites Tal.»

b die gesamten Übungen bzw. deren Armhaltungen aus der Bauchlage sind hier gut anzuwen-
   den, siehe S. 216/217
   o «Trockenschwimmen»
   o «Boxen», etc.

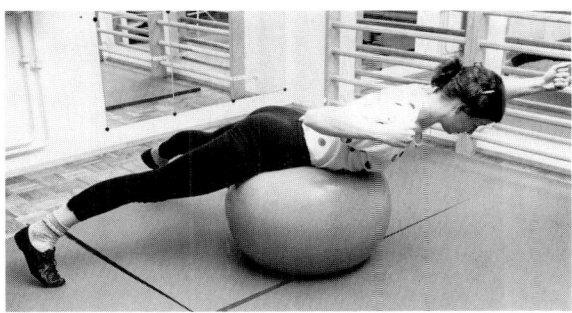

c ein Bein gestreckt abheben
   o lang nach hinten rausschieben
   o Rücken langziehen
   Arme in:
   o Grundhaltung
   o seitlich in Schulterhöhe
   o gestreckt nach vorn
   o diagonal zum abgehobenen Bein einen Arm
      gestreckt nach vorn rausschieben; den
      anderen Arm in Grundspannung halten

3. Anhocken

Aspekte

Mobilisation der Wirbelsäule
Verbesserung des Gleichgewichtes

AS

vor dem Pezziball knien

Übung

mit viel Schwung nach vorn auf den Ball hechten
o in Bauchlage; so weit, daß die Oberschenkel
   aufliegen
Hände auf den Boden stützen
rasch die Knie anbeugen
o auf den Ball hocken
o Knie unter den Bauch ziehen
o auf die Fersen setzen
Beine wieder strecken
o Bauchlage
nach hinten schieben
o zurück in Ausgangsstellung

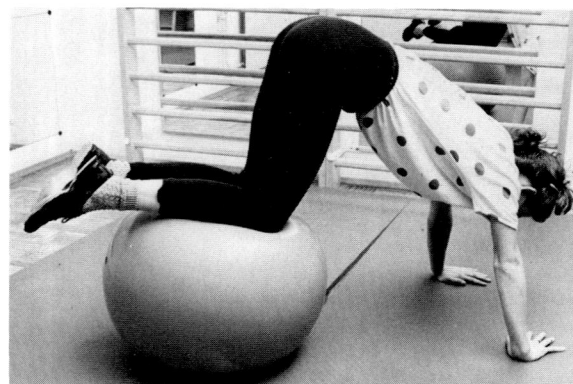

Ball-Prellen

Aspekte

Kraftschulung der Rückenmuskulatur
Verbesserung des Gleichgewichts

AS

Päckchensitz/vor jedem liegt ein Pezziball

Übung

Rücken aufspannen und in Kniestand mit
abgesenktem Oberkörper aufrichten
a beide Hände greifen den Ball
   die Arme hochheben
   o möglichst bis in Verlängerung der
     Rumpflängsachse
   Rücken strecken
   den Ball 1 × kräftig aufprellen
   fangen
   Arme weit hochführen/usw.

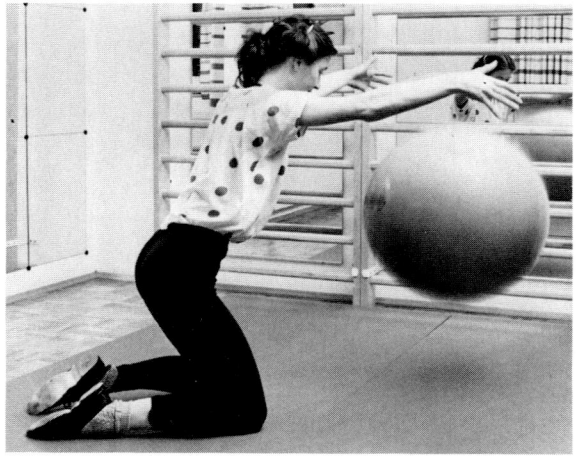

b beide Hände prellen abwechselnd den Ball

Erschwernis

ein Bein nach hinten wegstrecken
Zehen halten Bodenkontakt
Ferse zieht Richtung Boden

Beachte

nach dem Prellen die Arme weit hochziehen
Rücken gestreckt lassen
o Ausgangsstellung einhalten

Variation

in Schrittstellung mit Rumpfverlagerung ausführen

1. Wippen

Aspekte

Verbesserung der Rumpfstabilität
Gleichgewichtsverbesserung
Koordinationsschulung
Erhöhung des Muskeltonus

Übung

Grundspannung aufnehmen
a auf- und niederwippen

Motivation

«Wie ein ‹Steh-auf-Männchen›.»

b wippen und mit den Füßen um den Ball
marschieren

Motivation

«Wir umzingeln den Ball.»

c wippen und mit den Händen klatschen:
o an den Ball – über dem Kopf – an den Ball –
usw.
o im rhythmischen Wechsel ausführen

Motivation

«Hoch– runter – hoch   – runter.»
«1   – 2   – 3   – 4.»
«Kräf – tig   – wip   – pen.»
«Wie – ein   – Hampel – mann.»

d wippen und im rhythmischen Wechsel ein Bein
nach vorn strecken

2. Bauchtanz

Aspekte

Mobilisation der LWS
Schulung der Beckenbewegungen

Übung

Grundspannung aufnehmen
mit dem Po:
a nach links/rechts schwingen
b vor- und zurückschwingen
c kreisen

Motivation

«Dies sind Vorübungen zum Bauchtanz.
Morgen geht's dann richtig los!»

Beachte

Oberkörper schwingt nicht mit
o er bleibt aufgerichtet

Variation

a zusätzlich wippen
rhythmisch schwingen
b Schwünge kombinieren

Motivation

«Vor-rück-links-rechts»

Tip

mit Musik

3. Klapptisch

Aspekte

Bewußtmachung der Wirbelsäule
Stabilisierung des LBH-Bereiches
Gleichgewichtsverbesserung

Übung

die Füße laufen nach vorn
Wirbelsäule Wirbel für Wirbel abrollen
o bis zur Waagerechten
o eventuell soweit rollen, bis der Kopf aufliegt
 (Entlastung der HWS)
Knie gebeugt
Hüften gestreckt
HWS gestreckt
o Kinn etwas Richtung Hals ziehen
Arme gestreckt, parallel zum Rumpf halten
o Daumen nach außen
in dieser Position verharren
o Spannung immer wieder kontrollieren
langsam, Wirbel für Wirbel, zum Sitz aufrichten

Motivation

«Aufklappen, wie einen Klapptisch. Möglichst
gerade halten, damit nichts vom Tisch rutschen
kann.»

Erschwernisse

a die Arme gestreckt zur Seite führen
b abwechselnd linkes/rechtes Knie strecken
 o Bein in Rumpfhöhe halten

Motivation

«Wir verlängern den Tisch, denn es kommen
Gäste.»

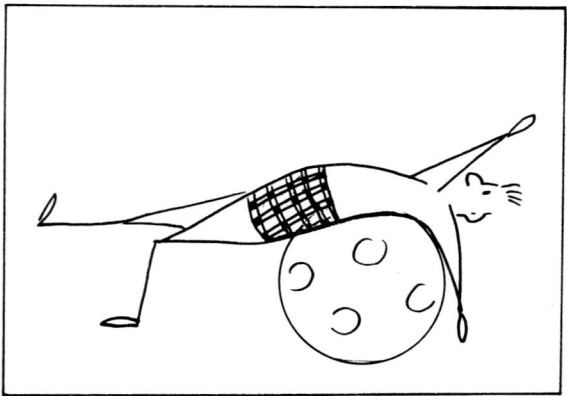

Partnerübungen
Ausgangsstellungen
Rückenlage
Bauchlage
Päckchensitz / Kniestand mit abgesenktem Oberkörper

Ausgangsstellung: Rückenlage
1. Ballerina
2. Hamsterrad

1. Ballerina

siehe «Ballerina», S. 254

AS

zwei Partner liegen sich gegenüber
ihre Unterschenkel liegen auf ein und demselben
Pezziball

2. Hamsterrad

Aspekt

Kraftschulung der Bauchmuskulatur

AS

zwei Partner liegen sich gegenüber
Beine angestellt
zwischen ihren Füßen liegt ein Pezziball

Übung

Füße gegen den Ball drücken
gemeinsam den Ball abheben
o Beine strecken
gemeinsam den Ball mit den Füßen, in der Luft, drehen

Motivation

«Der Ball dreht sich wie ein Hamsterrad.»

Erschwernis

Arme in Grundspannung halten
Kopf abheben

Ausgangsstellung: Bauchlage

b beide Arme über die Seite nach vorn führen
die Partner halten sich an den Händen

b₁ P_1 hebt ein Bein ab
○ lang rausschieben
P_2 hält ihn fest

b₂ jeder hebt das linke Bein ab
gegenseitig Halt geben

b₃ P_1 hält P_2
P_2 versucht, beide Beine abzuheben

Zusätzlicher Aspekt

Kraftschulung der Hüftstrecker

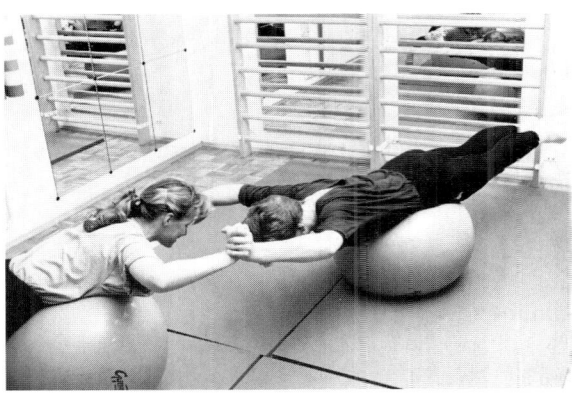

«Drück mich – halte mich!»

Aspekte

Kraftschulung der Rückenmuskulatur
Verbesserung des Gleichgewichtes
Reaktionsschulung

AS

zwei Partner liegen sich auf ihren Pezzibällen
gegenüber

Übung

Grundspannung einnehmen

a einen Arm über die Seite nach vorn führen
den anderen Arm in Grundspannung halten
P_1 und P_2 legen jeweils die entgegengesetzte
Hand aneinander
die Arme gegeneinander nach vorn rausschieben
○ gleichstark drücken
Rücken strecken
Druck langsam nachlassen
Arm über die Seite zurückführen
mit anderem Arm wiederholen

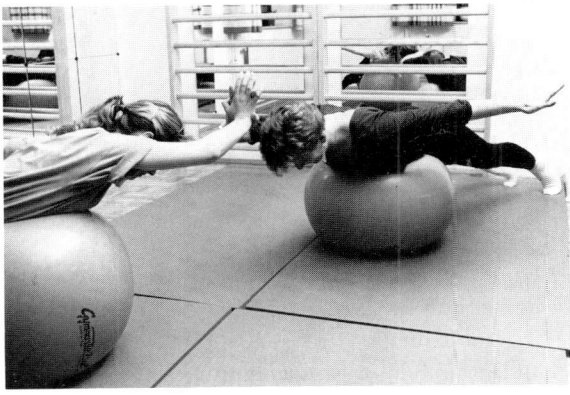

Variation

beide Arme nach vorn führen
beide Hände stemmen

Erschwernis

zusätzlich das entgegengesetzte Bein gestreckt
abheben
○ in Verlängerung des Rumpfes rausschieben

1. Ball-Prellen

Aspekte

Kraftschulung der Rückenmuskulatur
Reaktionsschulung

AS

zwei Partner sitzen sich im Päckchensitz gegenüber
P_1 hat einen Pezziball vor sich liegen

Übung

Rücken aufspannen
in Kniestand mit abgesenktem Oberkörper hochkommen
P_1 greift den Ball und führt die Arme weit nach vorn hoch
er prellt den Ball zu P_2
P_2 fängt und führt die Arme weit nach vorn hoch
Rücken strecken
Ball zurückprellen

Beachte

keinen Rundrücken machen

2. «Gib' ihn mir!»

Aspekte

Verbesserung des Gleichgewichtes
Kraftschulung der Rückenmuskulatur
Kraftschulung der Bauchmuskulatur

AS

zwei Partner sitzen sich im Päckchensitz gegenüber
zwischen ihnen liegt ein Pezziball

Übung

Rücken aufspannen
beide greifen den Ball mit beiden Händen
die Arme weit nach vorn hochführen
jeder versucht, dem anderen den Ball:
a wegzuziehen
b wegzudrücken

Beachte

den Ball dabei in der Luft halten

Variation

im Kniestand mit abgesenktem Oberkörper ausführen

3. Werfen und Fangen

Aspekte

Kraftschulung der Rückenmuskulatur
Reaktionsschulung

AS

P_1 steht
P_2 im Kniestand
o mit gestrecktem, abgesenktem Oberkörper

Übung

P_1 wirft den Ball aus verschiedenen Richtungen zu P_2
P_2 fängt den Ball
er führt die Arme weit nach vorn hoch
o Rücken strecken
er stößt den Ball zu P_1 zurück
o ‹Druckwurf›, wie beim Basketball
nach mehrmaliger Wiederholung Aufgabenwechsel

2. Ballschaukel

AS

Kreisformation
Kopf vor den Füßen des Vordermannes/der Vorderfrau
jeder zweite hat einen Pezziball zwischen den
Füßen

Übung

siehe S. 253
mit Rückwärtsrolle den Ball an den Hintermann/die
Hinterfrau weitergeben

3. Trommeln

Aspekt

Kraftschulung der Bauchmuskulatur

AS

Kreisformation
jeder hat einen Ball zwischen den Füßen

Übung

Grundspannung einnehmen
Beine mit Ball etwas abheben
Oberkörper aufrichten
ausdauernd auf dem Ball trommeln

Erschwernisse

a Füße halten Bodenkontakt
b Beine und Ball fast senkrecht in der Luft halten

Variation

die Unterschenkel auf den Ball legen
neben den Unterschenkeln auf dem Ball trommeln
o links/rechts im Wechsel

Motivation

«Wir überbringen eine wichtige Nachricht.
Also: Laut und lange trommeln. Am besten alle
gleichzeitig.»

Spielerische Variationen

a ein Trommler richtet sich auf und trommelt
während er zurückrollt, richtet sich der nächste
Trommler auf
usw., im Uhrzeigersinn
Richtungswechsel

Motivation

«Wie ein Lauffeuer!»
«Kettenreaktion»

b jeder zweite kommt hoch und trommelt
während die Trommler sich abrollen, richten sich
die anderen auf

> **Ausgangsstellung: Bauchlage auf dem Pezziball**
> 1. Tausendfüßler
> 2. Geschlossener Stromkreis

1. Tausendfüßler

Aspekte

Kraftschulung der Rückenmuskulatur
Kraftschulung der Hüftstrecker

AS

auf beiden Seiten einer Schwedenbank befinden
sich drei Gruppenmitglieder
sie halten sich mit den Händen an der Bank fest
o Ellenbogen leicht gebeugt

Übung

Beine gestreckt abheben
Kinn ran, Hals lang
a nur mit einer Hand festhalten
Handwechsel
b kurz in die Hände klatschen
festhalten
wiederholen
c dem Gegenüber die Hand geben, evtl. schütteln
o «Freundliche Begrüßung»
d gegen die Hand des Gegenübers stemmen

Beachte

a nicht ins Hohlkreuz gehen
b falls zu starke Balanceschwierigkeiten bestehen
sollten, nur ein Bein abheben

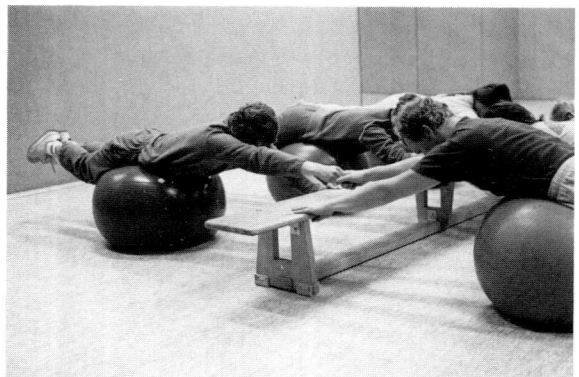

2. Geschlossener Stromkreis

Aspekte

Kraftschulung der Rückenmuskulatur
Gleichgewichtsschulung

AS

Kreisformation

Übung

Rücken aufspannen
Beine strecken
Zehen halten Bodenkontakt
Handteller aneinanderlegen
o Kreis damit schließen
die Hände üben gegeneinander gleichstarken Druck
aus

Ballfassung

Aspekte

Kraftschulung der Rumpfmuskulatur
Gleichgewichtsschulung

AS

vier Partner stehen im Karree
1 in Laufrichtung

Übung

inneren Arm seitlich abheben
o Hand an den Ball legen
o Ellenbogen leicht beugen
alle drücken gleichstark
o Ball in die Luft heben

AS

2 Blick zur Mitte

Übung

a eine Hand am Ball
b beide Hände am Ball
c Köpfe an den Ball
Kopf Richtung Ball rausschieben
o leichter Druck!

Beachte

Gesicht parallel zum Boden
keinen Stierkampf ausführen!

Aspekte

Kraftschulung der Bauchmuskulatur
Stabilisierung des LBH-Bereiches
Kraftschulung des M. quadrizeps femoris

1. Ball-Rhythmus

AS

fünf Partner bilden einen kleinen Kreis
o Blick zur Mitte
jeder hält mit fast gestreckten Armen einen
Pezziball über dem Kopf

Übung

langsam den gestreckten Rücken nach hinten
absenken
o Arme und Ball in unveränderter Position
mitnehmen
o LBH – Bereich ganz fest halten
langsam wieder vorkommen
die Bälle zusammentippen, so daß es knallt
rhythmisch wiederholen

Tip

gut zu Musik

2. Wandernder Ball

AS

Kreisformation
o Blick in Laufrichtung
jeder zweite hält mit fast gestreckten Armen einen
Pezziball über dem Kopf

Übung

die Ballbesitzer senken langsam den gestreckten
Rücken nach hinten ab
o LBH-Bereich ganz fest
Ballübergabe an den Hintermann/die Hinterfrau
der Hintermann/die Hinterfrau senkt den Rücken ab
Ballübergabe/usw.

Ausgangsstellung: Sitz auf dem Pezziball

Zug und Druck

Aspekte

Verbesserung der Rumpfstabilität
Gleichgewichtsverbesserung

AS

Sitz auf dem Pezziball

Übung

Grundspannung einnehmen
a Hände der Nachbarn greifen
  Hände Richtung Bauch ziehen
b Handteller gegen die Handteller beider
  Nachbarn legen
  gegeneinanderdrücken
  Rücken gut aufrichten
  o Brustbein zieht nach vorn/oben

«Mit Musik 2 - 3 - 4»

Erläuterungen zum Einhalten des Taktes usw. findet
der Leser in:
o der Handgruppe, «Mit Musik geht alles besser!»,
   S. 59
o der Fußgruppe, «Laßt die Füße tanzen!», S. 133

Ausgangsstellungen

Grätschsitz
Langsitz
Rückenlage
Seitenlage

Ausgangsstellung: Grätschsitz

«Shake, Shake, Shake»

Musik

gut geeignet sind Sambarhythmen, z.B.
a Samba (lateinamerikanische Tanzmusik)
b Santana, «Evil Ways»

Rhythmus

4/4 Takt

Aspekte

Kraftschulung der Bauchmuskulatur
Mobilisation der Wirbelsäule

AS

hüftbreiter Grätschsitz
Arme gestreckt vorn, in Schulterhöhe halten
o parallel zu den Beinen

Übung

gestreckte Arme ständig abwechselnd, rhythmisch
in Verlängerung rausschieben
o Schultern mitnehmen (wie beim Jazz Tanz)
dabei:
a gerade abrollen
   gerade aufrichten
b zum rechten Fuß schauen bzw. drehen
   über die linke Schulter abrollen
   schräg hochkommen
   Arme dabei zum rechten Fuß rausschieben
   Wiederholung zur anderen Seite

Beachte

Beim Abrollen an der Rückweg denken! Nur so tief
abrollen, daß man wieder durch Bauchmuskelkraft
und nicht durch Schwungholen hochkommen
kann.

c im Grätschsitz bleiben
   o aufgerichteter Rücken
   rhythmisch linkes Knie und rechte Hand
   zusammenführen
   o Bein gebeugt abheben
   o Rumpf dreht etwas mit
   ablegen
   Wiederholung zur anderen Seite

Variation

Bein gestreckt abheben

«Cha-Cha-Cha»

Musik

einen flotten «Cha-Cha-Cha»
(lateinamerikanische Tanzmusik)

Rhythmus

4/4 Takt

Aspekte

Mobilisation der LWS
Mobilisation der ISG
Koordinationsschulung
Verbesserung des rhythmischen Bewegungsablaufes

Übung

Schinkengang, siehe S. 219
a gleichmäßig ausführen:

Kommando

«1 - 2 - 3 - 4»

b im Cha-Cha-Rhythmus ausführen:

Kommando

«lang - lang - kurz-kurz - lang»
«Cha - Cha - Chacha - Cha»
«1(+) - 2(+) - 3/+ - 4(+)»

Variation

mit «Shake-Shake-Shake» im Wechsel ausführen

Mozart's Freuden

Musik

W. A. Mozart / «Eine kleine Nachtmusik»

Rhythmus

4/4 Takt / marschähnlich

Aspekte

Kraftschulung der Hüftstrecker
Stabilisierung des LBH-Bereiches
Förderung der Ausdauer

AS

Rückenlage

Übung

a Brücke bauen, siehe Kapitel «Ohne Geräte»,
S. 214
a₁ auf der Stelle marschieren
a₂ im Wechsel nach links/rechts marschieren
a₃ rechtes Bein parallel zum linken Oberschenkel

wegstrecken	«1
rechte Ferse tippt auf das linke Knie	2
wieder nach vorn strecken	3
abstellen	4
anderes Bein wiederholt	1»

b mit gestreckten Beinen und Armen liegen
  o Arme in Schulterhöhe
  der rechte Arm zieht rüber zum linken
  Arm:

o sanft federn	«1-2-3
o Rumpf dreht etwas mit	
o Becken bleibt liegen	
Arm geht zurück	4
der linke Arm zieht zum rechten Arm	1-2-3
usw.	4»

Folgende Übungen aus dem Kapitel «Ohne Geräte»
können rhythmisch zu «Eine kleine Nachtmusik»
ausgeführt werden:
«Brücke bauen», siehe unter Erschwernis (S. 214)
«Krabbe» (S. 214)
«Kippen» (S. 215)

Beachte

die Übungen je nach Musikinspiration kombinieren

«Walzer mal ganz anders»

Musik

Wiener Walzer

Rhythmus

¾ Takt

Aspekte

Stabilitätsverbesserung der LWS
Mobilisation der Hüftgelenke

AS

unteres Bein gebeugt
oberes Bein gestreckt
o im Verlauf des Rumpfes
untere Hand liegt unter dem Kopf
obere Hand stützt vor dem Gesicht

Beachte

keine Rotation in der Wirbelsäule!

Übung

oberes Bein schwingt:
a gestreckt vor/zurück
b vorn gebeugt/hinten gestreckt
c abspreizen
absenken, ohne abzulegen
abspreizen, etc.
d mit gestrecktem Bein Kreise beschreiben
o «Die große Zehe malt Kreise»

Variationen

a mit dem oberen Arm kombinieren
a₁ Arm und Bein schwingen gleichzeitig gestreckt
vor/zurück
a₂ der Arm schwingt entgegengesetzt zum Bein

b den Fuß mit einbeziehen
o beim Vorschwingen den Fuß hochziehen
o beim Zurückschwingen der Fuß strecken

c Knie und Ellenbogen vor dem Bauch zusammenführen
Arm und Bein strecken

Beachte

Alle Bewegungen geschmeidig – nicht ruckartig –
im Walzerschwung ausführen!

Training von Alltags-bewegungen

Um das richtige bzw. rückenschonende Bücken, Heben, Tragen usw. korrekt ausführen zu können, muß die Bein- und Rumpfmuskulatur entsprechend gekräftigt bzw. geschult werden. Dies wird in den folgenden Übungen in Kombination getan.
Die Bewegungsabläufe müssen immer wieder geübt werden, damit sie zu Automatismen werden und die falschen Angewohnheiten ablösen.

Aspekte

Kraftschulung der Rumpfmuskulatur
Kraftschulung der Beinmuskulatur
Stabilisierung des LBH-Bereiches
Gleichgewichtsschulung
Bewußtmachung und Automatisierung der Bewegungsabläufe

1. Geräte
   o Gymnastikball
   o Stab
   o Pezziball
   o Stab und Ball
   o Große Rolle (Spastikerrolle)
   o Tülltücher
2. Parcour
3. Spielerische Sachen
4. Haltungsschulung

Gymnastikball

Jeder für sich – doch nicht allein

Hofknicks

AS

Einbeinkniestand
o linkes Bein ist vorn
rechte Hand hält den Ball
Arme gestreckt seitlich des Rumpfes halten
Daumen nach außen
gestreckten Oberkörper etwas absenken

Übung

beide Arme gestreckt über die Seite nach vorn führen
beide Hände halten vorn gemeinsam den Ball
Arme in Verlängerung der Rumpflängsachse halten
langsam hochstemmen
o Schrittstellung mit Rumpfverlagerung einnehmen
rechte Hand übernimmt den Ball
linker Arm geht über die Seite zum Rumpf
o dort durchgespannt halten
o Ellenbogen leicht gebeugt
zurück in Einbeinkniestand
rechte Hand tippt mit dem Ball auf linken Fuß
o Wirbelsäule gerade absenken
beide Hände an den Ball
von neuem hochstemmen
seitenverkehrte Wiederholung

Variation

beim Tippen auf den Fuß beide Hände am Ball lassen
o Haltung wie beim Schuhbinden

Die ganze Gruppe	**Stab**
1. «Fang den Ball» (1)	
2. «Fang den Ball» (2)	

Jeder für sich – doch nicht allein

1. «Fang den Ball» (1)

AS

Kreisformation
Stand
o Füße etwas mehr als hüftbreit auseinander
o Fußspitzen zeigen etwas nach außen
ein Spieler hat einen Gymnastikball

Spiel

der Ballbesitzer geht in's Plié
er wirft einem Mitspieler den Ball zu und geht dabei
zurück in den Stand
o Beine strecken
der Fänger geht beim Fangen ins Plié
beim Werfen zurück in den Stand

Beachte

nicht in die Kinderhocke gehen
   d.h. nicht zu tief gehen
Schultern und Knie sollten ungefähr im Lot sein

2. «Fang den Ball» (2)

AS

Kreisformation
alle im Einbeinkniestand
ein Spieler hat einen Gymnastikball

Spiel

der Ballbesitzer hält mit beiden Händen den Ball
er führt die fast gestreckten Arme nach vorn hoch
o in Verlängerung der Rumpflängsachse halten
hochstemmen, in Schrittstellung mit Rumpfverlagerung
den Ball einem Mitspieler zustoßen
in den Einbeinkniestand zurückgehen
der Fänger stemmt sich hoch
usw.

Stab-Verlängern

AS

Schrittstellung mit Rumpfverlagerung
beide Hände sind am Stab
die Arme in Verlängerung der Rumpflängsachse
halten

Übung

den Stab mit isometrischer Spannung seitlich auseinanderziehen
Ellenbogen ziehen isometrisch Richtung Rumpf
o Ellenbogen leicht gebeugt
gleichzeitig Schub nach vorn, in Verlängerung der
Längsachse des Rumpfes

Motivation

«Den Stab ½ Meter länger ziehen»

Erschwernis

das hintere Bein gestreckt abheben
o Fuß hochziehen
in Verlängerung nach hinten rausschieben
o Fersenschub

Variation

den Stab zum Nacken ziehen
o ohne an Spannung zu verlieren

Auf und nieder

AS−a

Stand
o Füße etwas mehr als hüftbreit auseinander
beide Partner fassen gemeinsam einen Stab
o P_1 faßt außen
o P_2 faßt in der Mitte

Übung

gemeinsam langsam in die breite Hocke gehen
· o sich gegenseitig Halt geben
gemeinsam in den Stand zurückstemmen

Variationen

a_1 versuchen, dem Partner den Stab wegzuziehen
    o Ellenbogen ziehen über die Seite nach hinten
a_2 den Stab in der breiten Hocke ablegen
    ohne Stock in den Stand stemmen
    o jeder für sich
    wieder in die breite Hocke gehen
    beide greifen den Stab
    zusammen in den Stand stemmen

AS−b

Schrittstellung mit Rumpfverlagerung

Übung

b_1 siehe a_1
b_2 langsam in Einbeinkniestand gehen
    wieder gemeinsam hochstemmen
    ständig gleichstark gegen den Stab drücken
b_3 jeder drückt so stark er kann

Motivation

«Wer ist der Stärkste im ganzen Land?»

Beachte

Armkraft einsetzen! Nicht den Rumpf an den Stab
hängen!

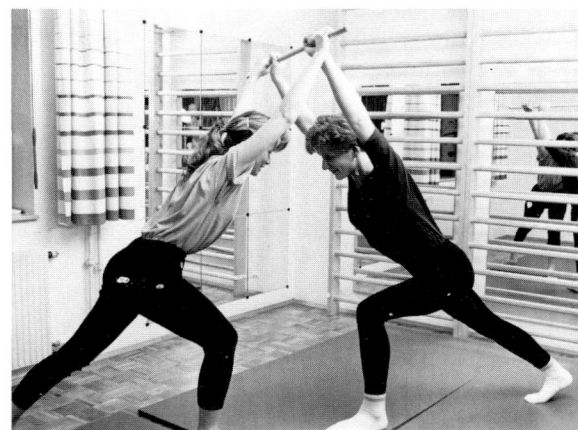

Pezziball

Partnerübungen

Die Übung «Auf und nieder» mit dem Stab,
S. 270, kann auch gut mit dem Pezziball ausgeführt werden. Der Pezziball ist schwieriger zu
greifen, läßt keinen Blickkontakt zu und ist
schwerer, so daß die Übung mit dem Pezziball
eine Erschwernis der Stabübung darstellt.

1. Fahrstuhl
2. Verteidigung
3. Flohhüpfen

1. Fahrstuhl

Übung

siehe S. 226

Variation

vier Partner stehen Rücken zu Rücken
zwischen ihren Rücken ist ein Pezziball eingeklemmt

Motivation

abwechselnd gibt einer das Kommando
o «Langsam runter - stop - weiter - stop - noch -»,
   etc.

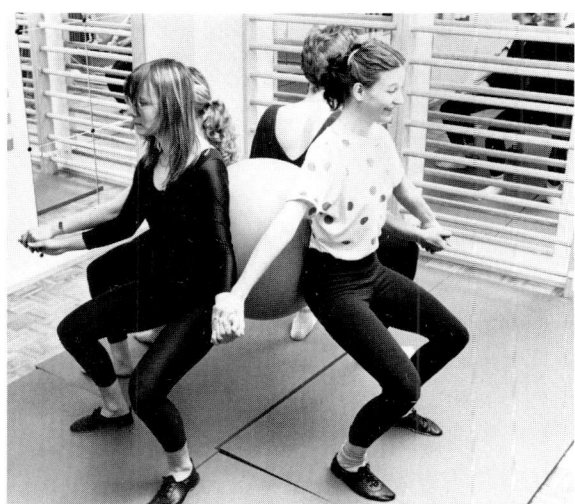

2. Verteidigung

AS

P_1 steht
P_2 kniet und hält mit beiden Händen einen Pezziball
o Oberkörper nach vorn abgesenkt
o Arme vorn, in Schulterhöhe halten
o Ellenbogen leicht gebeugt

Übung

P_1 versucht, P_2 den Ball wegzuziehen
P_2 läßt es nicht zu
Aufgabenwechsel

Beachte

den Rücken nicht rund machen

3. Flohhüpfen

AS

zwei Partner stehen sich in einiger Entfernung gegenüber
o beide in Schrittstellung mit Rumpfverlagerung
P_1 hat einen Pezziball

Übung

Arme und Ball nach vorn, in Verlängerung der
Längsachse des Rumpfes führen
P_1 prellt den Ball zu P_2
P_2 fängt den Ball, ohne seine Haltung zu verändern
o Wirbelsäule bleibt gestreckt
P_2 prellt den Ball zu P_1 zurück
o Arme holen zum Prellen weit aus
o beide Hände am Ball

Stab und Ball

Partnerübungen

1. Trage
2. Wippe

1. Trage

AS

zwei Partner stehen sich gegenüber
zwischen ihnen liegen parallel, der Länge nach, zwei Stäbe
auf den Stäben liegt ein Pezziball

Übung

zusammen in die breite Hocke gehen
die Stäbe greifen und gemeinsam wie eine Trage anheben
gemeinsam in den Stand stemmen
die Trage eventuell ein Stück durch den Raum tragen
in die breite Hocke gehen
Stäbe und Ball ablegen

Erschwernisse

a ein- oder zwei Medizinbälle auf die Stäbe legen
b Rücken zu Rücken stehen
   die Stäbe greifen
   aus dem Einbeinkniestand in Schrittstellung mit Rumpfverlagerung hochstemmen

2. Wippe

AS

siehe «Trage»

Übung

die ‹Trage› soweit anheben, daß beide Partner in halbhoher Hocke sind
o auf Körperspannung achten
P_1 stemmt sich weiter in den Stand
   der Ball rollt zu P_2
P_1 geht in halbhohe Hocke
P_2 geht gleichzeitig in den Stand
   Ball rollt zu P_1
usw.

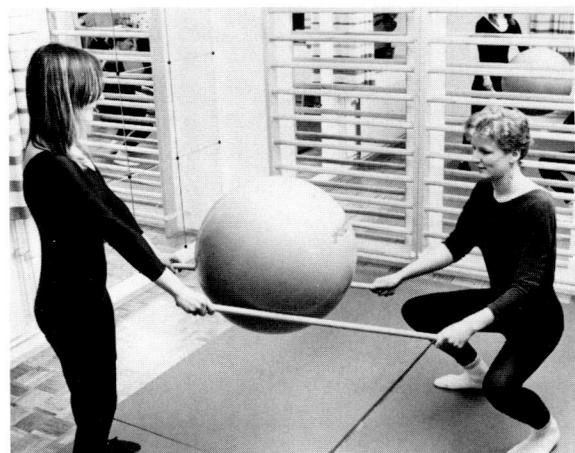

Variation bzw. Erschwernis

statt der Stäbe eine kurze Schwedenbank verwenden
der Ball rollt auf der Bank von Partner zu Partner
bedingt durch das erhöhte Gewicht bleibt einer in der tiefen Hocke und stellt die Bank ab, während der andere sich in den Stand stemmt

Große Rolle (Spastikerrolle)	Tülltücher

Partnerübung	Jeder für sich – doch nicht allein

Wurfsendung

AS

zwei Paare stehen nebeneinander
o die Partner stehen sich gegenüber
zwischen P_1 und P_2 liegt eine große Rolle

Übung

P_1 und P_2 gehen in die breite Hocke
sie heben die Rolle gemeinsam hoch
o in den Stand zurück
o Rolle hin- und herschwingen
o auf Absprache dem $Paar_2$ zuwerfen
$Paar_2$ fängt
o geht in die tiefe Hocke
o zurück in den Stand
o Rolle hin- und herschwingen
o auf Absprache zurückwerfen

Variation

Kreisformation
die Rolle von Paar zu Paar werfen
o im Uhrzeigersinn
eventuell mehrere Rollen einsetzen
nach einer Runde Richtungswechsel

Winken

AS

1 Schrittstellung mit Rumpfverlagerung
in jeder Hand ein Tülltuch

Übung

die Arme nach vorn hochführen
o in Verlängerung der Rumpflängsachse halten
Arme im raschen Wechsel etwas hoch/runter
bewegen
o mit den Tüchern wedeln

Beachte

nicht nur die Hände bewegen

Motivation

«Wir stehen Spalier, zu Ehren von...»

Erschwernis

hinteres Bein abheben
o Fuß hochziehen
in Verlängerung rausschieben
o Fersenschub

AS

2 Stand
Standbein leicht gebeugt
Spielbein gestreckt nach vorn abheben
in jeder Hand ein Tülltuch

Übung

parallel zum Spielbein mit den Tüchern wedeln
o im Wechsel wedelt ein Arm hoch, der andere
runter
o Spielbein nicht mitbewegen
Beinwechsel

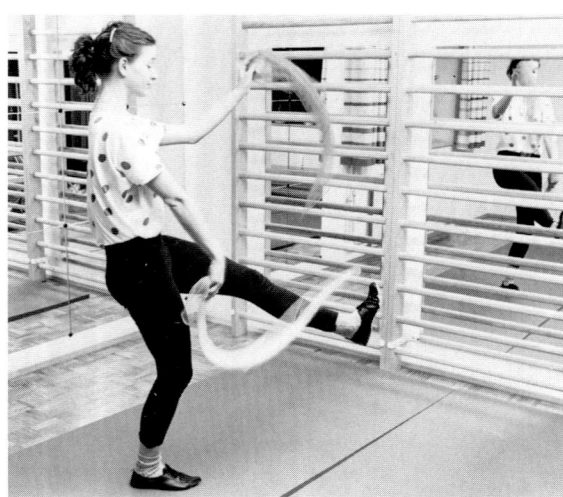

Buntes Tücherwedeln

AS

zwei Partner stehen sich in Schrittstellung mit
Rumpfverlagerung gegenüber
beide haben in jeder Hand ein Tülltuch

Übung

a P_1 schwingt seine Tücher nach vorn hoch
kurz dort halten
Tücher am Körper entlang nach hinten führen
o P_2 schwingt gleichzeitig seine Tücher nach
vorn
im fließenden Wechsel ausführen
b P_1 führt beide Arme über die Seite nach vorn
o die Tücher fliegen mit
über die Seite nach hinten zurückführen
P_2 führt gleichzeitig seine Arme über die Seite
nach vorn
im fließenden Wechsel ausführen
c beide Partner führen ihre Arme nach vorn hoch
o in Verlängerung der Längsachse des Rumpfes
halten
beide wedeln mit ihren Tüchern nebeneinander
hoch/runter
o kurze Bewegungen
o ein Arm wedelt hoch, der andere runter

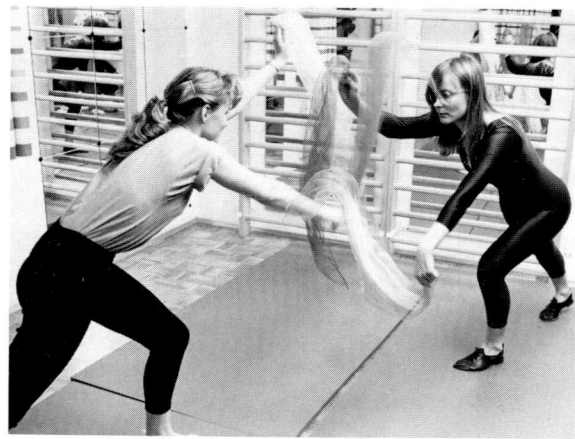

Sommerschlußverkauf

AS

Stand
Kreisformation
in jeder Hand ein Tülltuch
o die Tücher hängen lassen

Übung

die Arme nach hinten halten und zur Kreismitte
laufen
o die Tücher fliegen im Wind
in der Mitte angekommen die Arme nach vorn
hochführen und
Schrittstellung mit Rumpfverlagerung einnehmen
alle wedeln mit gestreckten Armen wild durcheinander
a kurze Bewegungen ausführen
b große Bewegungen ausführen

Motivation

«Ein buntes Durcheinander, wie am Wühltisch im
Sommerschlußverkauf.»

rückwärts zurücklaufen
die Arme dabei nach vorn halten
o die Tücher fliegen im Wind
wieder zur Kreismitte laufen
Beinwechsel bei der Schrittstellung

Motivation

«Winterschlußverkauf»

Im Raum verteilt befinden sich verschiedene
Geräte, zu denen Aufgaben gestellt werden, z.B.:

1. Medizinball

Übung

in die breite Hocke gehen
den Ball greifen
mit gestrecktem, etwas nach vorn abgesenktem
Oberkörper in den Stand stemmen
den Ball ein Stück tragen
o Becken aufgerichtet
o Knie in leichter Beugestellung
in die breite Hocke gehen
o den Ball ablegen

2. Zwei gleichschwere Hanteln

Übung

entweder in die Hocke oder in den Einbeinkniestand gehen
jede Hand greift eine Hantel
in den Stand oder in Schrittstellung mit Rumpfverlagerung hochstemmen
ein Stück gehen
wieder in Hocke oder Einbeinkniestand gehen
o Hanteln ablegen

3. Schwedenbank

Übung

ein Bein auf die Bank stellen
das Bein strecken/sich auf die Bank stemmen
das andere Bein hängt in der Luft
langsam wieder runterlassen
mehrmals wiederholen
Beinwechsel

4. Sprossenwand

Übung

einen Fuß auf eine Sprosse stellen
o Knie beugen
o Becken aufrichten
beide Hände fassen in Schulterhöhe eine Sprosse
o breit greifen
aufgerichteten Oberkörper etwas nach vorn absenken
die Sprosse isometrisch auseinanderziehen
o Ellenbogen ziehen zu den Seiten raus
hinteres Bein ist gestreckt
Ferse zieht Richtung Boden

Erschwernis

das hintere Bein gestreckt abheben
Fuß hochziehen
Bein lang nach hinten rausschieben
o Fersenschub

Beachte

nicht ins Hohlkreuz gehen

5. Ohne Gerät

Übung

in gleichbleibend halbhoher Hocke kreuz und quer durch den Raum gehen/ wie beim Jazz-Tanz (Plié)

Motivation

«Wir haben an der Schulter ein Stück Kreide.
Mit diesem Kreidestück malen wir gerade Striche,
keine Wellenlinien, an die Wände.»

> ### Spielerische Sachen

> ### Die ganze Gruppe
>
> 1. Klappstühle (ohne Geräte)
> 2. Schwere Last (ohne Geräte)
> 3. «Sit In» (Hocker)
> 4. Berg- und Tal-Runde (Gymnastikball)
> 5. Schwere Runde (Medizinball und Hocker)
> 6. Wettspiel: Balldepot (Gymnastikball)

1. Klappstühle

AS

Kreisformation
o dicht hintereinander stehen
o Blick in Gehrichtung

Übung

alle gehen in die Hocke
o Unter- und Oberschenkel ungefähr im
  60° Winkel
jeder setzt sich auf die Oberschenkel des Hintermannes/der Hinterfrau
o richtig setzen
sitzen bleiben, bis dem/der ersten die Beine zu zittern anfangen
gemeinsam langsam aufstehen
Beine lockern
wiederholen

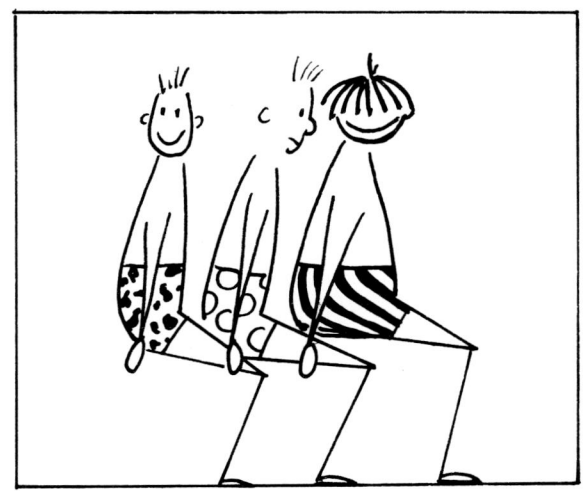

2. Schwere Last

siehe S. 109

Variation

zwei Partner stehen sich gegenüber
o Schrittstellung mit Rumpfverlagerung
a Hände stemmen gegeneinander
b Hände von P_1 stemmen gegen die Schultern von P_2

Übung

P_1 schiebt P_2 stemmenderweise durch den Raum
P_2 gibt dabei Widerstand
Aufgabenwechsel

Beachte

Stemmhaltung beibehalten!

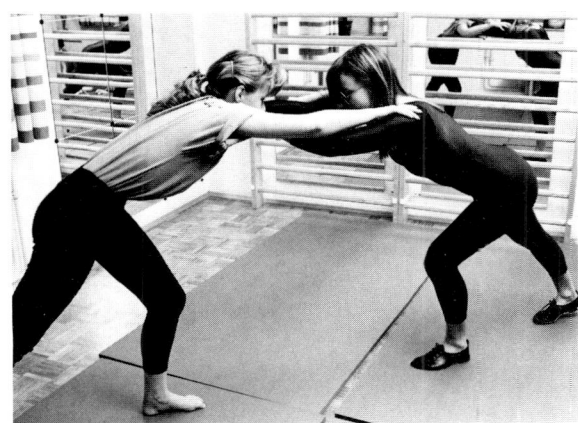

3. «Sit In»

AS

die Gruppe bildet zwei Riegen
die Riegen stehen sich mit einiger Entfernung
gegenüber
vor jedem steht ein Hocker

Übung

in die breite Hocke gehen
den Hocker etwas anheben
sich aufrichten
o Beine behalten leichte Beugestellung
o Oberkörper und Becken in einer Linie etwas
    nach hinten verlagern/Gewicht über den Fersen
die Reihen gehen aufeinander zu
zwei Partner setzen sich etwas versetzt gegenüber
aufstehen:
o Füße in Schrittstellung
o langsam Gewicht auf die Füße übertragen
o Arme in Stemmhaltung neben dem Rumpf
o gestreckter Rücken ist nach vorn abgesenkt
o in Verlängerung des Oberkörpers hochstemmen
normal hinstellen
in die breite Hocke gehen
den Hocker vom Gegenüber anheben
die Reihen gehen auseinander
o zu dem Ausgangspunkt des Partners gehen
umdrehen und von neuem aufeinander zugehen

4. Berg- und Tal-Runde

AS

Kreisformation
Grätschstand
jeder zweite hat einen Gymnastikball
o beide Hände am Ball

Übung

die Ballbesitzer verlagern ihr Gewicht auf das linke
Bein
linkes Bein geht in Beugung
o linkes Knie zeigt zur Fußspitze
rechtes Bein bleibt gestreckt
zum linken Nachbarn drehen
den gestreckten Rücken Richtung linkem Fuß
absenken

der linke Nachbar übernimmt den Ball direkt über
dem Boden, in gleicher Haltung
o Gewicht auf dem rechten Bein

die neuen Ballbesitzer richten sich auf und drehen
sich zu ihrem linken Nachbarn
Gewicht auf das linke Bein verlagern
o linkes Knie etwas gebeugt
o rechtes Bein gestreckt
Arme und Ball weit nach oben zum linken
Nachbarn strecken
o den Rücken lang ziehen
der Nachbar übernimmt weit oben den Ball
o er übergibt ihn seinem linken Nachbarn in der
   Tiefe
usw.
Richtungswechsel

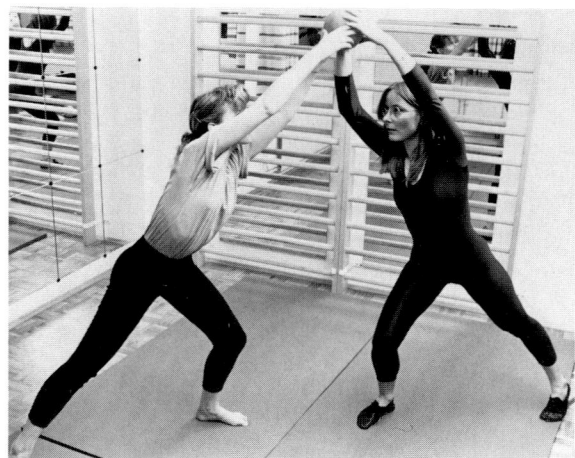

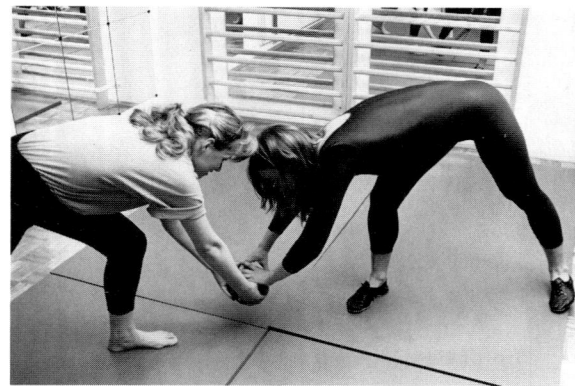

5. Schwere Runde

AS

Kreisformation
abwechselnde Anordnung von Gruppenmitglied-
Hocker-Gruppenmitglied usw.
seitlich zur Kreismitte stehen
vor jedem Hocker liegt ein Medizinball

Übung

im Kreis gehen
beim 1. Hocker:
o in die breite Hocke gehen
o den Ball greifen und auf den Hocker legen
aufstehen und weitergehen
beim 2. Hocker:
o Ball greifen
o in die breite Hocke gehen und den Ball auf den
  Boden legen
aufstehen und weitergehen
beim 3. Hocker
o siehe 1. Hocker

Beachte

a den Ball körpernah aufheben
b über die Kraft der Beine hochstemmen
c eventuell Unterarme auf den Oberschenkeln
  abstützen

6. Wettspiel: Balldepot

AS

zwei Riegen
jede Riege steht in einiger Entfernung vor einer
Sprossenwand
vor jeder Sprossenwand steht ein Hocker
vor jeder Riege liegt ein Gymnastikball

Spiel

der 1. Spieler geht in die breite Hocke
er nimmt den Ball auf
zur Sprossenwand laufen
einen Fuß auf den Hocker stellen
beide Hände am Ball
den Ball weit oben zwischen zwei Sprossen
schieben
o Wirbelsäule strecken
zurücklaufen
der 2. Spieler holt den Ball genauso zurück
der 3. Spieler bringt ihn wieder hin
usw.

Haltungsschulung

Partnerübungen

Aspekt

Verbesserung des Körpergefühls

1. Schaufensterpuppe (1)
2. Schaufensterpuppe (2)
3. Luftballon-Kontakt

---

1. Schaufensterpuppe (1)

AS

Sitz/Stand

Übung

a P$_1$ *setzt* sich so hin, wie er es als richtig
  empfindet
  P$_2$ korrigiert ihn
  Therapeut kontrolliert
  Aufgabenwechsel
b P$_1$ *stellt* sich so hin, wie er es als richtig
  empfindet

2. Schaufensterpuppe (2)

AS

Sitz/Stand

Übung

a P₁ *setzt* sich möglichst falsch hin
P₂ korrigiert ihn
Therapeut kontrolliert
Aufgabenwechsel

b P₁ *stellt* sich möglichst falsch hin

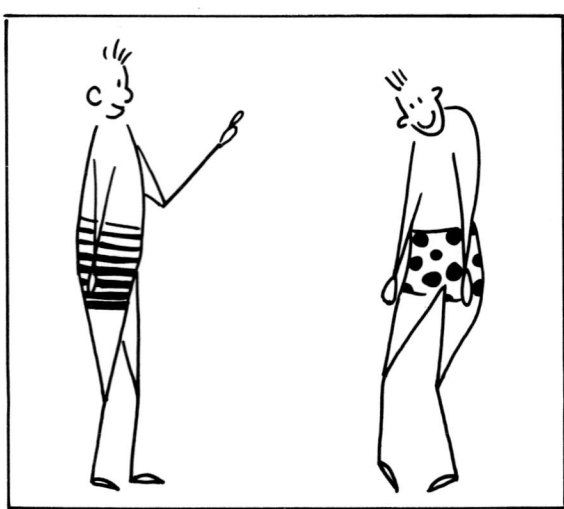

3. Luftballon-Kontakt

AS−a

zwei Partner stehen Rücken zu Rücken
den Ballon einklemmen, zwischen
o Rücken
o Schulterpartien
o Hinterköpfe
o Gesäße

AS−b

zwei Partner stehen nebeneinander
Blick in die gleiche Richtung
Ballon zwischen den Schultern einklemmen

AS−c

zwei Partner stehen voreinander
den Ballon zwischen den Stirnen einklemmen
o wie zwei Stiere

Beachte

keinen Stierkampf

Übung

a gemeinsam willkürlich durch den Raum gehen,
ohne den Ballon zu verlieren

b gemeinsam
o kleine Kreise gehen
o rückwärtsgehen
o schnell/langsam gehen
o laufen

Variation

abwechselnd versucht einer der Partner, sich um
die eigene Achse zu drehen, ohne den einge-
klemmten Ballon zu verlieren

AS−d

alle Gruppenmitglieder stehen hintereinander in
einer Reihe
zwischen Bauch/Rücken ist jeweils ein Ballon eingeklemmt

Übung

gemeinsam losmarschieren
der Erste der Reihe bestimmt die Gehrichtung
o ihn öfter austauschen

Motivation

«Wir bilden gemeinsam eine lange Raupe.
Gleichmäßig gehen, damit die Raupe nicht
zerbricht.»

Wassergruppe

Anwendungsbereiche

Die Übungen, die in diesem Kapitel aufgeführt werden, können z.B. in folgenden Bereichen angewendet werden:

Orthopädie

Degenerative Veränderungen am Skelett- und Weichteilsystem (Arthrosen, WS-Syndrome) Rehabilitation nach konservativer Ruhigstellung

Rheumatologie

Entzündliche Veränderungen am Skelett- und Weichteilsystem (z.B. Polyarthritis, Mb. Bechterew)

Chirurgie

Zur Unterstützung der Rehabilitation nach AO-Versorgung

Neurologie

bei Innervationsschwächen
bei Koordinations- und Gleichgewichtsproblemen
zur Unterstützung der Rehabilitation nach operativen Eingriffen (z.B. Bandscheibenoperation)

Allgemeine Zielsetzung

Die Übungen beruhen überwiegend auf spielerischer Basis. Sie sollen eine Ergänzung zu den allgemein üblichen Mobilisations- und Kräftigungsübungen darstellen, um die Behandlungsstunde aufzulockern und sie abwechslungsreicher zu gestalten.

Beachte

Nichtschwimmer

o müssen besonders im Auge behalten werden
o eventuell mit Schwimmkörpern ausrüsten
o nicht ins Tiefe schicken

Auftriebskörper

Vorsicht ist geboten, wenn Auftriebskörper nur an den Beinen angebracht werden! Darauf achten, daß niemand in Rückenlage geht, ohne sich am Rand festzuhalten, damit der Kopf nicht untertaucht!

Wassertiefe

o bei HWS- und Schultergürtelübung besonders darauf achten, daß die Gruppenmitglieder bis zum Kinn im Wasser stehen; wenn nicht anders möglich, im niedrigen Wasser knien
o bei Gangschule nicht zu tief gehen, da man anfängt zu schweben
o bei Herz-Atemwegs- und Schilddrüsenerkrankten sollte das Wasser nur bis zum unteren Rippenbogen stehen

Pausen

o bei Übungen an der Stange häufiger hinstellen und die Arme auslockern
o Gruppenmitgliedern mit Herz- oder Atembeschwerden verstärkt Pausen gönnen

Ausgangsstellung

Innerhalb einer Gruppe sind im Wasser zu bevorzugen:
der Stand
die Rückenlage, mit festhalten am Beckenrand bzw. an der Stange

Da die Auftriebskraft des Wassers das Gehen erleichtert, sollte auf jeden Fall auch die Fortbewegung (verschiedenes Gehen, etc.) berücksichtigt werden!

Geräte

Außer den Geräten, die vorgestellt werden, sind auch gut die Schwimmstäbe zu gebrauchen.

Allgemeiner Aspekt der Übungen im Wasser

Schulung des Gleichgewichts

Jeder für sich – doch nicht allein

Ausgangsstellungen

Stand

Rückenlage

Ausgangsstellung: Stand

Gut ins Wasser übertragbar sind etl. Übungen aus der Handgruppe, z.B.: «Auf Händen in den Zoo», S. 12 die «Schlange» wird zur «Wasserschlange» und das «Krokodil» fühlt sich hier besonders wohl.

1. Rakete
2. Hampelmann
3. Pendel
4. Jumpi
5. Windmühle
6. Wasserschaufel
7. Sieb
8. Regenschirm
9. Boxen

1. Rakete

Aspekte

Mobilisation der oberen Extremität
Verbesserung der Sprungkraft

Übung

in die Hocke gehen
o Arme beugen
kräftig hochspringen
o Arme, Beine und Rücken strecken

Motivation

«Kräftig vom Boden abstoßen!»
«Bis zur Decke strecken!»

2. Hampelmann

Aspekte

Mobilisation der oberen Extremität
Verbesserung der Sprungkraft

Übung

in die Grätsche springen und gleichzeitig die Hände über dem Kopf zusammenschlagen
o Arme gestreckt
gleichzeitig:
o Füße springen wieder zusammen
o Hände schlagen seitlich an die Oberschenkel

Variation

zusätzlich dabei Stück für Stück um 360° drehen

3. Pendel

Aspekte

Koordinationsschulung
Verbesserung der Gewichtsverlagerung bzw.
Gewichtsübernahme
Verbesserung der Sprungkraft

AS

auf linkem Bein Gewicht
rechtes Bein leicht abgespreizt
die Zehen des rechten Beines berühren den Boden

Übung

hochspringen
rechtes Bein springt auf die Stelle, wo zuvor das
linke Bein gestanden hat
linkes Bein leicht abgespreizt
die Zehen des linken Beines berühren den Boden
Gewicht ist nun auf rechts
weiter wie beschrieben das Standbein wechseln

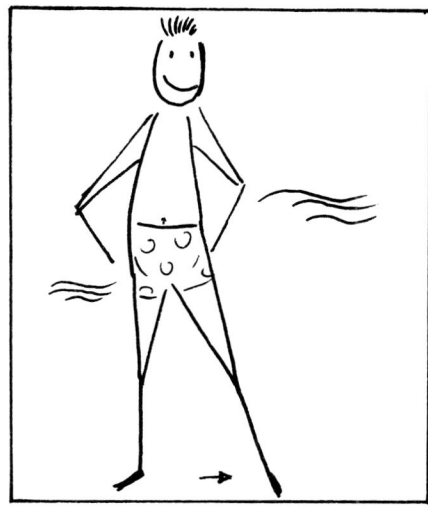

Variationen

a   an der Stange festhalten
b   zu zweit ausführen
    o   die Partner fassen sich an den Händen

4. Jumpi

Aspekte

Verbesserung der Sprungkraft
Verbesserung der Gewichtsverlagerung bzw.
Gewichtsübernahme
Förderung der spontanen Bewegung

Übung

a   Grätschsprung

Therapeut

«Grätschen-Schließen-Grätschen-Schließen»
    «1   2   3   4»

b   Schrittsprung
    im Sprung die Schrittstellung wechseln

Therapeut

«Und Sprung - und Sprung - und wechseln - wechseln.»
      1   2   3   4
«In den   /   Knien   /   sachte   /   federn.»

c   Geschlossener Sprung:
    beide Füße springen geschlossen nach:
c_1 links/Mitte/rechts/Mitte/usw.
c_2 links/rechts/links/rechts/usw.

Variationen

siehe «Pendel»

5. Windmühle

Aspekt

Mobilisation der Schultergelenke

Übung

Armkreisen mit gestreckten Armen
a   mit beiden Armen gleichzeitig vorwärtskreisen
    dasselbe rückwärts
b   die Arme kreisen nacheinander vorwärts
    dasselbe rückwärts
c   ein Arm kreist vorwärts/der andere rückwärts

Beachte

immer schneller und wieder langsamer werden

Motivation

«Ein Wind kommt auf – er wird stärker und stärker
– ein Orkan! – Der Wind ebbt langsam wieder ab.»

6. Wasserschaufel

Aspekte

Kraftschulung der Handextensoren/Handflexoren
Kraftschulung der Mm. interossei palmares
Schulung der Supination/Pronation

AS

beide Arme gestreckt nach vorn
o parallel, in Schulterhöhe halten

Übung

beide Arme ziehen zusammen nach links
a Hände in Dorsalextension
Fingerspitzen und Handrücken zeigen in
Bewegungsrichtung
die Finger fest zusammendrücken
die Arme drehen und genauso nach rechts
ziehen

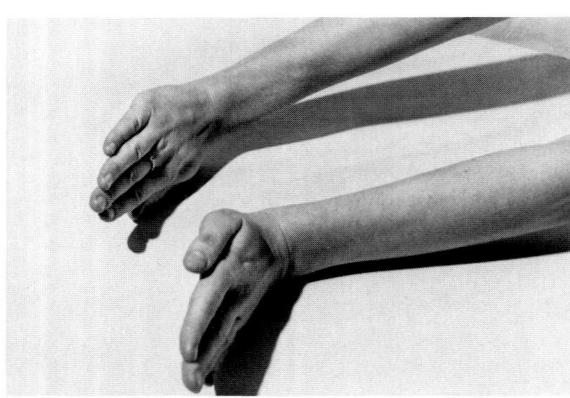

b Hände in Palmarflexion
Fingerspitzen und Handinnenflächen zeigen in
Bewegungsrichtung
die Arme drehen und genauso zur anderen Seite
ziehen

Motivation

«Die Hände bilden zwei Schaufeln.»

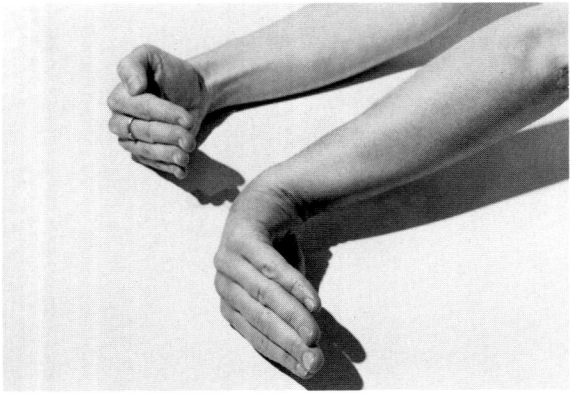

7. Sieb

Aspekte

Kraftschulung der Handextensoren/Handflexoren
Kraftschulung der Mm. interossei dorsales
Schulung der Supination/Pronation

Übung

wie die «Wasserschaufel», doch:
die Finger kräftig spreizen, so daß das Wasser
zwischen den Fingern hindurchströmen kann

Motivation

«Die Hände sieben das Wasser.»

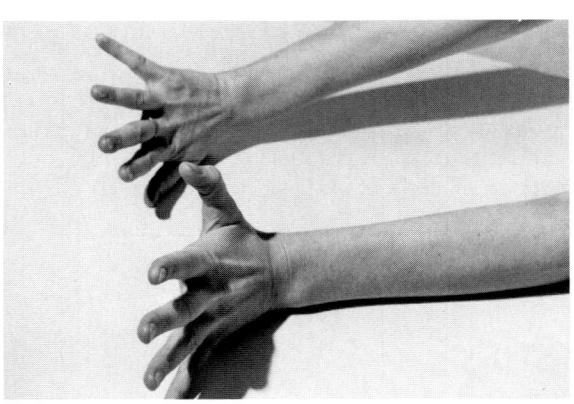

8. Regenschirm

Aspekte

Mobilisation der Ellenbogengelenke
Mobilisation der Schultergelenke
Verbesserung der Greiffunktion

Übung

Ellenbogen beugen
o Hände gefaustet
Arme nach vorn wegstrecken
dabei die Hände öffnen
o Finger kräftig durchspannen
Arme beugen
o kräftig fausten

Variationen

a nach oben/unten strecken
b seitlich wegstrecken

Tip

Bewegungen kombinieren, z.B.
o einen Arm seitlich/den anderen Arm nach oben
    wegstrecken
dies fördert Koordination und Konzentration und
trägt zur allgemeinen Heiterkeit bei, da es jedem
schwerfällt

Therapeut

«Fausten-Strecken - Ran - Weg -»

Motivation

«Die Hände öffnen sich wie ein automatischer
Regenschirm.»

9. Boxen

Aspekte

siehe «Regenschirm»

Übung

kräftig fausten
nach vorn/oben/seitlich/unten boxen

Motivation

«Kräftig boxen, damit wir furchterregend aussehen.»

Tip

siehe «Regenschirm»

> Ausgangsstellung: Rückenlage
> 1. Federzug
> 2. Künstler

AS für Übung 1 und 2

Hände halten sich an der Stange fest
Arme in U-Halte

1. Federzug

Aspekte

Dehnung der Hüftbeuger
Verbesserung der Beckenaufrichtung

Übung

rechtes Bein anbeugen
linkes Bein gestreckt soweit runterdrücken, bis die
Hüfte gestreckt ist
o Po spannen
o Becken hochdrücken
linkes Bein anbeugen
usw.

Beachte

a nicht ins Hohlkreuz gehen
b Becken soll nicht absinken

2. Künstler

Aspekt

Kraftschulung der Bauchmuskulatur

Übung

den Po an die Wand ziehen, so daß Rücken und Po
an der Wand anliegen
Beine gestreckt, im rechten Winkel vorn halten
mit den gestreckten Beinen malen
o Zahlen, Kreise, Achten, etc.
a der Therapeut gibt Formen und Figuren vor
b Gruppenmitglieder geben Formen und Figuren
    vor

1. Holzsägen

Aspekt

Mobilisation der oberen Extremität

AS

zwei Partner stehen sich gegenüber
beide Partner fassen sich beidseitig an den Händen

Übung

einen Arm beugen, den anderen strecken
o zum hinteren Ellenbogen schauen

Therapeut

«Und sä - gen, sä - gen, fes - te, fes - te!»
    «1 - 2 3 - 4/ 1 - 2 3 - 4»

Motivation

«Der Baumstamm ist noch lange nicht durchgesägt.»
«Viel Holz sägen, für den langen und kalten Winter.»

Variationen

a die Partner stehen beim Sägen Rücken an Rücken
b die Arme gemeinsam weit nach oben führen
einen Arm nach hinten ziehen, den anderen Arm nach vorn ziehen lassen

Motivation

«In der Luft sägen. Es sind noch ein paar Äste am Baum.»

2. Wiegen

Aspekt

Mobilisation der Schultergelenke

AS

siehe «Holzsägen»

Übung

a beide Armpaare schwingen zu einer Seite hoch, soweit es geht
o den Händen nachschauen
denselben Weg zurückschwingen
o tief durch das Wasser ziehen
zur anderen Seite hochschwingen
b ein Armpaar schwingt rechts hoch
das andere Armpaar schwingt gleichzeitig links hoch
o Arme gestreckt
oben treffen sich die Hände
den gleichen Weg zurück
unten treffen sich die Hände
c ein Armpaar schwingt rechts hoch, das andere links
oben treffen sich die Hände
Seitneigung des Rumpfes
o Arme und Kopf gehen in Verlängerung des Rumpfes in die Seite mit

Motivation

«Leichtes Wiegen, wie Kornähren im Wind.»

Variation

die Partner stehen beim Wiegen Rücken an Rücken

3. Begrüßung

Aspekt

Mobilisation der Schultergelenke

AS

zwei Partner stehen sich gegenüber
beide Partner fassen sich beidseitig. an den Händen

Übung

siehe «Wiegen» a
nun ein hochgestrecktes Armpaar öffnen
den gestreckten Arm allein nach hinten/oben
weit aufdehnen
a zur offenen Seite hin, den Nachbarn freundlich
   zulächeln
   wieder die Hände greifen
   Armpaar runterführen
   zur anderen Seite wiederholen
   o die anderen Nachbarn begrüßen

4. Rückzug

Aspekte

Verbesserung der Hüftstreckung
Koordinationsschulung

AS

Rücken zu Rücken
an den Händen fassen

Übung

gemeinsam rückwärtsgehen
a Kreuzgang
b Paßgang

Beachte

besonders vorsichtig miteinander umgehen, da bei
Rücken zu Rücken kleineres Bewegungsausmaß
besteht

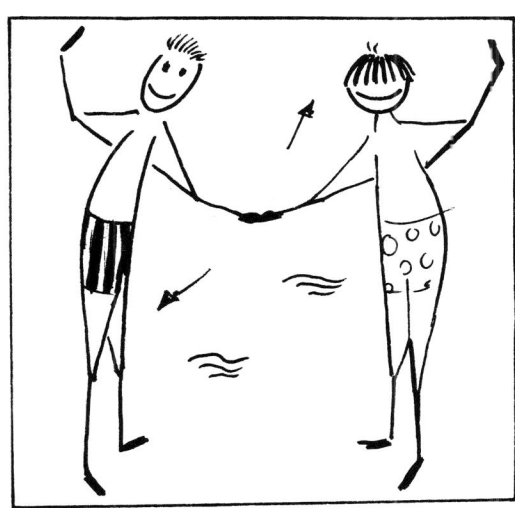

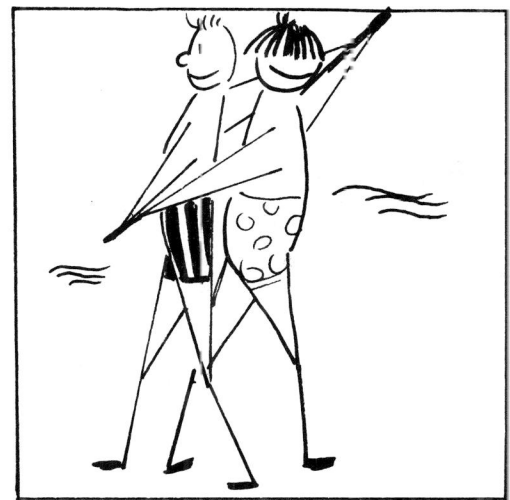

b beide drehen sich weiter
   o um 360°
   o andere Hand auch loslassen
   wieder beide Hände greifen
   Wiederholung zur anderen Seite

Motivation

«Zur Begrüßung ein kleines Tänzchen.»

5. Beinwiege

Aspekt

Verbesserung der Hüftstreckung

AS

Rücken zu Rücken
an den Händen fassen
etwas Abstand halten

Übung

eine Fußsohle an die gleichseitige Fußsohle des
Partners legen
Spielbein im Wechsel beugen/strecken
o Fußsohlenkontakt halten
Stand- und Spielbein wechseln

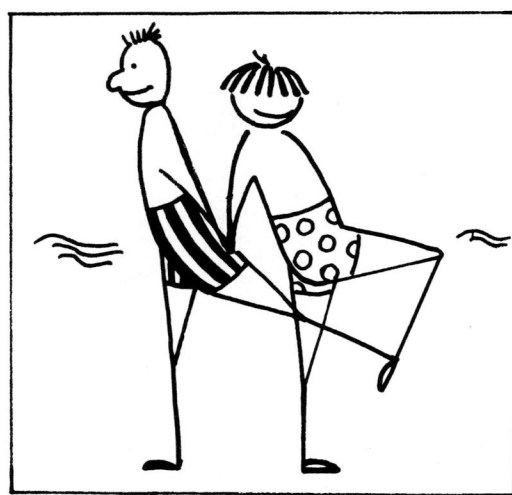

6. Schultergucker

Aspekt

Verbesserung der HWS-Beweglichkeit

AS

Rücken an Rücken
Arme seitlich gestreckt
o in Schulterhöhe halten
die Hände fassen sich

Übung

den Kopf drehen
o über die Schulter schauen
o seinen Partner freundlich anlächeln
Kopf zur anderen Seite drehen

Die ganze Gruppe

Ausgangsstellungen

Rückenlage
Stand

Ausgangsstellung: Rückenlage

1. Wellenbad
2. Springbrunnen

---

1. Wellenbad

Aspekt

Kraftschulung der Beinmuskulatur

AS

Hände an der Stange
Arme in U-Halte

Übung

alle gemeinsam kräftig Radfahren

Motivation

«Bis es spritzt und das Wasser Wellen schlägt!»

2. Springbrunnen

Aspekte

Kraftschulung der Hüftbeuger
Kraftschulung der Hüftstrecker
Kraftschulung der Kniestrecker

AS

siehe «Wellenbad»

Übung

mit gestreckten Beinen Scherenbewegungen nach
oben/unten ausführen

Motivation

«Immer schneller-schneller!»
«Kräftig schlagen, bis es spritzt und schäumt.»

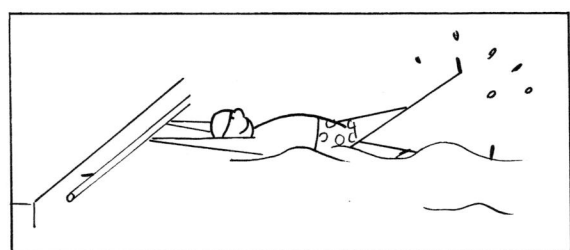

Aspekte der Übungen 1–7

Kraftschulung der Beinmuskulatur
Verbesserung der Sprungkraft
Aktivierung der oberen Extremität

1. Wasserfloh

AS

die Hälfte der Gruppe steht auf der linken Seite
die andere Hälfte auf der rechten Seite
Arme in Schulterhöhe nach vorn gestreckt

Übung

in die Knie gehen
beide Gruppenhälften hüpfen los und wechseln die
Seiten

Variationen

a die Arme senkrecht neben den Ohren halten
b rückwärts hüpfen
c um die Wette hüpfen:
   ○ alle stehen auf einer Seite
   ○ «Auf die Plätze-Achtung-fertig-los!»
   ○ «Wer ist als erster drüben?»

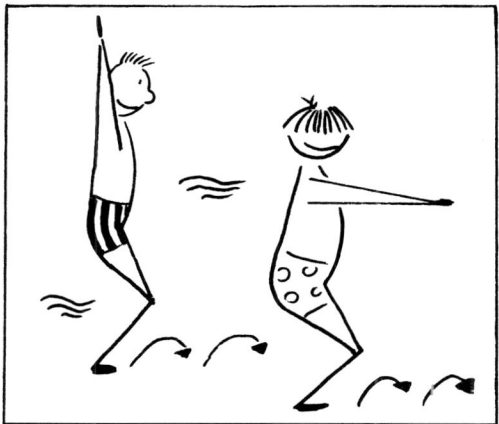

2. Verkehrspolizist oder Fluglotse

AS

die Hälfte der Gruppe steht auf der linken Seite
die andere Hälfte auf der rechten Seite
die Arme sind gestreckt
○ seitlich in Schulterhöhe halten

Übung

alle hüpfen los
begegnet man ein oder zwei Hüpfern der anderen
Seite, dann nimmt man den entsprechenden Arm
oder beide Arme gestreckt zu den Ohren hoch
○ wie eine Schranke
die Arme nach dem Vorbeihüpfen wieder in
Schulterhöhe zurückführen

Variation

beim Treffen die Arme hochführen und sich selbst
um 90° drehen
rückwärts weiterhüpfen

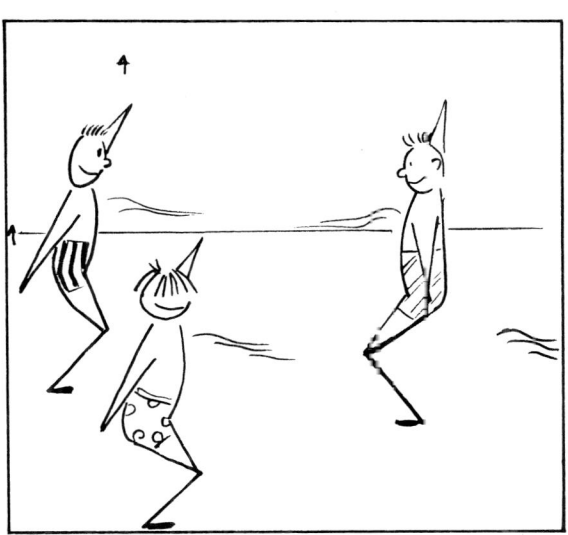

3. Treppenhüpfer

AS

alle stehen vor einer Stufe
jeder hält sich an einem Reifen fest
oder
die Partner, die nebeneinanderstehen, fassen sich
an den Händen
o Kette bilden

Übung

a ein Fuß hüpft auf die Stufe
Füße wechseln hüpfend

Therapeut

er unterstützt die Sprünge mit schwungvoller
rhythmischer Stimme:
«Hüpfen-hüpfen-wechseln-wechseln!»
«Eins-zwei-drei-vier!»
«Fest-ab-sto-ßen!»

b beide Füße hüpfen hoch und runter:
b₁ vorwärts/rückwärts
b₂ seitlich

Beachte

beim seitlichen Hüpfen entweder an einem großen
Reifen festhalten
oder
an den Schultern des Vordermannes/der Vorderfrau

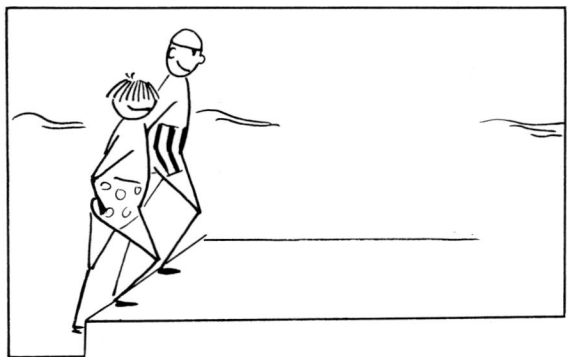

4. Raupe

AS

alle stehen hintereinander
jeder faßt seinen Vordermann/seine Vorderfrau an
den Schultern
oder
um die Taille

Übung

der Erste der Reihe ist der ‹Kopf der Gruppe›
o er bestimmt die Richtung
a alle hüpfen mit beiden Beinen los

b₁ alle hüpfen auf dem rechten Bein
b₂ alle hüpfen auf dem linken Bein

c jeder erste hüpft auf dem linken Bein
jeder zweite auf dem rechten Bein

d alle hüpfen vorwärts/rückwärts

e alle laufen vorwärts/rückwärts

Beachte

beim Rückwärtsgehen und -hüpfen bestimmt der
letzte die Richtung

Tip

jeder ist mal der Erste in der Reihe

5. Seerose

AS

Kreisformation
alle fassen sich an den Händen
o Hände in Hüfthöhe

Übung

so weit wie möglich auseinandergehen
o den Kreis spannen
so tief wie möglich in die Knie gehen
langsam zur Kreismitte schleichen
die Beine immer mehr strecken
die Arme langsam zur Mitte, nach oben führen
die Gruppe streckt sich aus dem Wasser

Motivation

«Die Blüte geht langsam auf!»
«Die Blüte breitet sich weit aus, damit sie viel Sonne
bekommt.»

langsamer Rückzug

Motivation

«Es wird Abend. Die Blüte geht langsam zu!»
Arme runterführen
wieder einen großen Kreis bilden, wie am Anfang

Variation

immer schneller ausführen

6. Wasserballett

AS−a

Kreisformation
alle fassen sich an den Händen
Blick zur Mitte

Übung

a alle schwingen die Arme zur Mitte/nach hinten/
zur Mitte/usw.

Variation

jeder zweite schwingt den rechten Arm nach
hinten
die anderen schwingen den rechten Arm nach vorn
schwungvoll wechseln

b alle schwingen das rechte Bein zur Mitte/nach
hinten/zur Mitte
b₁ mit dem linken Bein schwingen
b₂ linkes und rechtes Bein in stetigem Wechsel
schwingen

c beide Arme und ein Bein gestreckt schwingen
o gleichzeitig zur Mitte/nach außen/zur Mitte
c₁ entgegengesetzt schwingen
o Arme zur Mitte/Bein nach außen
c₂ beide Arme schwingen und ein Bein anbeugen

d linkes Bein zum rechten Nachbarn
rechter Nachbar führt sein rechtes Bein zum
linken Nachbarn
die Füße berühren sich
dann entsprechend zum anderen Nachbarn

e alle in der Hocke
im Kreis hüpfen
o links herum/rechts herum

f mit Kreuzschritten im Kreis laufen
o mal vorn, mal hinten kreuzen
o Blick zur Kreismitte

Variation

Rücken zur Kreismitte

AS−b

Kreisformation
Hände auf den Schultern oder um die Taille des
Vordermannes/der Vorderfrau
alle stehen seitlich zur Kreismitte

Übung

a vorwärtshüpfen/rückwärtshüpfen
b im Seitgalopp zur Mitte und wieder zurück
o zur Mitte: − Oberkörper zur Mitte neigen
− Kopf führt an, wie zur Polka
o nach außen: − Oberkörper nach außen
neigen
− Kopf führt an
c Kleines Tänzchen:
etwas vorlaufen
stehen bleiben
linken Arm seitlich hochführen
leichte Seitneigung nach rechts
zur Hand schauen
mit der Hand Charleston-Bewegung ausführen
Hand wieder auf den Vorläufer/die Vorläuferin
zurücklegen
weiterlaufen
stehen bleiben und die beschriebene Bewegung
mit dem rechten Arm zur anderen Seite ausführen
etwas zurücklaufen
usw.
willkürlich kombinieren

7. Polonaise

AS

Paarweise hintereinander aufstellen

Schritte

vorwärtsgehen
am Beckenende trennen:
o einer nach links/einer nach rechts
am Beckenrand entlang zurück
wieder treffen und paarweise weitergehen
am Beckenende paarweise trennen:
o ein Paar nach links/ein Paar nach rechts
vorn zu viert zusammenschließen
am Beckenende paarweise trennen
vorn paarweise einfädeln
das erste Paar bleibt in der Mitte des Beckens
stehen
das Paar bildet ein Tor
das zweite Paar geht durch dieses Tor und bildet
dahinter das zweite Tor
usw.
wenn alle stehen, schwimmt das erste Paar nacheinander durch alle Tore durch, stellt sich hinten an
und das nächste Paar schwimmt durch
weitere Variationen sind je nach Belieben möglich!

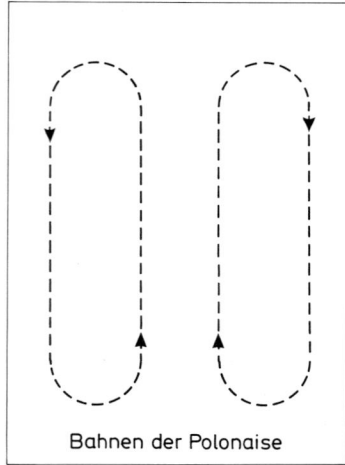

Bahnen der Polonaise

8. Karussell

Aspekte

Kraftschulung der Armmuskulatur
Kraftschulung der Bauchmuskulatur

AS

Kreisformation
mit Ellenbogen einhaken

Übung

jeder zweite hockt die Beine an und schwebt somit
im Wasser
alle Stehenden laufen im Kreis und lassen die
anderen Karussell fahren
Richtungswechsel

Variation

jeder zweite hält die Beine gestreckt zur Mitte hoch

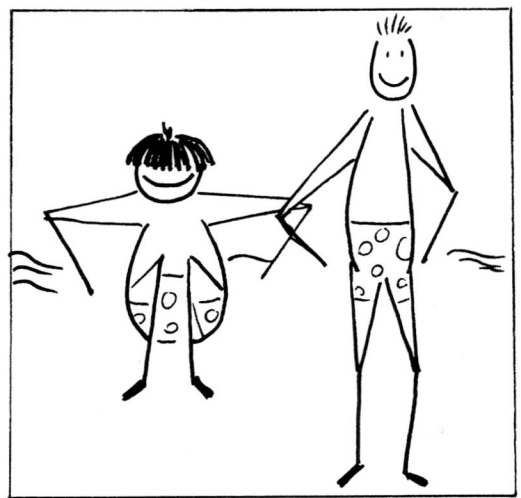

9. Wellenpusten

Aspekt

Verbesserung der Vitalkapazität

AS

mehrere Gruppenmitglieder stellen sich zusammen

Übung

gemeinsam ins Wasser pusten und versuchen, viele
Wellen herzustellen

Übungen mit Geräten

Kleine Reifen

Jeder für sich – doch nicht allein

Ausgangsstellungen

Rückenlage

Stand

Ausgangsstellung: Rückenlage

Brett

Aspekte

Kraftschulung der Rückenmuskulatur

Kraftschulung der Gesäßmuskulatur

Kraftschulung der Abductoren

Kraftschulung des M.quadrizeps femoris

AS

um jedes Sprunggelenk einen kleinen Reifen

Hände an der Stange

Arme in U-Halte

Übung

a abwechselnd ein Bein gestreckt in Extension
drücken
 o Po kräftig anspannen
 o Hüfte, Knie und Rücken strecken

b abwechselnd linkes und rechtes Bein in Extension/Abduction drücken
langsam schräg wieder hochführen

c im Wechsel ein Bein etwas runterdrücken
zur Seite führen
wieder ranholen

d beide Beine nach links/rechts ziehen

e beide Beine gleichzeitig runterdrücken

e₁ unter Wasser grätschen

e₂ im Wechsel nur ein Bein abspreizen

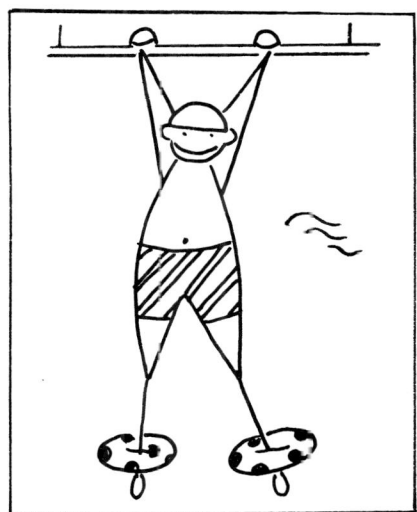

Motivation

«Die Beine wie Treibholz durch's Wasser ziehen.
Ganz ruhig und nicht zu tief.»

Beachte

Ehrgeiz etwas bremsen! Die Reifen nicht bis zum
Boden drücken lassen, sondern nur bis zur Hüftstreckung!

Erschwernisse

a um jedes Sprunggelenk jeweils zwei kleine
Reifen
 o «Wir werden ein Michelin-Mann.»

b beide Beine durch einen großen Reifen strecken
Beine kräftig grätschen
 o den Reifen in Eiform ziehen
Übung d ausführen

2. Zug und Druck

Aspekte

Kraftschulung der Mm.rhomboidei
Kraftschulung des M.trapezius
Verbesserung der BWS-Aufrichtung

AS

die Hände halten vor dem Brustbein einen kleinen
Reifen
o die Hände greifen von oben
o Unterarme parallel zum Boden

Übung

die Ellenbogen ziehen zu den Seiten raus
Rücken aufrichten
o Brustbein zieht nach vorn/oben

Motivation

«Wir machen uns breit und groß.»
«Wir wachsen um 5 cm.»

Variation

ein Arm zieht mehr als der andere
o in diese Richtung den Rumpf mitdrehen
Wiederholung zur anderen Seite

Zusätzlicher Aspekt

Verbesserung der WS-Rotation, insbesondere der
BWS

3. Reifen-Ziehen

Aspekt

Verbesserung der WS-Rotation

AS

Stand
Arme gestreckt nach vorn
o in Schulterhöhe
in jeder Hand einen kleinen Reifen

Übung

Arme mit Reifen gestreckt nach links durch das
Wasser ziehen
o Rumpfrotation
o den Reifen nachschauen
nach rechts dasselbe

4. Stolzer Pfau

Aspekte

Kraftschulung der Armmuskulatur
Kraftschulung der Schulterblattmuskulatur
Mobilisation der Schultergelenke
Verbesserung des aufrechten Ganges

AS–a

Stand
Hände auf dem Rücken
beide Hände halten gemeinsam einen kleinen
Reifen
Reifen kräftig auseinanderziehen

Übung

a_1 Arme strecken
   Rücken strecken
a_2 den Reifen am Rücken, Richtung Kopf,
   hochschieben
      o Rücken bleibt gesteckt
   Arme wieder strecken
      o Rückenspannung halten
   Rücken entspannen
   Arme entspannen

AS–b

Hände hinter dem Kopf
beide Hände halten gemeinsam einen kleinen
Reifen

Übung

b₁ die Ellenbogen ziehen zu den Seiten raus
  o den Reifen kräftig auseinanderziehen
b₂ die Arme langsam zur Decke strecken
  o Zug am Reifen nicht verlieren
  langsam wieder hinter den Kopf holen
b₃ Kopf gegen den Reifen drücken
  HWS strecken
  o Kinn etwas Richtung Hals ziehen

Zusätzlicher Aspekt

Verbesserung der HWS-Streckung

Variation zu a und b

dabei langsam zur anderen Seite rübermarschieren

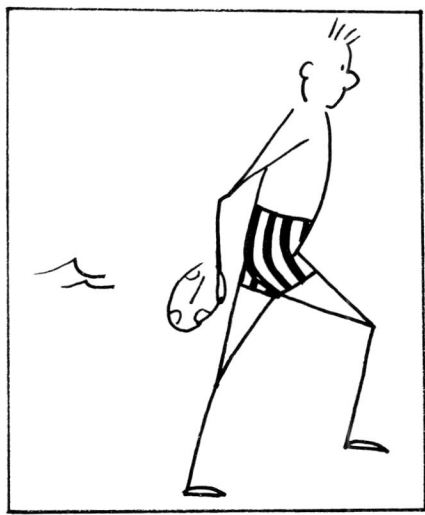

Beachte

o Rückenstreckung nicht verlieren
o der Reifen soll nicht auftauchen

5. Roboter

Aspekt

Verbesserung des aufrechten Ganges

AS

in jeder Hand einen kleinen Reifen
Hände neben den Hüften
aufrechter Rücken

Übung

die Reifen kräftig Richtung Boden drücken
o Arme behalten leichte Beugestellung
den Rumpf zwischen den Armen nach oben
rausschieben
zur anderen Beckenseite marschieren

Beachte

o Rückenstreckung nicht verlieren
o die Reifen sollen nicht auftauchen

Variation

im Kreuzgang gehen
o die Arme und Reifen kräftig durch das Wasser
ziehen

7. Aufgezogenes Spielzeug

Aspekte

Mobilisation der LWS
Verbesserung der BWS-Aufrichtung
Mobilisation der Schultergelenke
Verbesserung der Gewichtsverlagerung bzw.
Gewichtsübernahme

AS

Hände mit kleinen Reifen an den Hüften
Arme gestreckt

Übung

beide Arme gestreckt seitlich hochführen
die Reifen über dem Kopf aneinanderlegen
o Rücken strecken
Arme über die Seite runterführen
gleichzeitig ein Bein anbeugen
die Reifen unter dem Oberschenkel aneinanderlegen
o Rücken rund machen
beide Arme gestreckt seitlich hochführen, etc.
o gleichzeitig einen Vorwärtsschritt ausführen
o sich so vorwärtsbewegen

Variationen

a dasselbe rückwärts

Zusätzlicher Aspekt

Verbesserung der Hüftstreckung

b ein Bein gestreckt hochheben und die Reifen
unter dem gestreckten Bein aneinanderlegen

Zusätzlicher Aspekt

Dehnung der ischiocruralen Muskulatur

6. Mannequin

Aspekt

Verbesserung des aufrechten Ganges

AS

die Hälfte der Gruppe steht am linken Beckenrand
die andere Hälfte steht am rechten Beckenrand

Übung

jeder hat einen Reifen auf dem Kopf

Übung

langsam zur anderen Beckenseite gehen
o der Reifen soll nicht runterfallen

Variationen

a zur anderen Beckenseite laufen
b mehrere kleine Reifen auf dem Kopf auftürmen

7. Modell stehen – mit Reifen

Aspekte

Kraftschulung der Rumpfmuskulatur
Kraftschulung der Armmuskulatur
Verbesserung der Standfestigkeit

AS

Schrittstellung
vorderes Bein gebeugt / Standbein
o eventuell eine Stufe höher stellen
hinteres Bein gestreckt / Spielbein
die Zehen des hinteren Beines sind aufgestellt
o Ferse zieht in Richtung Boden
jede Hand hält einen kleinen Reifen
Rücken gestreckt absenken
die Arme parallel zum Rumpf halten
o Ellenbogen leicht gebeugt
o Daumen nach außen
o Hände hochgezogen
HWS strecken
o Kinn etwas Richtung Hals ziehen

Übung

a beide Arme ziehen mit den Reifen an den
  Beinen vorbei
  weit nach vorn hochziehen
  o aus dem Wasser heraus
  Reifen zusammenführen
  o Arme, Rücken und hinteres Bein sollen eine
    Linie bilden
  wieder nach unten führen
  o Daumen zeigen dabei zueinander
  durchs Wasser ziehen
  o zurück in AS
b einen Arm nach vorn hochziehen
  anderen Arm nach hinten strecken
  gleichzeitig wechseln

Beachte

a keine Rumpfrotation zulassen
b hinteres Bein hält Bodenkontakt

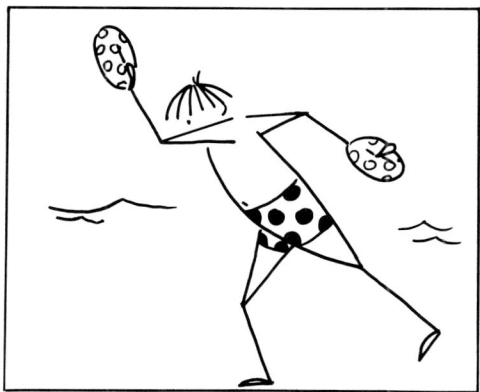

Partnerübungen

Folgende Übungen «Ohne Geräte» können durch
Verwendung von «Kleinen Reifen» erschwert
werden:
1. Holzsägen S. 288
2. Wiegen S. 288
3. Begrüßung S. 289

AS

die sich gegenüberstehenden Partner greifen gemeinsam, pro Seite, einen kleinen Reifen

Beachte

beim Ausführen der Übungen die Reifen kräftig
durch das Wasser ziehen

Folgende Übungen mit «Großem Reifen» können
durch Verwendung von «Kleinen Reifen» erleichtert werden:
1. U-Boot S. 306
2. Kämpfchen S. 307
3. Umzingeln S. 307

AS

zu 1. und 2.:
die sich gegenüberstehenden Partner greifen
gemeinsam, pro Seite, einen kleinen Reifen

2. Wasserballett

Aspekte

Kraftschulung der oberen Extremität
Aktivierung der unteren Extremität
(Standbein/Spielbein)

AS−a

Kreisformation
jeder faßt mit seinem linken und rechten Nachbarn
jeweils einen kleinen Reifen
die Reifen werden senkrecht gehalten

Übung

siehe S. 293

AS−b

Kreisformation
jeder hat beidseitig einen kleinen Reifen fest in der
Hand
Hände neben den Oberschenkeln
Ellenbogen etwas gebeugt

Übung

b₁ beide Arme mit den Reifen zur Mitte ziehen
vorn aus dem Wasser raus, so hoch es geht
den gleichen Weg zurück
nach hinten weiter durchziehen

b₂ alle rechten Arme mit Reifen zur Mitte führen
zurückführen und gleichzeitig alle linken Arme
zur Mitte ziehen

b₃ alle schwingen die Arme mit Reifen zur Mitte,
dabei
o linkes/rechtes Bein anbeugen
o linkes/rechtes Bein gestreckt zur Mitte
schwingen

AS−c

Kreisformation
jeder zweite hat einen kleinen Reifen fest in der linken Hand

Übung

rechtes Knie anbeugen
unter dem rechten Knie den Reifen nach rechts
weitergeben
linkes Knie anbeugen
unter dem linken Knie den Reifen vom linken
Nachbarn annehmen
o mit der rechten Hand
wiederholen, bis jeder seinen Reifen wieder hat
Richtungswechsel

Variation

Gymnastikball unter dem Knie durchgeben

Große Reifen

Jeder für sich – doch nicht allein

Ausgangsstellungen

Sitz im Reifen
Rückenlage
Bauchlage
Hang

Ausgangsstellung: Sitz im Reifen

Bootspartie

Aspekte

Mobilisation der Schultergelenke
Kraftschulung der Armmuskulatur
Verbesserung der BWS-Aufrichtung

AS−1

der Reifen liegt auf dem Wasser
reinsetzen:
Po hängt nach unten durch
Beine hängen vorn über

Übung

mit den Armen rückwärtskraulen; im Wechsel oder
gleichzeitig
o dabei weit ausholen
o BWS strecken

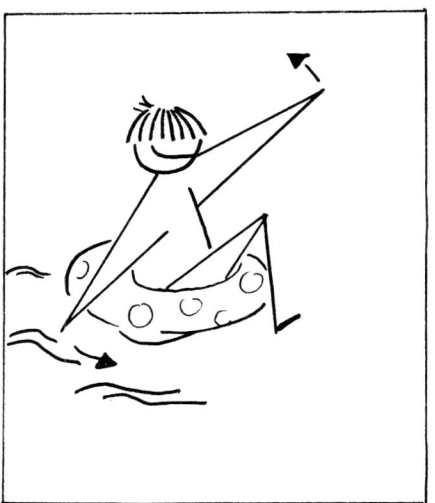

AS−2

der Reifen steht senkrecht
reinsetzen:
o Po hängt nach hinten raus
o der Reifen drückt gegen das Brustbein bzw. das
Brustbein gegen den Reifen drücken

Zusätzlicher Aspekt

Schulung der Bauchmuskulatur

Übung

siehe a

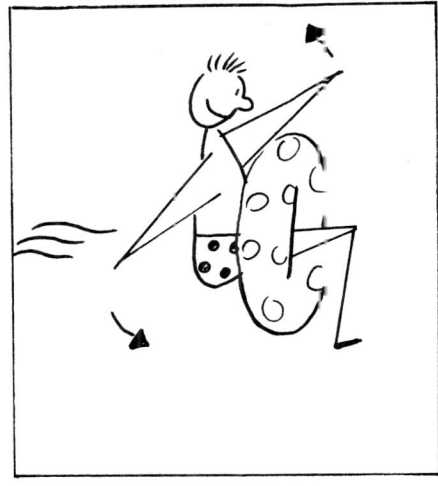

Variationen zu 1 und 2

a zwei Gruppen rudern um die Wette
b alle rudern um die Wette

Motivation

«Schneller-Schneller!»
«Größere Kreise – weit ausholen!»

AS für Übung 1–4

Rückenlage
Hände an der Stange
Arme in U-Halte
Beine gestreckt
die Unterschenkel liegen *auf* einem großen Reifen

1. Swing

Aspekte

Kraftschulung der Kniebeuger
Mobilisation der LWS

Übung

Beine anhocken
o Knie zum Bauch ziehen
o Fersen Richtung Po ziehen
den Reifen kräftig zwischen Ober- und Unterschenkel einklemmen
gebeugte Knie nach links/rechts in's Wasser drehen

Motivation

«Und links und rechts / und Schwung und Schwung.»
«Let's Swing!»

2. Klapptisch

Aspekte

Kraftschulung der Rücken- und Gesäßmuskulatur
Kraftschulung der Kniebeuger

Übung

Knie beugen
o Fersen ziehen Richtung Po
o Knie bleiben vorn im Wasser
o Hüften strecken
halten
langsam wieder locker lassen

Beachte

kein Hohlkreuz

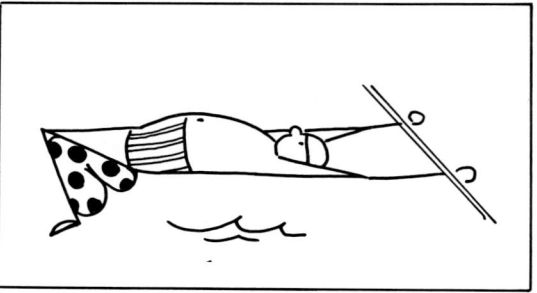

3. Gespaltenes Brett

Aspekte

Dehnung der ischiocruralen Muskulatur
Kraftschulung der Gesäßmuskulatur
Kraftschulung der Rücken- und Bauchmuskulatur

Übung

alle gemeinsam:
a das rechte Bein gestreckt, schräg rüber zur
linken Hand führen
das linke Bein gleichzeitig gestreckt auf den
Reifen runterdrücken
Beinwechsel
b linkes Bein gestreckt hoch, Richtung Kopf führen
rechtes Bein gestreckt auf den Reifen runterdrücken
Beinwechsel

4. Lenkrad

Aspekte

Kraftschulung der Abductoren
Kraftschulung der Bauch- und Rückenmuskulatur
Kraftschulung der Gesäßmuskulatur
Mobilisation der LWS

AS

wie gehabt, jedoch:
die Beine *durch* den Reifen stecken
o der Reifen befindet sich in Höhe der Fußgelenke

Übung

die Beine kräftig grätschen
o dadurch den Reifen spannen
$\frac{1}{2}$ Drehung der Beine nach links/rechts:
a_1 auf der Stelle
a_2 drehen und nach vorn in Richtung Beckenrand
  ziehen
a_3 drehen und nach hinten in Richtung Beckenrand
  drücken

Motivation

«Alle *gemeinsam* nach links ziehen – alle gemeinsam nach rechts ziehen.»
«Ausladende Kurven – kräftig ziehen.»

5. Straußenei

Aspekte

Kraftschulung der Gesäßmuskulatur
Kraftschulung der Hüftbeuger
Kraftschulung der Rücken- und Bauchmuskulatur

AS

siehe «Lenkrad»

Übung

gestreckte Beine:
ein Bein nach oben drücken, das andere Bein nach
unten
o den Reifen in Ei-Form ziehen

Motivation

«Ziehen, ziehen – noch mehr – der Reifen ist noch
kein Ei.»

> **Ausgangsstellung: Bauchlage**
> 1. Seehund
> 2. Schiffsschaukel

1. Seehund

Aspekte

Verbesserung der BWS-Aufrichtung
Schulung der Stützfunktion
Kraftschulung der Rumpfmuskulatur

AS

Bauchlage
Hände auf dem Beckenrand
einen großen Reifen um beide Fußgelenke

Übung

Liegestütz:
hoch aus dem Wasser heraus
Hände stützen auf dem Beckenrand

Motivation

«Sich wie ein neugieriger Seehund recken.»
«Wie ein Seehund, der hungrig nach einem Fisch
schnappt.»

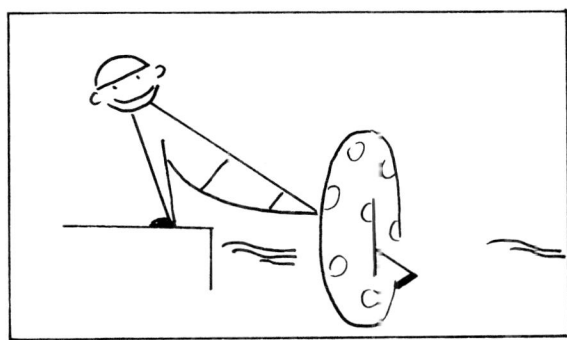

Beachte

kein Hohlkreuz

2. Schiffsschaukel

Aspekte

Kraftschulung der Bauchmuskulatur
Kraftschulung der Hüftbeuger
Mobilisation der Hüftgelenke
Mobilisation der LWS

AS

Bauchlage
Hände an der Stange
einen großen Reifen um beide Fußgelenke

Übung

Beine anbeugen (unter den Bauch ziehen)
auf den Reifen setzen
in Bauchlage zurückstrecken

Therapeut

«Und ran- und weg / und ran- und weg.»

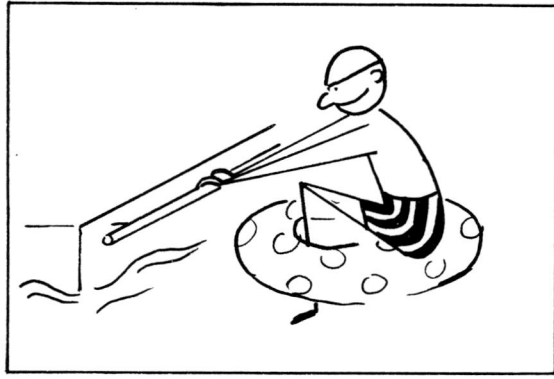

Variation

Seehund und Schiffsschaukel im stetigen Wechsel
ausführen

Ausgangsstellung: Hang an zwei Reifen

1. Klöppel
2. Spirale
3. Schere
4. Stehaufmännchen
5. Wanderer

AS für Übung 1–5

jeder Arm liegt seitlich auf einem großen Reifen
der Rumpf hängt senkrecht im Wasser

1. Klöppel

Aspekt

Mobilisation der LWS

Übung

beide Beine gestreckt nach links, dann nach rechts
durch das Wasser ziehen = Seitneigung der LWS

Motivation

«Und Schwung – und Ziehen.»

2. Spirale

Aspekt

Mobilisation der LWS

Übung

beide Beine kreisen gemeinsam in eine Richtung,
wie eine Spirale
o Beine gestreckt
man beginnt, sich im Kreis zu drehen
Richtungswechsel

3. Schere

Aspekte

Kraftschulung der Hüftbeuger
Kraftschulung der Hüftstrecker
Kraftschulung der Bauchmuskulatur

Übung

beide gestreckten Beine führen Scherenbewegungen aus
o ein Bein gestreckt nach oben, das andere nach
   unten führen
in stetigem Wechsel ausführen

4. Stehaufmännchen

Aspekte

Mobilisation der Schultergelenke
Mobilisation der Hüftgelenke
Kraftschulung der Bauch- und Rückenmuskulatur

Übung

beide Beine anhocken
Beine strecken
o dabei in Rückenlage gehen
Beine anhocken
Wechsel in Bauchlage
o Beine strecken
beide Beine anhocken
usw.

5. Wanderer

Aspekte

Mobilisation der Hüft- und Kniegelenke
Kraftschulung der Bauchmuskulatur

Übung

a auf der Stelle kräftig marschieren
   o Bein nach unten wegstrecken
b vorwärtsmarschieren
   o Bein kräftig nach hinten wegstrecken
c beide Beine anhocken
   beide Beine kräftig nach hinten wegstrecken

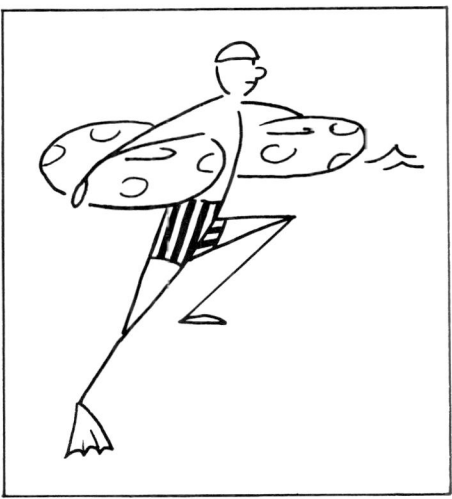

bei b und c sich vorwärtsbewegen!

Variation

Wettspiel: um die Wette laufen

Pirat

Aspekte

Gleichgewichtsschulung

Spaß

AS−a

P_1 sitzt im Reifen

o der Reifen ist waagerecht

P_2 steht

Übung

P_2 versucht P_1 aus dem Reifen zu werfen

AS−b

beide sitzen in je einem Reifen

o die Reifen sind waagerecht

Übung

beide versuchen, sich gegenseitig aus dem Reifen zu werfen

Variation

die Reifen sind senkrecht

1. U-Boot

Aspekte

Kraftschulung der Armmuskulatur

Verbesserung der Rückenstreckung

AS

zu zweit einen großen Reifen greifen

Übung

a zu zweit versuchen, den Reifen unter Wasser zu drücken

   o «Bis zum Boden!»

b gemeinsam den Reifen hochheben und sich strecken

   o «Bis zur Decke!»

   zum Reifen schauen

c gemeinsam den Reifen Richtung Boden drücken und:

c_1 nach links/rechts schwingen

   o unter Wasser bleiben

c_2 beide laufen im Kreis, ohne daß der Reifen auftaucht

c_3 vorwärtslaufen/rückwärtslaufen

   o Reifen unter Wasser halten

2. Kämpfchen

Aspekte

Kraftschulung der Armmuskulatur
Dehnung der Brustmuskulatur

AS

a Gesicht zu Gesicht
b Rücken zu Rücken

Übung

zu zweit den Reifen greifen
versuchen, ihn sich gegenseitig zu entreißen
die Arme dabei mal tief im Wasser, mal hoch in der
Luft halten

3. Umzingeln

Aspekte

Mobilisation der Schultergelenke
Mobilisation der BWS

AS

Rücken an Rücken

Übung

P$_1$ greift mit beiden Händen einen großen Reifen
er zieht den Reifen nach links durch das Wasser
o Arme leicht gebeugt
linker Arm übergibt den Reifen nach hinter, zu
seinem Partner
P$_2$ nimmt den Reifen mit rechts an
er zieht ihn nach vorn
mit beiden Händen greifen
nach links durch das Wasser ziehen
o immer dem Reifen nachschauen
usw.
Richtungswechsel

Ausgangsstellung: Rückenlage

«Ich lasse mich durch's Wasser ziehen!»

Aspekte

Entspannung
Mobilisation der Wirbelsäule

AS

P$_1$ liegt auf dem Rücken
er hat einen großen Reifen um den Brustkorb
o der Kopf liegt hinten auf
je einen kleinen Reifen um die Fußgelenke
P$_2$ steht hinter P$_1$

Übung

P$_2$ schlängelt P$_1$ durch die Wasserlandschaft
P$_1$ liegt völlig entspannt auf dem Wasser

Therapeut

«Ganz gemächlich schlängeln – ganz sanft – in
großen Bögen.»

Motivation

«Wie eine Wasserschlange, die sich in der Sonne
aalt!»

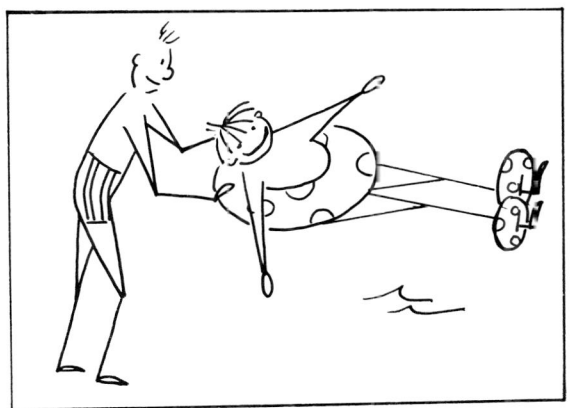

Möglichkeiten der Verbindung:

a die Füße unter den Achseln des Vordermannes /der Vorderfrau einhaken

b die Füße oder Unterschenkel des Hintermannes /der Vorderfrau festhalten

c an den Schultern des Vordermannes/der Vorderfrau festhalten

d am Reifen des Vordermannes/der Vorderfrau festhalten

1. Gondelfahrt

Aspekte

Spaß
Gleichgewichtsschulung

AS

jeder sitzt in einem waagerecht liegendem Reifen
alle zusammen bilden eine Kette, indem sie sich hintereinander verbinden

Beachte

Vorsicht bei c und d! Besonders wackelig!
die Gondel wird nun von einem ‹Gondoliere› in Gang gesetzt

o er steht mit Blick zur Gondel

o er geht rückwärts und zieht die Gondel sachte, in willkürlichen Schlangenlinien durch das Wasser

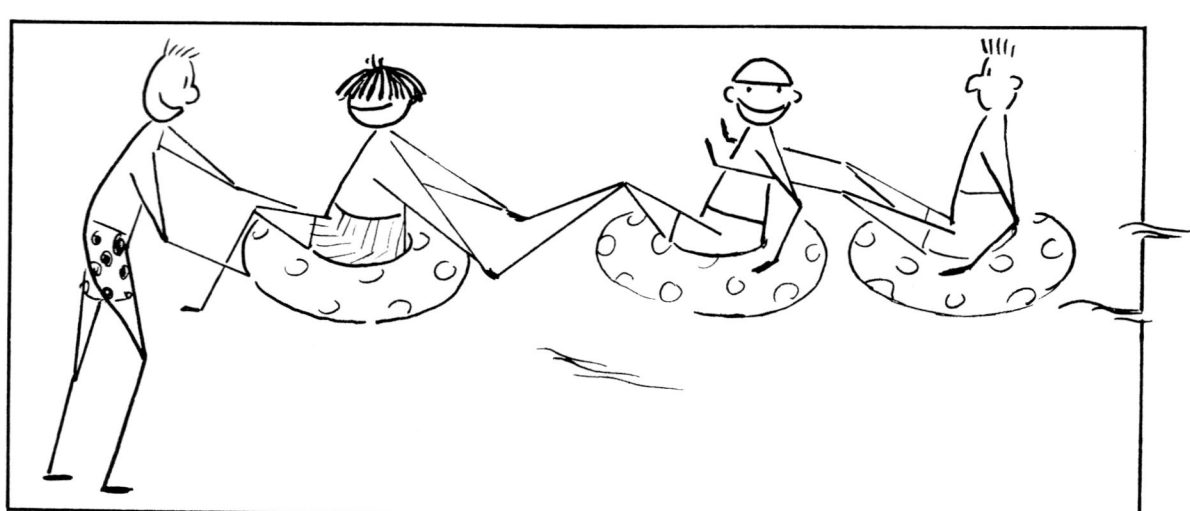

2. Reifenkarussell

Aspekte

Kraftschulung der Armmuskulatur
Kraftschulung der Bauchmuskulatur
Spaß

AS

Kreisformation
einer bleibt außerhalb des Kreises stehen
jeder hängt sich links und rechts, von oben, mit den Ellenbogen in einen großen Reifen

Übung

alle hocken die Beine an
der Außenstehende setzt das Karussell in Gang

o «Und ab geht's!»

o mal links herum, mal rechts herum

Variation

alle halten die Beine gestreckt zur Mitte hoch

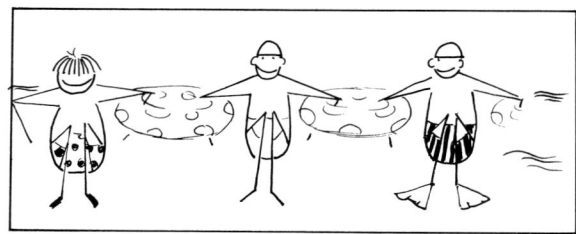

Luftballons

Die Übungen mit Luftballons aus der Hockergruppe (ab S. 171) können fast alle, entsprechend abgestimmt auf den Stand im Wasser, als
Wasserübung ausgeführt werden.
Viel mit runterdrücken der Ballons arbeiten z.B.
die Übung «Keulen-Kette», S. 186: die Ballons
beim Schwingen gemeinsam tief durch das Wasser ziehen (das fördert den Ehrgeiz und die Ausdauer).

Spaß bringt es auch, den Ballon runterzudrücken
und zu versuchen, ob man sich dranhängen
oder draufsetzen kann!

Partnerübung

Treibender Ballon

Aspekt

Verbesserung der Vitalkapazität

AS

zwei Partner stehen sich gegenüber

Übung

sie pusten sich abwechselnd einen Luftballon zu
a der Ballon liegt dabei auf dem Wasser
b den Ballon durch die Luft pusten

Variation

Wettspiel, mit zwei Mannschaften:
in der Beckenmitte liegen viele Luftballons
o «Wer pustet die meisten Ballons zur anderen
Seite?»

Beachte

nicht hyperventilieren

Die ganze Gruppe

1. Luftballon-Pusten
2. «Fang den Ballon!»
3. Ballon-Treiben

---

1. Luftballon-Pusten

Aspekt

Verbesserung der Vitalkapazität

AS−a

großer Kreis
zwei Gruppenmitglieder haben einen Ballon vor
sich liegen

Übung

die Ballonbesitzer pusten ihren Ballon zu ihrem
rechten Nachbarn
a_1 der Ballon liegt dabei auf dem Wasser
a_2 den Ballon durch die Luft pusten
   der Nachbar fängt ihn und pustet ihn weiter

AS−b

kleiner Kreis
ein Ballon

Übung

den Ballon hochwerfen
gemeinsam durch Pusten versuchen, den Ballon in
der Luft zu halten

Beachte

Pausen einlegen, um nicht zu hyperventilieren!

Variation

mit Seifenblasen ausführen

2. «Fang den Ballon!»

Aspekte

Reaktionsschulung
Aktivierung der oberen Extremität
Verbesserung der Greiffunktion

AS

Kreisformation
ein oder zwei Partner haben einen Luftballon, der
$\frac{1}{2}$ mit Wasser gefüllt ist

Übung

a den Ballon dem rechten Nachbarn zuwerfen
der fängt ihn und wirft ihn nach rechts weiter
Richtungswechsel
b mit jemanden Augenkontakt aufnehmen
o ihm den Ballon zuwerfen
nun nimmt der Fänger Augenkontakt auf
o er wirft seinem «Außerwählten» den Ballon zu

3. Ballon-Treiben

Aspekte

Mobilisation der Schultergelenke
Kraftschulung der oberen Extremität

AS

Kreisformation
o jeder faßt die Hände seiner Nachbarn
in der Kreismitte liegen viele Luftballons

Übung

die Arme kräftig gemeinsam nach innen/außen
schwingen
o tief durch das Wasser ziehen
die Ballons zur Kreismitte treiben
o kein Ballon soll dem Kreis entweichen

Variationen

a zusätzlich mit Pusten die Ballons im Kreis halten
b kräftig schwingen, bis kein Ballon mehr im Kreis
liegt

Zusätzlicher Aspekt

Verbesserung der Vitalkapazität

Wettspiele

Ohne Geräte

1. Wasserfloh (S. 291)
2. Wettrennen

Mit Geräten
Gymnastikball

2. Wettrennen

Aspekte

Aktivierung der oberen Extremität
Aktivierung der unteren Extremität

Vorübung

am Rand festhalten
auf der Stelle laufen, dabei:
o Tempo steigern
o die Knie höher ziehen

Spiel

auf Kommando rennen die Ersten der Riegen los
die Arme dabei:
a im Kraulstil einsetzen

Motivation

«Schnel-ler! Schnel-ler!»
«Kräftig die Arme einsetzen!»

b Arme gestreckt nach vorn, in Schulterhöhe
halten
c Hände auf dem Rücken

Variation

alle stehen auf einer Seite
alle rennen auf Kommando los
o «Wer ist als Erster drüben?»

Eier-Legen

Aspekte

Mobilisation der Wirbelsäule
Spaß

Erster Durchgang

der Erste der Riege führt den Ball durch die Beine
nach hinten
er läßt ihn los
o der Ball flutscht nach hinten hoch!
der Hintermann/die Hinterfrau fängt ihn und gibt
ihn durch die Beine, wie beschrieben, weiter
der Letzte läuft mit dem Ball nach vorn und stellt
sich vor die Riege
er gibt den Ball wie beschrieben nach hinten durch
ist der ursprünglich Erste wieder vorn, den zweiten
Durchgang durchführen

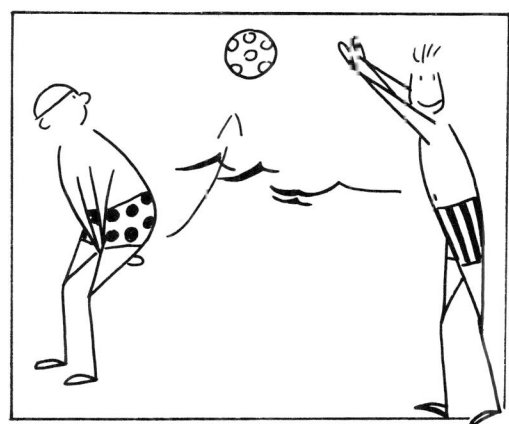

Zweiter Durchgang

der Erste der Riege greift den Ball mit beiden
Händen
über dem Kopf nach hinten übergeben
der Letzte läuft nach vorn und gibt den Ball, wie
beschrieben, nach hinten weiter

Beachte

Anfeuern nicht vergessen!

Variation

mit Luftballon

Große Reifen

1. Schwankungen
2. Geheimtransport
3. Reifenturm
4. Bootspartie (S. 301)

---

1. Schwankungen

Aspekt

Mobilisation der Wirbelsäule

AS

zwei Riegen

Erster Durchgang

erster Spieler hält den Reifen mit gestreckten
Armen über dem Kopf
Seitneigung links
Seitneigung rechts
gerade stehen und den Reifen über dem Kopf nach
hinten übergeben
der Letzte läuft mit dem Reifen nach vorn und stellt
sich vor die Riege
wiederholen, bis der ursprüngliche Erste vorn steht
dann den zweiten Durchgang durchführen

Zweiter Durchgang

Reifen liegt auf dem Wasser
erster Spieler hält ihn mit beiden Händen
der Spieler dreht sich nach links, dabei:
o den Reifen durch das Wasser ziehen
o den Reifen an den Hintermann/die Hinterfrau
übergeben
der Letzte läuft mit dem Reifen nach vorn und stellt
sich vor die Riege
wiederholen, bis der ursprünglich Erste wieder vorn
steht
dann den dritten Durchgang durchführen

Dritter Durchgang

dasselbe nach rechts

2. Geheimtransport

Aspekte

Kraftschulung der Armmuskulatur
Kraftschulung der Bauchmuskulatur

AS

zwei Riegen

Spiel

erster Spieler drückt mit beiden Händen einen
großen Reifen unter Wasser
er rennt mit runtergedrücktem Reifen Richtung
Beckenrand
am Ende der Laufbahn läßt er den Reifen los
er rennt ohne Reifen zurück
zweiter Spieler läuft zum Reifen
er drückt ihn unter Wasser und rennt so zurück
wiederholen, bis der ursprünglich Erste wieder vorn
ist

Variation

jede Hand drückt jeweils einen kleinen Reifen unter
Wasser

3. Reifenturm

Aspekte

Spaß
Allgemeine Aktivierung

AS

2—3 Reifen auftürmen

Spiel

«Wer schafft es, sich auf diesen Turm zu legen?»

Gymnastikball und großer Reifen

Reifen-Ball

Aspekte

Aktivierung der oberen Extremität
Konzentrationsverbesserung

AS

zwei Riegen
zwei bis drei Meter vom ersten Spieler entfernt,
liegt ein großer Reifen
der erste Spieler hält einen Gymnastikball

Spiel

den Ball in den großen Reifen werfen
zum Reifen laufen
Ball zurückholen
dem zweiten Spieler übergeben
usw.

Verschiedenes Gehen

siehe ‹Fußgruppe›, Kapitel ‹Gangschule›, Teil ‹Verschiedenes Gehen›, S. 130

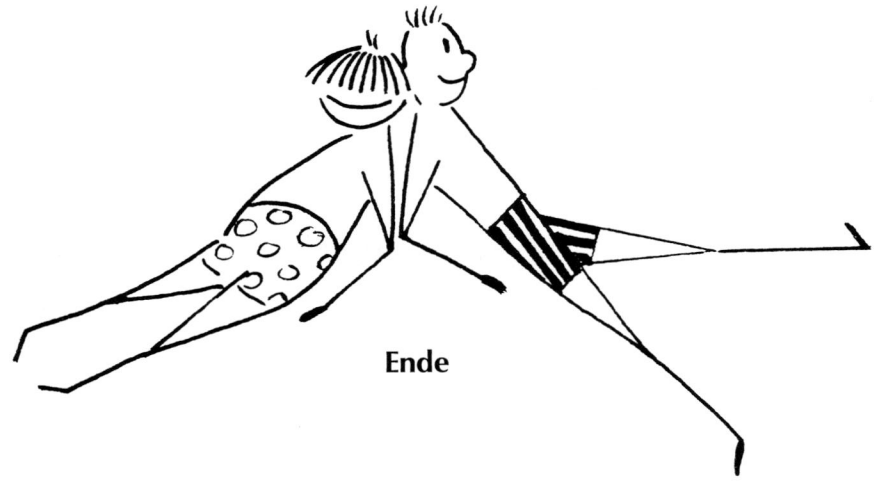

Ende

Anhang

Literaturvorschläge

Elffers, J. und Schuyt, M.: Das Hexenspiel. Du Mont, Köln 1980

Goldschmidt, A.: Handbuch des deutschen Volkstanzes, 5. Aufl. Heinrichshofen, Wilhelmshaven 1985

Munder, J., Dippler, G. und Gossage, H.: Papierflieger, 11. Aufl. Hugendubel, München 1985

Oldenkott, P.: Ärztlicher Rat für Patienten mit Bandscheibenschäden, 4. Aufl. Thieme, Stuttgart 1985

Schmolke, A. und Langhans, H.: Europäische Tänze, 2. Aufl. Möseler, Wolfenbüttel 1984

Stöcklin-Meier, S.: Falten und Spielen, 4. Aufl. Orell Füssli, Zürich 1981

Schallplattenvorschläge

Alan Parsons Project: The Turn of a friendly Card — Ariola 203000-320

Alan Parsons Project: Tales of Mystery and Imagination — Phonogramm 6337266

Al Jarreau: Jarreau — WEA Musik 250070-1

Alpha Ville: For Ever Young — WEA-Musik 240481-1

The Beatles: The Beatles 1962—1966 — Emi Electrola 172005307/08

Roger Chapman: Zipper — RCA, PL 70989

Comedian Harmonists: Comedian Harmonists — Emi Electrola 148-031094/095 M

Deep Purple: Deep Purple in Rock — Emi Electrola 038-15-7505-1

Dire Straits: Dire Straits — Phonogram 6360162

Dire Straits: Communique — Phonogram 6360170

Ekseption: Ekseptional Classics — Phonogram 6410044

The Flying Column: Folk Music Time In Ireland — EMERALD GES 1035

Los Incas: El Cóndor Pasa — Phonogram 6620066

Michael Jackson: Thriller — CBS 85930

Marillion: Misplaced Childhood — Emi Electrola 240340-1

Modern Talking: Let's talk about Love — Ariola 207080-630

The Moody Blues: Voices in the Sky — Teldec 6.25939

Wolfgang Amadeus Mozart: Eine kleine Nachtmusik — Deutsche Grammophon 415843-1

Novalis: Sommerabend — Polygramm 1087

Bela Sanders: Tanz mit B. Sanders — Philipps PE/423572

Santana: Santana's Greatest Hits — CBS 69081

Supertramp: Crime of the Century — Deutsche Grammophon 393647-1

Taco: After Eight — RCA PL 28520

Talking Heads: Speaking in Tongues — WEA Musik 923883-1

Tangerine Dream: Heartbreakers — Ariola 207212

Tina Turner: Private Dancer — EMI Electrola 240152-1

The Wings: Wings Greatest — EMI Electrola 064-061963

Stevie Wonder: Hotter than July — RCA ZL 72015

Schallplattenvorschläge mit didaktischer Literatur

Drums for Jazz Dance: Fidula Verlag, 5407 Boppard, Fidulafon 1311

Europäische Tänze: Möseler Verlag, 3340 Wolfenbüttel

Musik zum Bewegen — zum Tanzen — zur Gymnastik: Friedrich, E. Verlag Velber, Im Brande 15, 3016 Seelze-6

Rhythmen und Tänze der Völker: Calig Verlag GmbH, 8000 München-19, Cal 30750

Tanzen — Bewegen — Darstellen: Friedrich, E. Verlag Velber, Im Brande 15, 3016 Seelze-6

Troika: Kögler, W. Verlag, 7000 Stuttgart, Sp 23019a

Übungen in alphabetischer Ordnung